책끄러미

상상력과 창의력을 길러주는 동화· 만화가 있어요

# 티끌피곱니

슬근바래미

글 이야기
그림 다인
옮긴 초롱 꽃몸

응급한 거 참아야지

| | | |
|---|---|---|
| 첫 번째 매임 | 누군가 모르는 미움이 집어져 | 10 |
| 두 번째 매임 | 어디 한 칼가 털릴 일 있어? | 13 |
| 세 번째 매임 | 가슴이 웅크리고 싶었어 | 17 |
| 네 번째 매임 | 답은 에 가지는 걸까? | 21 |
| 다섯 번째 매임 | 단서지와 외 해도 귀찮지만 오리감 한도 퀵지이를 - | 27 |
| 여섯 번째 매임 | 아아~~~들아…!!! | 30 |
| 일곱 번째 매임 | 우리 몸이 지치다는 공부는 이럴거나 | 33 |
| 여덟 번째 매임 | 아이 짜증나!!!… | 40 |
| 아홉 번째 매임 | 생기가 사라진 것어 | 42 |
| 열 번째 매임 | 아는 미칠 과자처럼 맛기 | 50 |
| | 생각은 뭐먹지? | 52 |
| | 생각 시작은 11시에서 15시 사이가 대부분 | 52 |
| | 폭식 | 54 |
| | 생각 주기 | 55 |
| | 우리 배 속에 이건 건들이 있어 | 57 |
| | 배설 | 60 |
| | 단추와 장자의 산동 | 62 |
| | 아기장등 들을하고 성영 털리기 | 63 |
| | 생석 | 64 |
| | 배변기 | 67 |

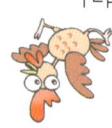

|  |  |  |
|---|---|---|
|  | 질 입구는 청결하게 ^^ | 69 |
|  | 가끔 거기를 보자 | 70 |
|  | 각 부분의 이름들 | 71 |
|  | 뒷물 | 72 |
|  | 거기를 닦을 땐 반드시 앞에서 뒤로!!! | 73 |
| 동영상 메일 | 공중 화장실 변기에 그냥 앉으면 안 돼요 | 77 |
| 열한 번째 메일 | 생리대는 어떤 게 좋을까? | 81 |
|  | 생리대의 종류 | 82 |
|  | 사용한 생리대는 이렇게 처리해요 | 84 |
|  | 탐폰이 뭘까? | 88 |
| 동영상 메일 | 탐폰은 대체 어떻게 사용하는 것일까? | 88 |
| 열두 번째 메일 | 내 남친이 옆집으로 이사 왔어 ^^ | 100 |
| 열세 번째 메일 | 생리대가 없었을 땐 어떡했을까? | 101 |
| 열네 번째 메일 | 생리대의 발명 | 103 |
| 열다섯 번째 메일 | 생리양이 많을 땐 이렇게~ ^^ | 106 |
| 열여섯 번째 메일 | 생리 중엔 이런 것들을 주의해야 해 | 108 |
| 동영상 메일 | 생리피에서는 약간 비릿한 냄새가 나요 | 110 |
| 열일곱 번째 메일 | 팬티라이너 | 125 |
| 열여덟 번째 메일 | 팬티에 노란 것이? | 128 |
| 열아홉 번째 메일 | 냉 | 129 |

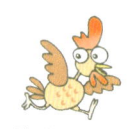

## 궁금한 거 찾아보기

| 스무 번째 메일 | 배가 아파 친구야~ | 138 |
| 스물한 번째 메일 | 생리통 | 139 |
| 동영상 메일 | 생리통 | 140 |
| | 생리통은 이래서 생겨요 | 142 |
| | 생리통이 있을 땐 이렇게 | 150 |
| | 꼭 병원에 가야 하는 생리통 | 152 |
| 스물두 번째 메일 | 진찰 받기가 겁나 | 154 |
| 스물세 번째 메일 | 갔다 왔어 병원에^^ | 155 |
| | 루나의 산부인과 체험기 | 156 |
| 스물네 번째 메일 | 검사 결과가 나왔어 | 168 |
| | 생리 달력 표시는 이렇게 | 169 |
| 스물다섯 번째 메일 | 생리 전에도 아프네 | 170 |
| 스물여섯 번째 메일 | 너도 생리 전에 아프구나 | 171 |
| 스물일곱 번째 메일 | 생리전증후군 | 172 |
| 스물여덟 번째 메일 | 생리대 예쁘게 가지고 다니기 | 174 |
| 스물아홉 번째 메일 | 생리가 끝날 때는 갈색이 되는 게 자연스러운 현상 | 177 |
| 서른 번째 메일 | 남자애들이 놀려!! | 179 |
| 서른한 번째 메일 | 미워 죽겠어 그 녀석… | 183 |
| 서른두 번째 메일 | 엄마가 말씀하시길… | 185 |
| 서른세 번째 메일 | 우리가 진짜 알고 싶었던 남자와 여자 이야기 | 191 |

| | | |
|---|---|---:|
| 동영상 메일 | 진짜 알고 싶었던 이야기 | 194 |
| | 남자와 여자의 차이 | 195 |
| | 남자의 몸속 구조 | 197 |
| | 정액과 사정 | 198 |
| | 정자 | 199 |
| | 남자가 어른이 되는 순서 | 201 |
| | 포경수술 | 203 |
| | 아기를 만들 땐 이렇게 | 208 |
| | 수정란 | 210 |
| | 배 속의 아기(태아)가 자라는 과정 | 211 |
| | 아기의 탄생 | 212 |
| | 인공 유산 수술은 절대로 하면 안 돼요 | 214 |
| | 처녀막 | 216 |
| | 피임 | 218 |
| | 응급피임약에 대한 경고 | 224 |
| 서른네 번째 메일 | 다른 친구들에게도 메일을 보내지 않을래? | 228 |
| 서른다섯 번째 메일 | 다른 친구들한테서 메일이 많이 왔어 ^^ | 231 |
| 서른여섯 번째 메일 | 내 이름은 달 | 232 |
| 이런 것이 궁금해 | 친구들의 질문과 닥터 아모의 대답 | 234 |

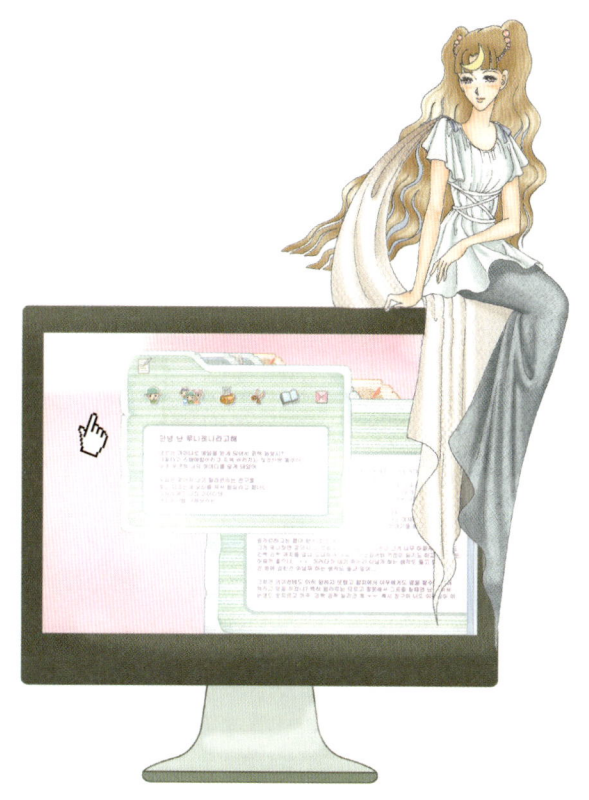

자, 그럼 이제부터 메일을 보내볼까?

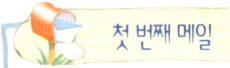

보내는 이 : lunarena@urinara.co.kr
받는 이 : chinguu@urinara.co.kr

제목 : **누군지 모르는 미래의 친구에게**

안녕, 친구야.
갑자기 모르는 아이디로 메일을 받아서 놀랐니?
그래도 스팸 메일로 착각하고
버리지 않았으면 좋겠어.
이거 중요한 메일이거든.

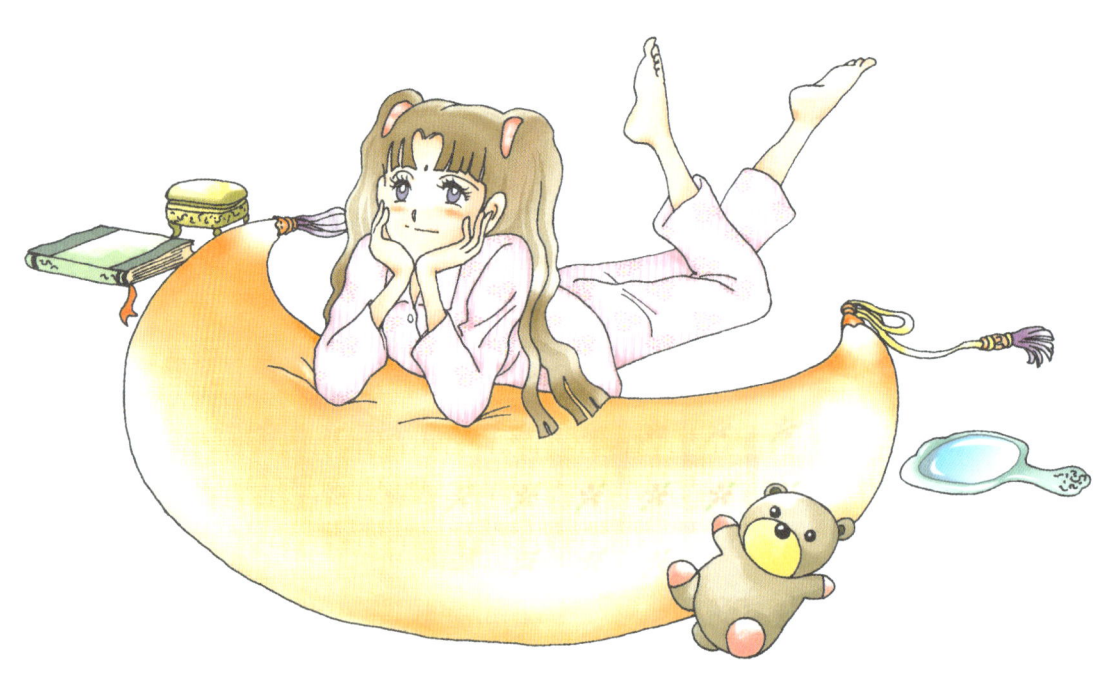

음… 우선 내 소개부터 하면
**루나레나**라는 내 아이디는 내 이름이기도 해.
**루나**는 라틴어와 스페인어로 **달**이란 뜻이야.
**루나레나**는 스페인어로 **보름달**이란 뜻이구….
그러니까 우리말로 하면 뭐….
달님이지 뭐.^^ㅋㅑㅎㅏㅎㅏ

내가 이렇게 메일을 보내는 이유는 몇 가지가 있는데
첫 번째는 내 남자 친구 녀석을 찾기 위해서야.
내 남친은 이름이 좀 길어.
필라르 볼카네스 페르우노라고 하는데
좀 긴 게 아니라 넘 긴가? ^^;;
뭐, 다 말하면 길지만 보통은 간단히 **필라르**라고
부르고 태양이라고 부르기도 해. ^^

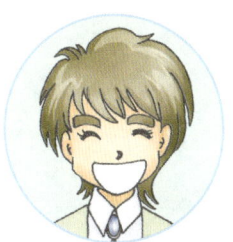

내 남친 **필라르** 사진 ^^

그 녀석이 서울 어느 학교인가를 다닌다고 해서
찾으러 왔는데 어딘지 알 수가 있어야 말이지.

그래서 혹시 너희 반에 이런 녀석이 있으면
알려달라고 메일 보내는 거야.

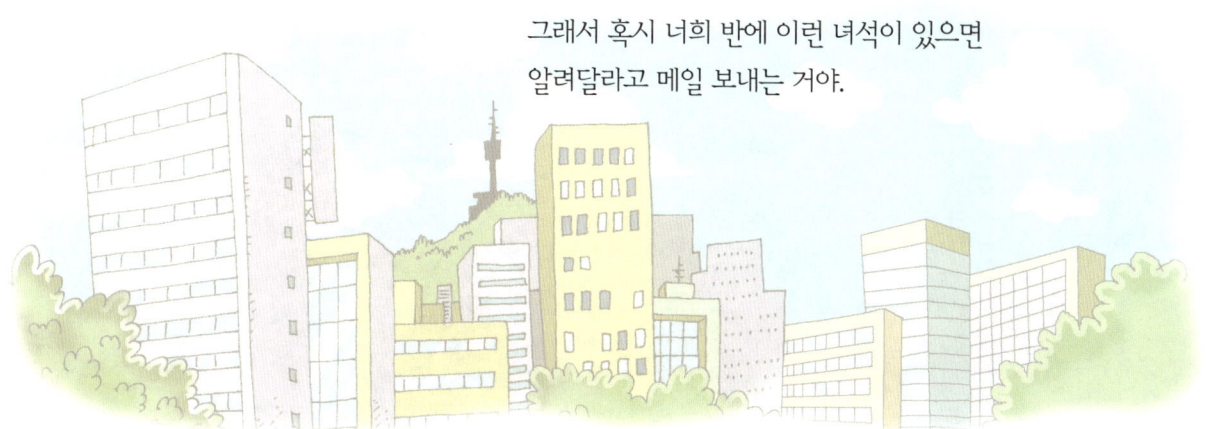

그리고 두 번째 이유는 내 또래 여자 친구를 사귀고 싶어서야.
내가 쓴 메일을 보고 나랑 친구하고 싶으면
나한테 답멜 주지 않을래?
나 사실 외국에서 살다 와서 여기 친구가 없거든.
맘 놓고 얘기할 수 있는 여자 친구가 있었음 정말 좋겠어.

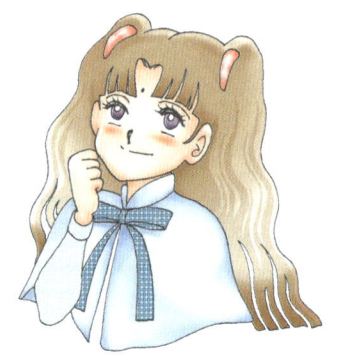

이 메일을 보낸 후 아마 나는 매일매일 하늘님한테 기도하게 될 거야.

부디 이 메일이 스팸 메일 취급받지 않고,
누구일지 모르는 내 미래의 친구들에게 무사히
도착하기를 바란다고 말야.

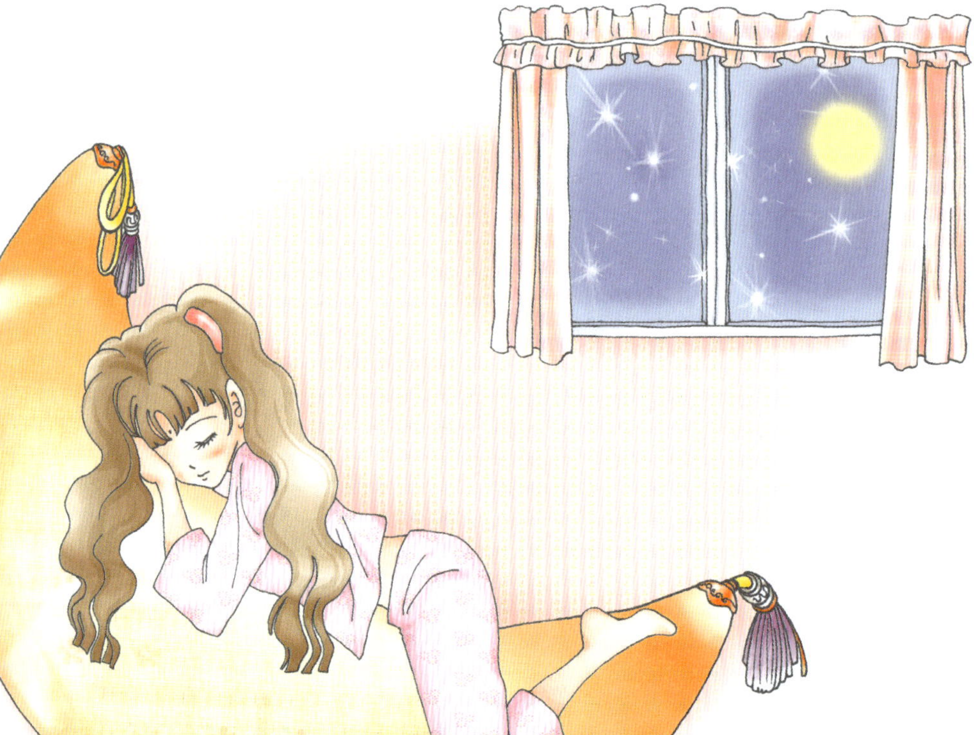

 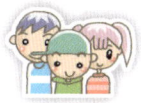   

보내는 이 : lunarena@urinara.co.kr
받는 이 : chinguu@urinara.co.kr
제목 : **얘기할 친구가 필요해**

우띵- 치사하다. 메일 보냈더니 답멜이
오긴 오는데 이런 거만 오잖아.

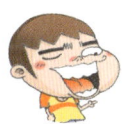 "집어쳐라- 필라르? 그딴 놈 버리고 나랑 사귀자."

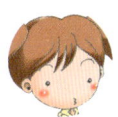 "너 바보 아냐? 메일 보내서 남친 찾다뉘-"

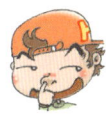 "니 몇 살이가-"

뭐 이런 것만 오고 나랑 정말 친구 할 마음이 있거나
필라르에 대해서 말해주는 메일은
하나도 없는 거 있지. 쳇….

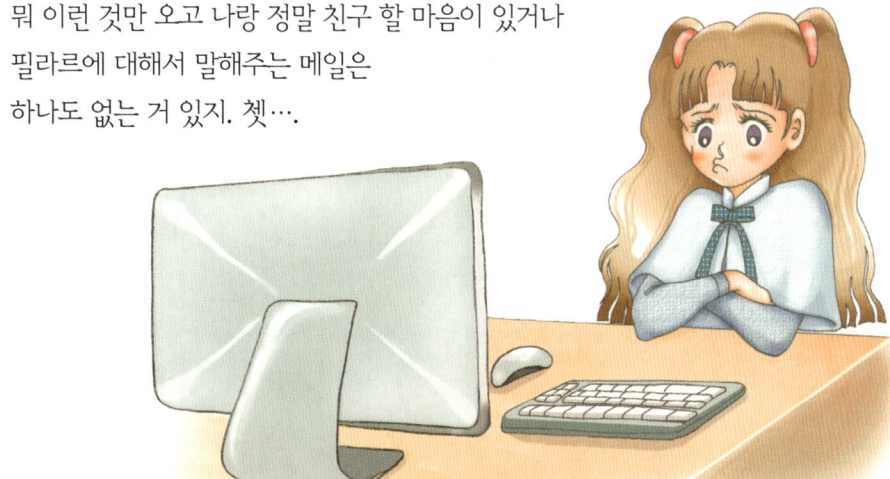

누군지 모르는 친구야.
정말 나랑 친구 해주지 않을래?

필라르가 너희 반에 없어도 그냥 나랑 친구만 해주면
난 정말 기쁠 거야.
여자애들끼리 수다도 떨고, 같이 어디 놀러 가고 싶기도 하고
같이 고민거리 의논도 하고 싶고 그렇거든.

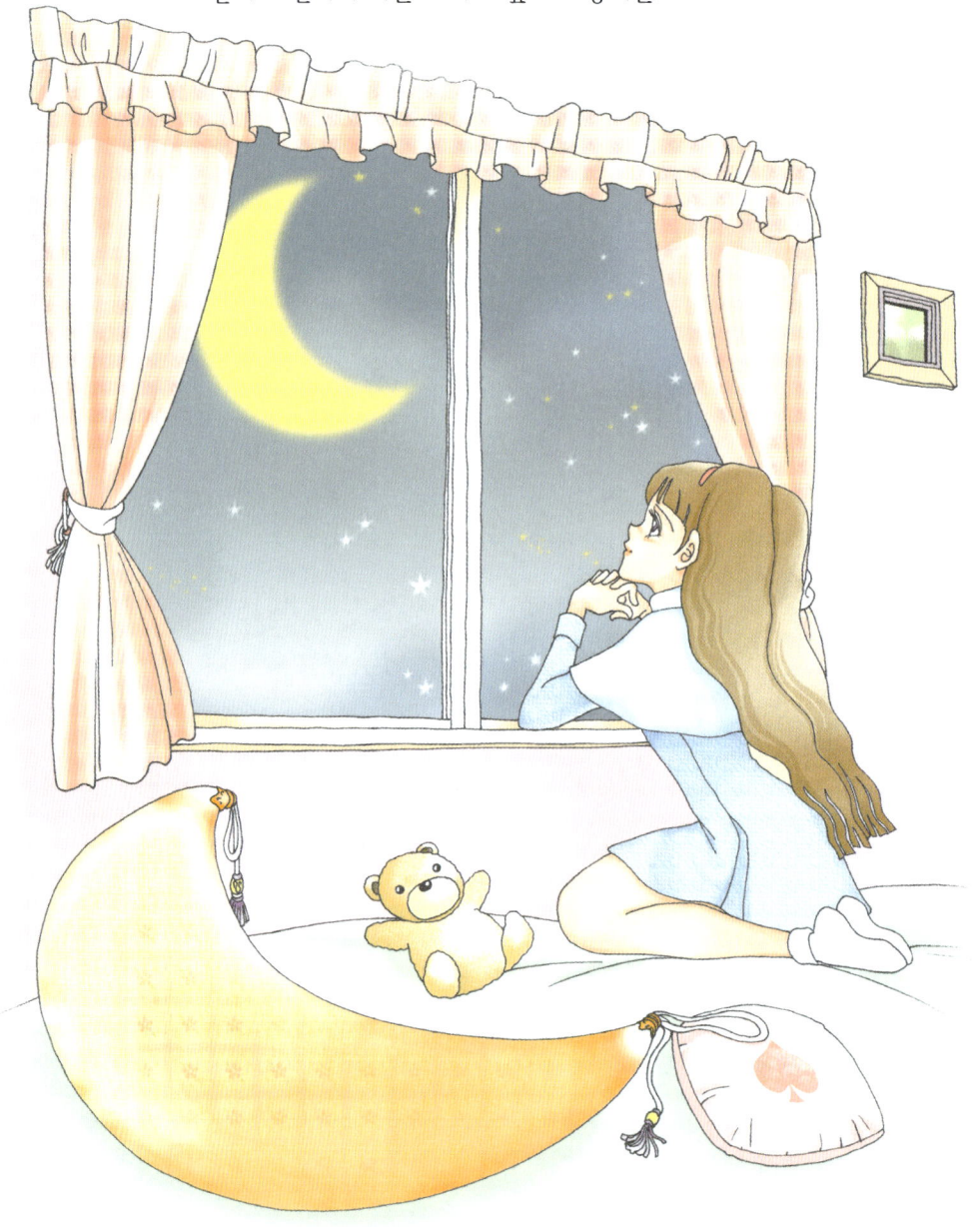

사실 요즘 내 몸이 조금 이상해.
가슴이 조금 아프고, 만져보면 딱딱한 알 같은 게 가슴 안쪽에 생기고 말야.
병이 아닐까 조금 걱정돼. 혹시 넌 안 그러니?
만일 다른 애들도 그런 거라면 걱정이 덜 되겠는데….

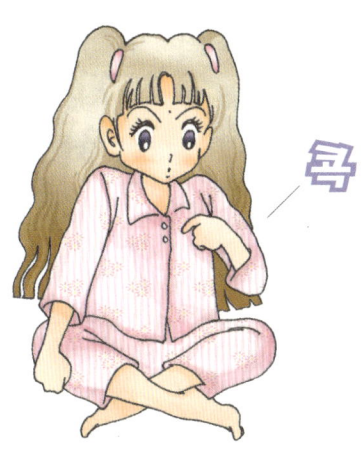
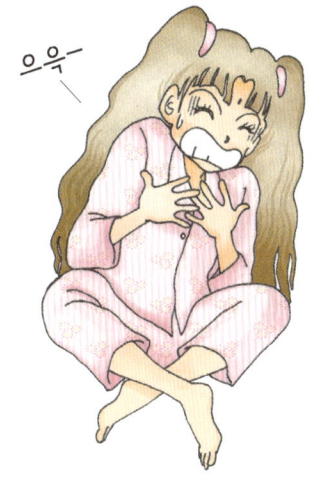

혹시 너도 그러면 나한테 알려주지 않을래?
같이 얘기해보고 싶어. 이런 얘기는
남자애들하고는 할 수가 없잖아.
그러니까 필라르를 찾아도 말할 수 없을 거야.

아참, 필라르가 누군지 기억하고 있니?
전에 메일에 써 보냈잖아. 내 남친. ^^
나는 꼭 그 녀석도 찾고 싶고 친구도 사귀고 싶어.

그래서 오늘도 기도를 했지.
'하늘님 달님 꼭 제 메일을 보고 답멜을 보내는 애들이 많이 많이
생기게 해주세요'라고 말야.

아참… 내 이름 다시 알려줄게.
내 이름은 '루나레나'고 보통 '루나'라고 불러.
루나는 '달'이란 뜻이야. 그리고 루나레나는 '보름달'이란 뜻이고.
내 이름 무지 예쁘지? ^^

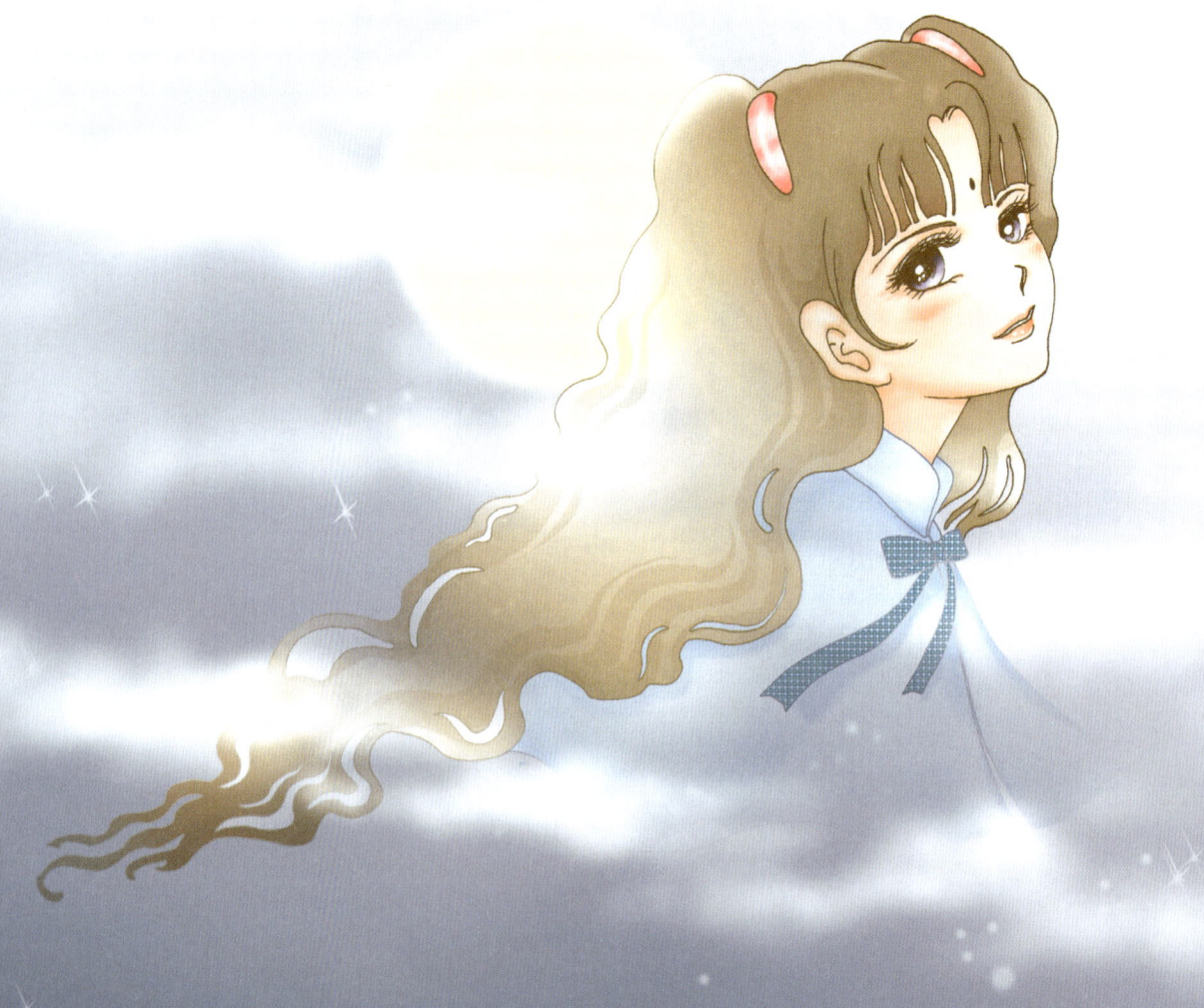

보내는 이 : lunarena@urinara.co.kr
받는 이 : chinguu@urinara.co.kr
제목 : **가슴에 몽우리가 생겼어**

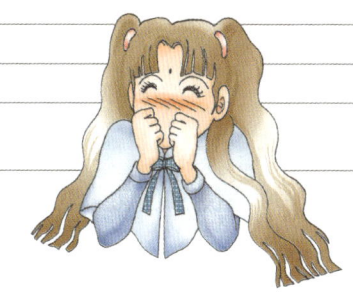

안녕 친구야. ^^
정말 정말 너무 기뻐. 네가 답멜을 주다니. ^0^
정말 하늘님이랑 달님이 내 소원을 들어주셨나 봐.
이제 자주자주 메일 쓸게. ^^

근데 너도 가슴에 몽우리가 생기고 아프다면서?
만지면 딱딱하고 찌릿찌릿하게 아프지? 그치?
난 있잖아 아프기만 한 게 아니고
가슴이 봉곳하게 조금 커졌어.

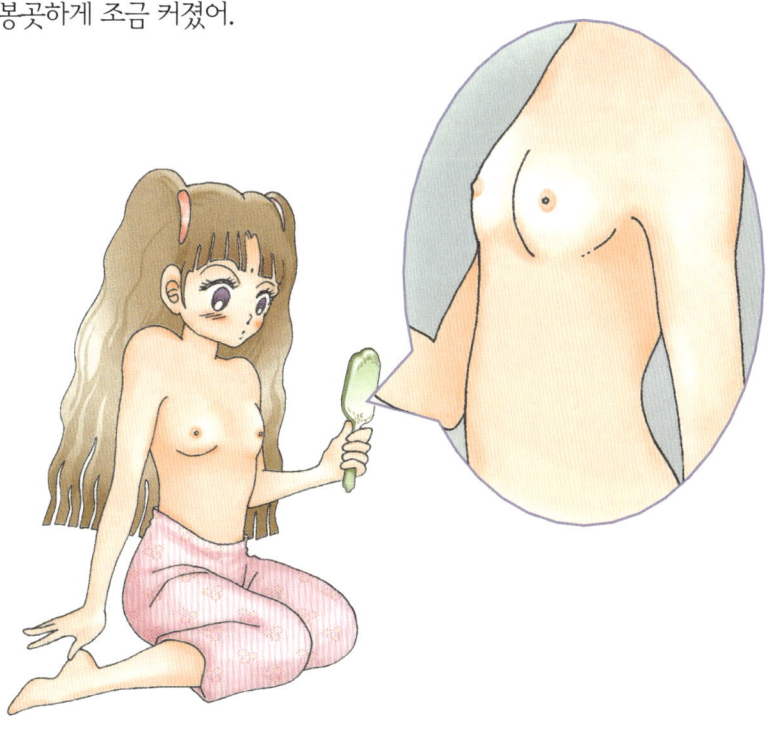

그래서 깜짝 놀라서 엄마한테 슬쩍 말해봤거든?
그랬더니 그건 병이 아니라 여자애라면 누구나 다 그런 거래.
이제부터 내가 어른이 되려고 내 몸이 알아서 준비하는 거라는 거 있지. ^^

엄마나 언니들 보면 모두 가슴이
봉긋한 게 무척 예쁘잖아.
나도 그렇게 되는 거래.^^

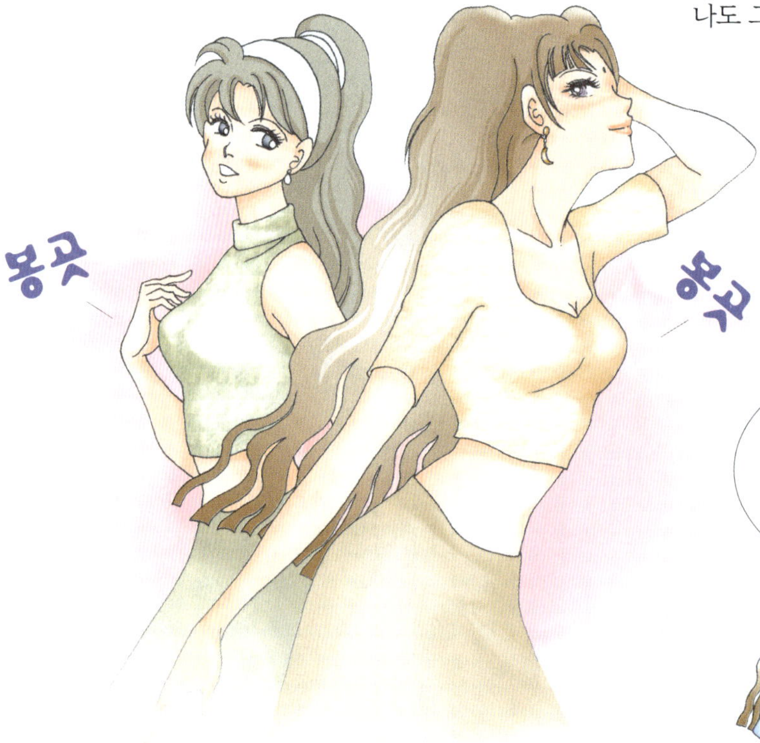

봉긋  봉긋

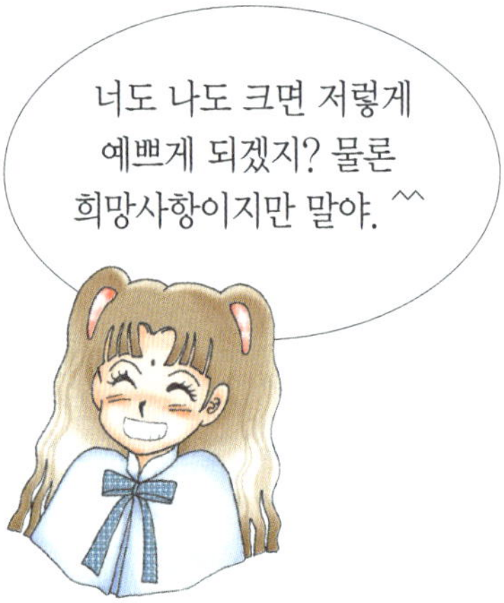

너도 나도 크면 저렇게
예쁘게 되겠지? 물론
희망사항이지만 말야. ^^

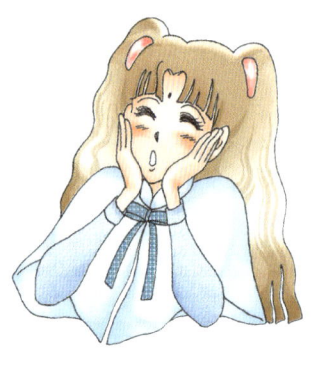

나도 봉긋이 솟아오른 가슴을 보면 너무너무 기분 좋아. ^^
나도 조금 더 있으면 아이가 아닌 거잖아. 헤헤
그러니까 이 정도 아픈 건 얼마든지 참을 수 있어.
그리고 나중에 다 자라고 나면 아프지 않다고 했으니까
기다려야지 뭐. ^^

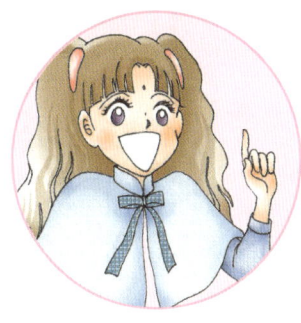

아참, 그리고 엄마가 브래지어 를 사주셨어.
브래지어는 가슴을 받쳐줘서 나중에
축 처지지 않게 해주는 거래.
이거 안 하고 있으면 축 처질지도 모른대.

그래서 엄마랑 같이 브래지어 라는 걸 해봤지. ^^
뒤에 있는 훅을 걸어서 하는 건데
뒤에서 거는 건 힘들잖아.
그래서 훅이 앞으로 오게 해서 건 다음에
뒤로 돌려서 어깨끈을 걸치니까 쉽더라. ^^

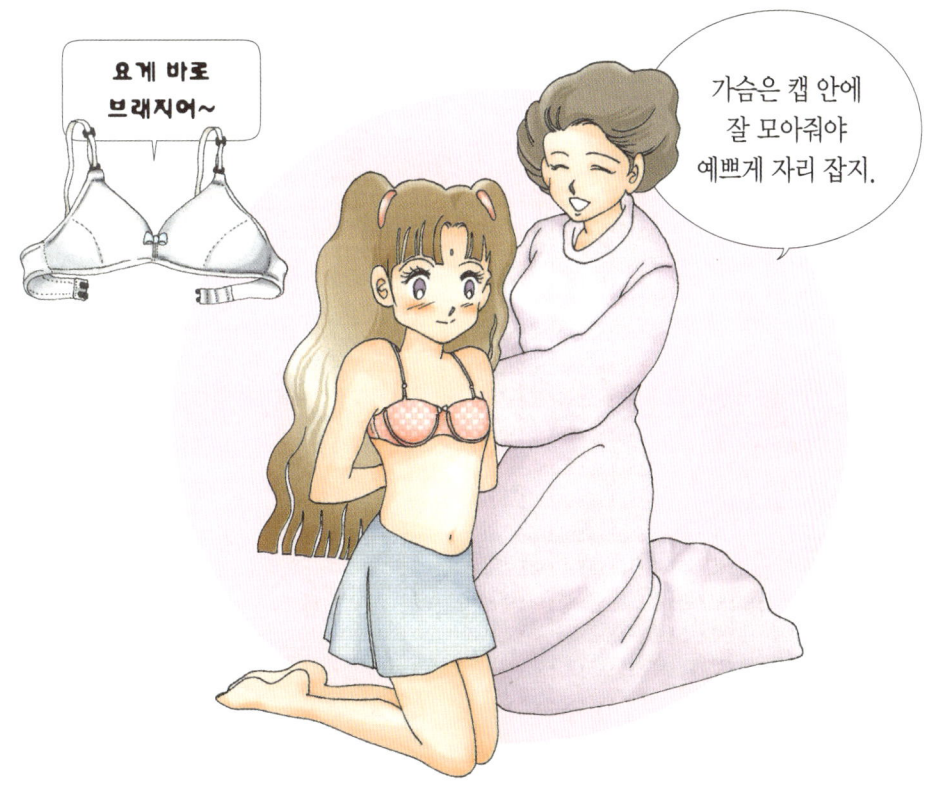

요게 바로 브래지어~

가슴은 캡 안에 잘 모아줘야 예쁘게 자리 잡지.

근데 이거 하니까 답답하고 숨쉬기가 불편한 거 있지….
움… 꼭 해야 되나? 안 하고 싶기도 한데….
필라르네 식구들 중에 의사 선생님이 계시니까
나중에 만나뵙게 되면 꼭 브래지어 를 해야
하는 건지 여쭤봐야겠어.

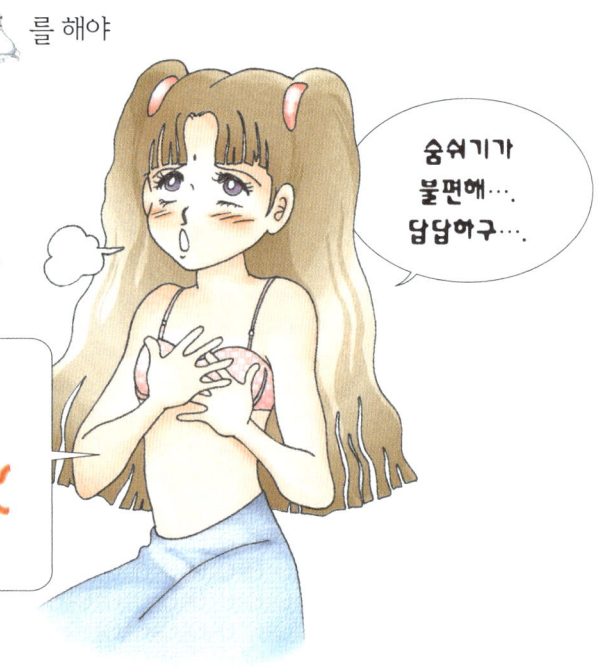

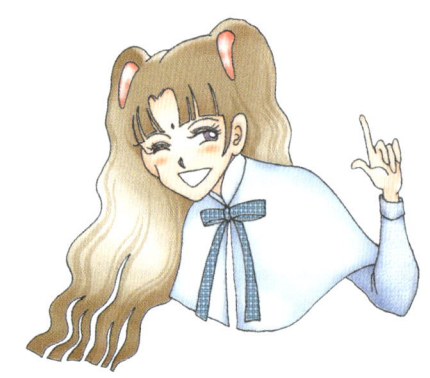

너도 혹시 궁금한 거나 누군가에게 살짝
말하고 싶은 비밀 같은 게 생기면 나한테
알려줘. 우리 서로 의논도 하고 수다도 떨고
그러자. 알았지? 헤헤. ^^

보내는 이 : lunarena@urinara.co.kr
받는 이 : chinguu@urinara.co.kr
제목 : **가슴은 왜 커지는 걸까?**

친구야 친구야. 무지 재밌는 걸 알았어.
우리 가슴 말야. 몽우리가 생긴 뒤에 점점 커진다고 했잖아.
근데 그게 크기만 커지는 게 아니라더라.

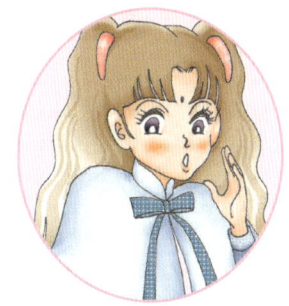

있잖아~ 가슴이 커지다가 조금만 더 지나면 젖꼭지 주변의
갈색 피부 부분이 약간 더 넓어지고 색도 짙어질 거래.

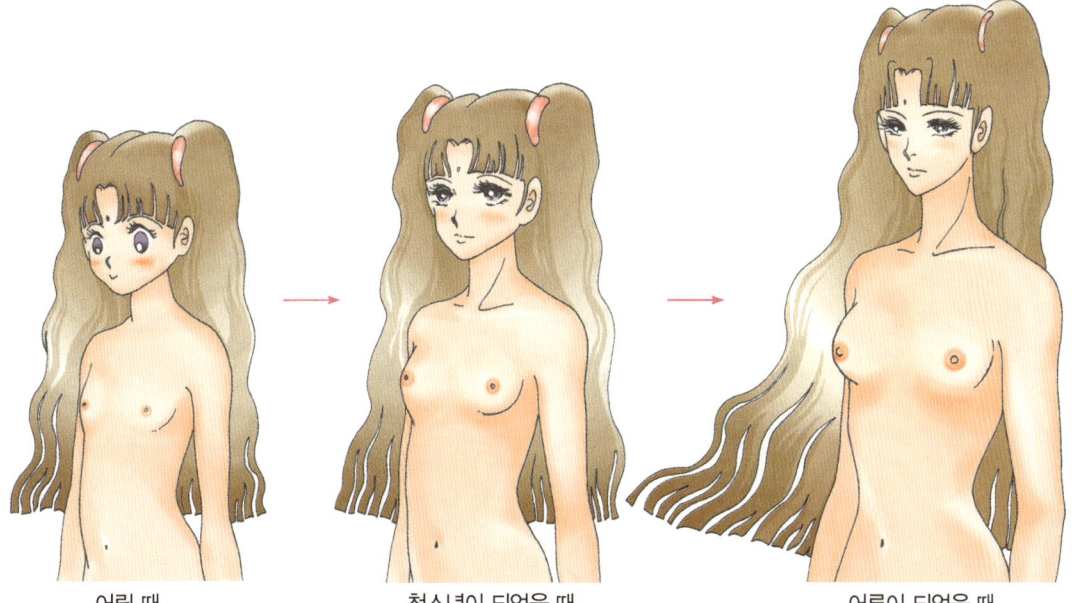

어릴 때      청소년이 되었을 때      어른이 되었을 때

그뿐 아니라 젖꼭지가 앞으로 톡 튀어나온 사람도 있고,
반대로 착 달라붙어 있거나 푹 꺼져 있는 사람도 있대.
우리 얼굴이 모두 다르게 생긴 것처럼 말야. ^^

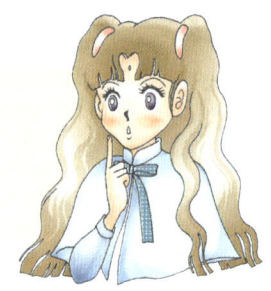

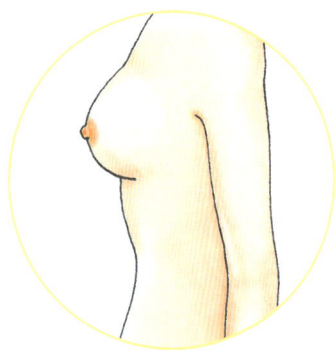 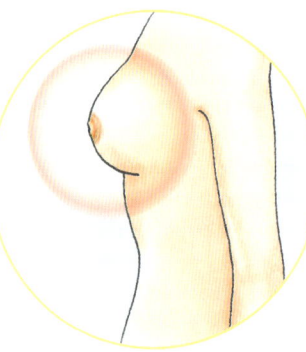 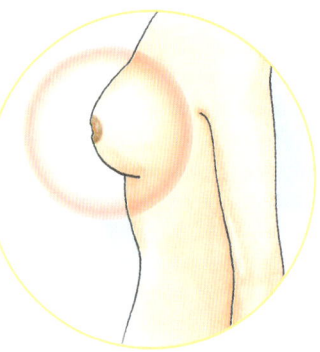

대개는 이렇지만   요렇게 달라붙어 있기도 하고   요렇게 쏙 들어가 있기도 해^^

그리고 추워서 몸이 막 떨리고 그럴 때
젖꼭지가 톡 튀어나와서 꼿꼿하게 서게 된대. 재밌지?

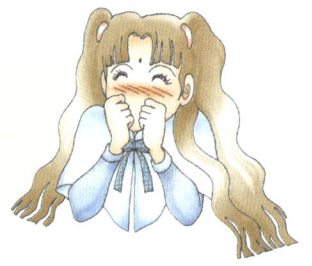

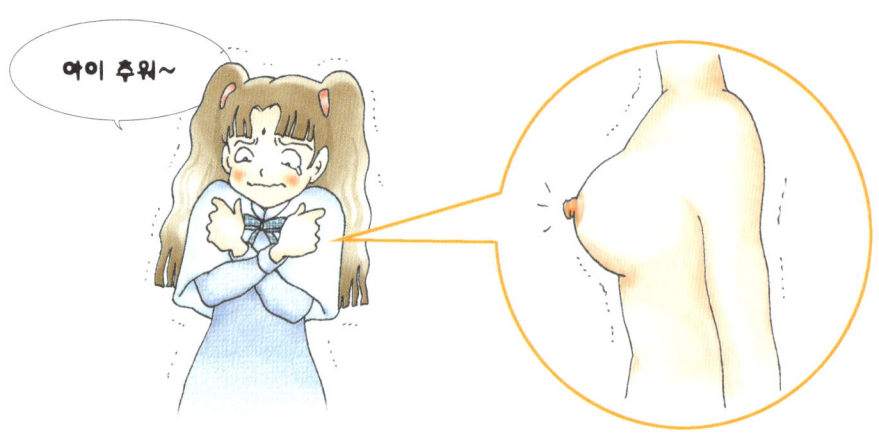

아이 추워~

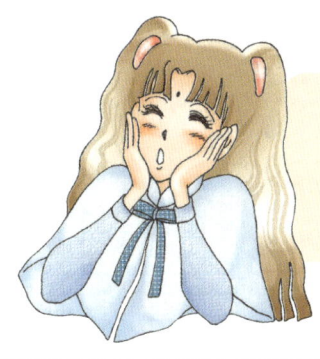

그런데 우리 가슴이 누구나 커지긴 커지는데 대체 어떤 이유나 방법으로 커지는지 궁금하지 않니? 난 너무 궁금해서 좀 알아봤쥐.~ ^^

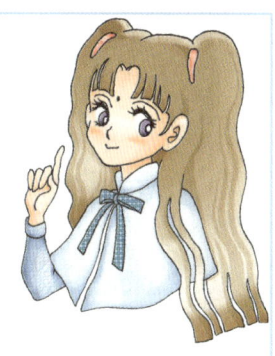

가슴은 지방조직이랑 유선으로 되어 있는데, 에스트로겐이라고 하는 여성 호르몬 때문에 커지는 거래. 너도 호르몬이란 말은 많이 들어봤을 거야. 여성 호르몬이니 남성 호르몬이니, 환경이 나빠져서 호르몬 분비가 안 되네 어쩌네 하는 말이 뉴스에도 많이 나왔으니까 말야. 그런 수많은 호르몬 중에서 에스트로겐이란 호르몬이 바로 가슴을 커지게 만드는 호르몬이란 거지.

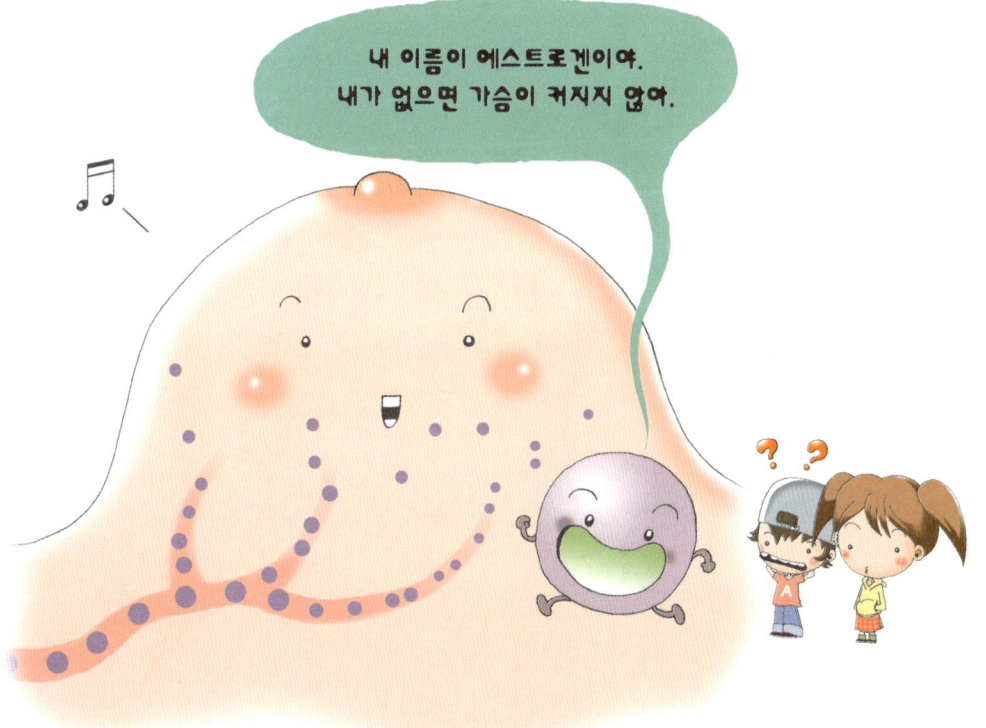

내 이름이 에스트로겐이야. 내가 없으면 가슴이 커지지 않아.

근데 난 내 가슴이 너무 크지도 작지도 않게 되었음
좋겠는데 그게 우리 맘대로 크거나 작게 만들 수가
없다는 거 있지. 에혀….
가슴이 크고 작은 건 유전이래.
우리 키도 우리 맘대로 크게 하지 못하잖아.
그런 거랑 마찬가지지 뭐. -.-

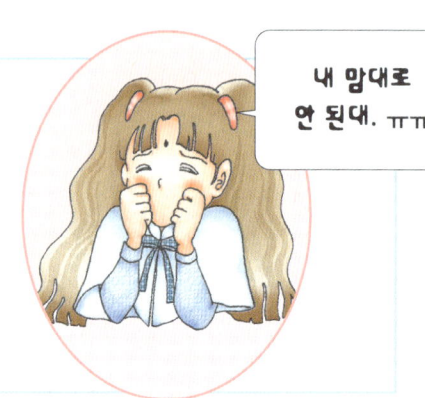

내 맘대로
안 된대. ㅠㅠ

그러니까 엄마 가슴이 큰 편이면 우리 가슴도 클 가능성이 높고,
엄마 가슴이 작으면 우리 가슴도 작아질 가능성이
큰 거겠지만… 뭐… ^^ 언제나 예외라는 건 있으니까
원하는 대로 되지 않을까 봐 미리 걱정할 필요는
없을 것 같아. 그치?

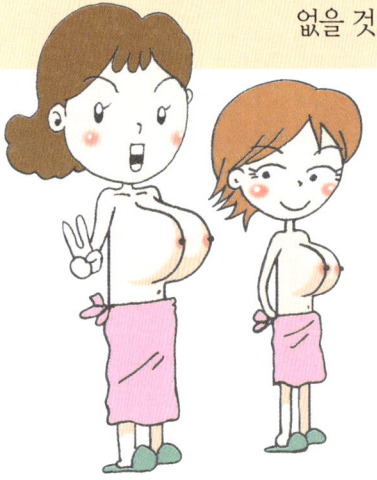 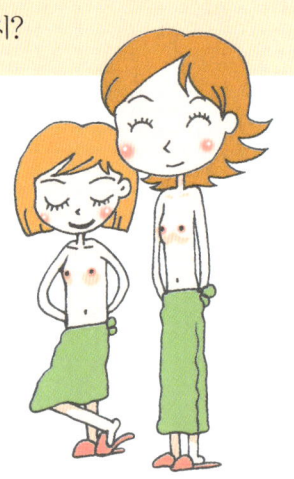

아! 그리고 또 한 가지! 앞으로 가슴이 더 커지면
양쪽 가슴의 크기가 서로 다른 것 같다고 느낄 수도 있대.
머? 걱정된다구? 걱정할 거 없어.

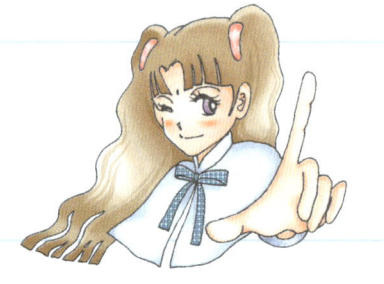

아직 자라는 도중이라서 그런 거면 곧 작은 쪽이 큰 쪽만큼
자랄 거구, 다 자랐는데도 차이가 있으면 그건 또 누구나
그런 거라는구나. ^^;; 어른들도 모두 가슴 크기가 똑같지는 않대.
유명한 배우나 세계적인 미녀들도 모두 가슴이
짝짝이라는 거 있지? 히히. ^^ 양쪽이 똑같은 건 아주 드문 일이래.
이런 것도 참 재밌지 않니?

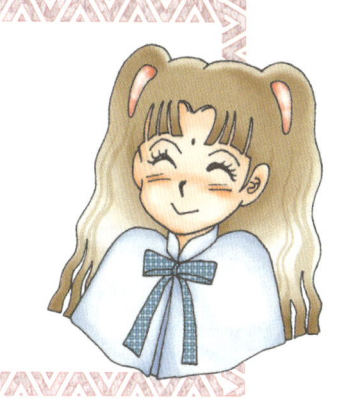

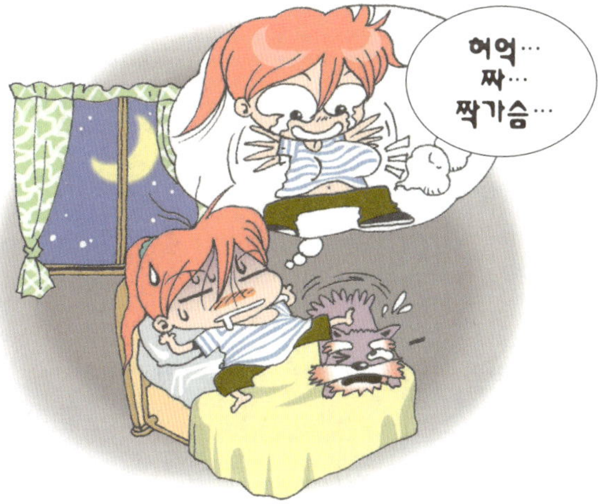

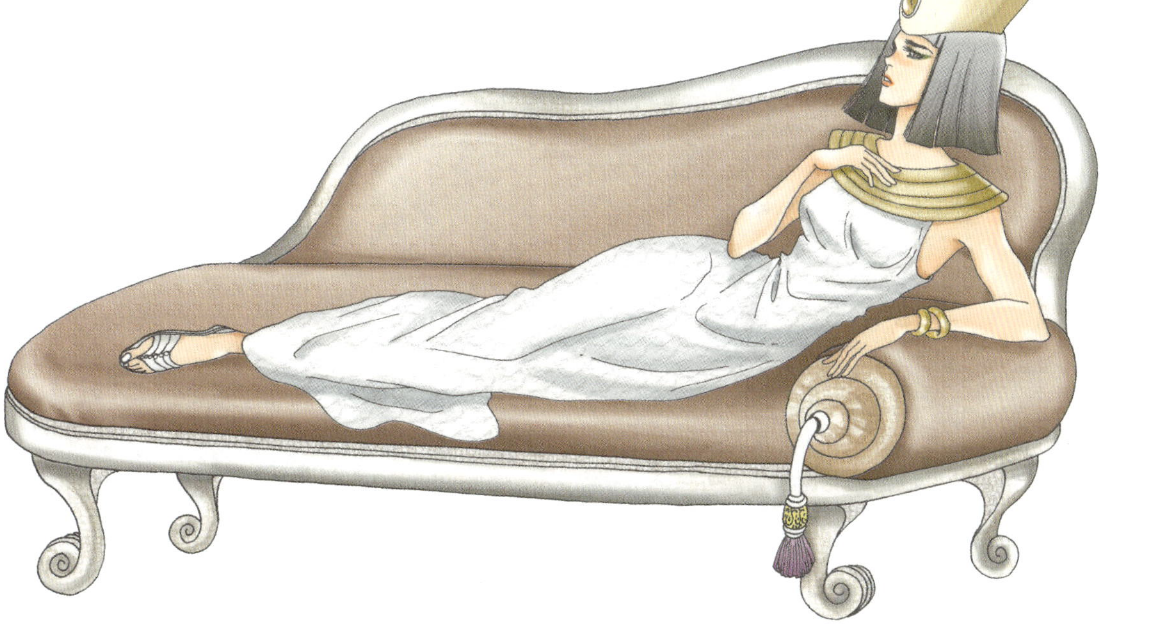

허억…
짝…
짝가슴…

걱정 마세요.
세계를 움직인 저도
짝짝이예요

내 이름은
아는 사람 다 아는
클레오파트라
…

아마 지금 네 가슴도 내 가슴처럼 아주 예민하겠지?
어디 부딪히거나 공에 맞기라도 하면 무지하게 아프고 말야.

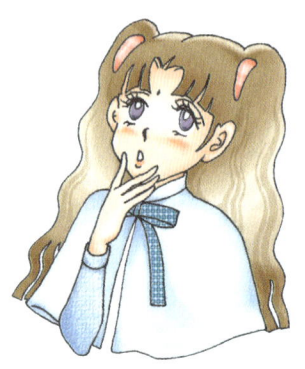

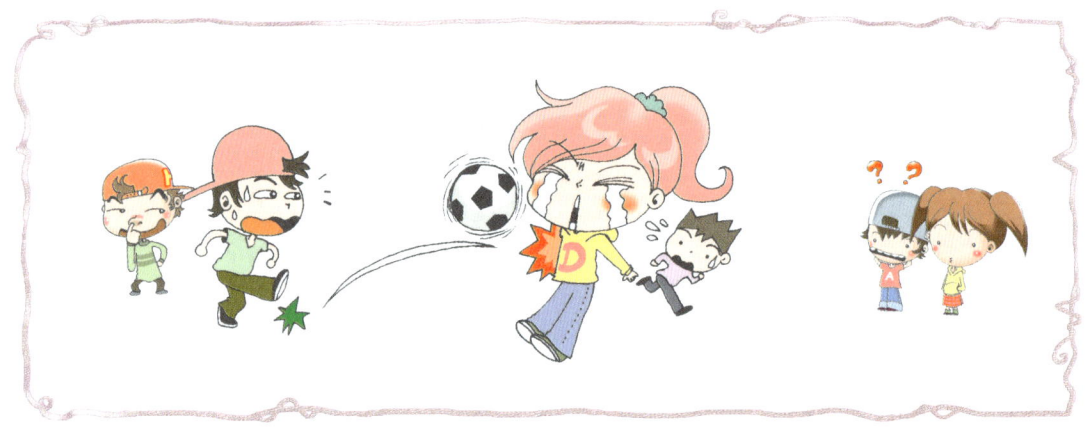

하지만 그게 정상인 걸 뭐. ^^ 그 정도는 참을 수 있을 거라고 믿어.
나도 참고 있으니까 말야. 나나 너만 그런 게 아니라 여자라면 누구나
그런 거고 조금만 참고 지내면 아주 예쁜 가슴이 생길 거잖아.^^
그러니까 답답한 브래지어도 참고 해야지 뭐. 어쩌겠니… . ^^;;

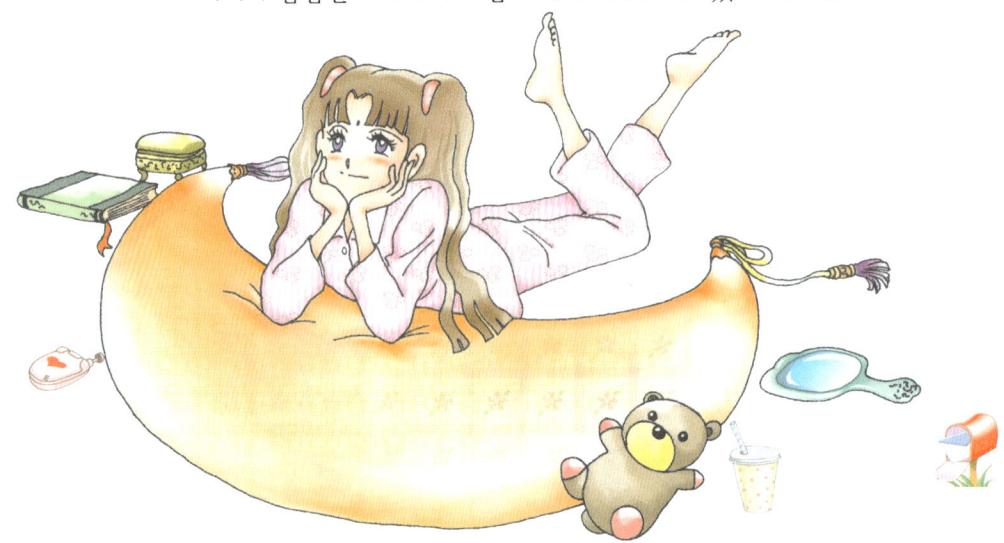

다섯 번째 메일

보내는 이 : lunarena@urinara.co.kr
받는 이 : chinguu@urinara.co.kr

제목 : **브래지어 안 해도 괜찮지만 하려면 스포츠 브래지어를 –**

친구야 안녕 ^^
있잖아, 나 이제 브래지어가 답답하지 않게 됐어.
조금 익숙해진 것도 있지만, 우리 같은 어린아이들이
가슴이 생길 때 하는 아주 편한 브래지어가 있더라.
'스포츠 브래지어'라고 하는 건데, 가슴 앞쪽이
딱딱하게 만들어져 있지도 않고,
아래쪽에 쇠로 된 테두리도 없어서
아주 편해. 그거 하니까 정말 편한 거 있지. ^^
너도 편한 걸 잘 골라서 해.

짜잔~
난 이런 거
했지렁~

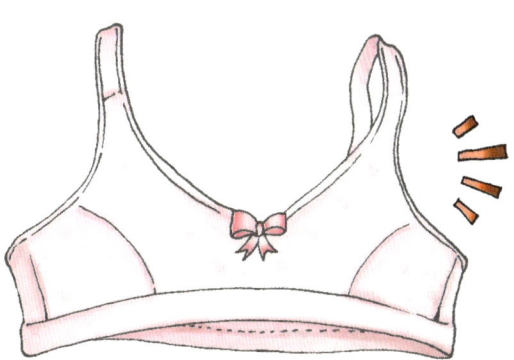

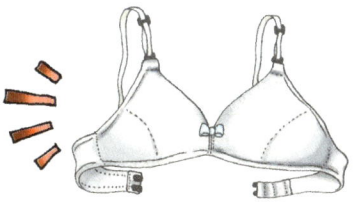

일반 브래지어

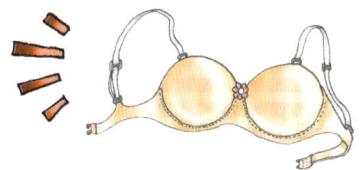

와이어가 있는 브래지어

스포츠 브래지어

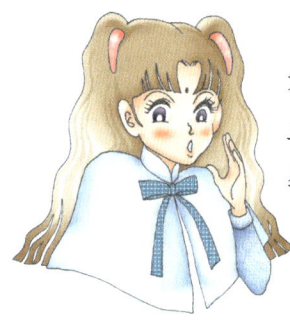
가슴을 예쁘게 만든다고 너무 조이는 걸 하면 오히려 좋지 않대. 브래지어의 가슴 모양을 따라서 아래쪽으로 동그랗게 가슴을 받쳐준다고 하는 쇠나 딱딱한 플라스틱으로 두른 테두리를 '와이어'라고 한다는데, 와이어(wire)는 영어로 철사라는 뜻이잖아.

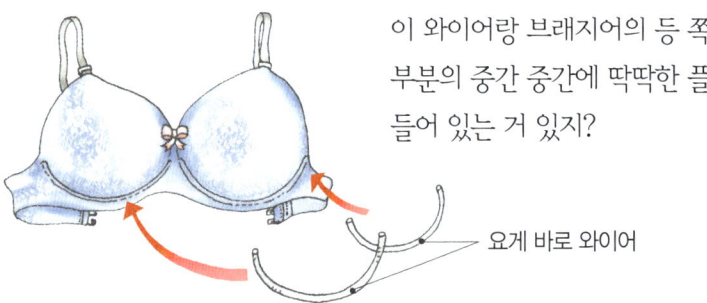
이 와이어랑 브래지어의 등 쪽을 두르는 부분의 중간 중간에 딱딱한 플라스틱 같은 게 들어 있는 거 있지?

요게 바로 와이어

그런 브래지어를 하면 가슴으로 통하는 우리 몸의 핏줄을 꽉 막아서 혈액 순환이 잘 안 되고, 어떤 경우는 유방암의 요인이 된다는 학설도 있대. 넘 무섭다. 그치?
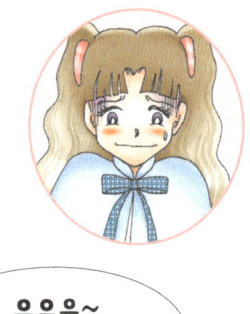

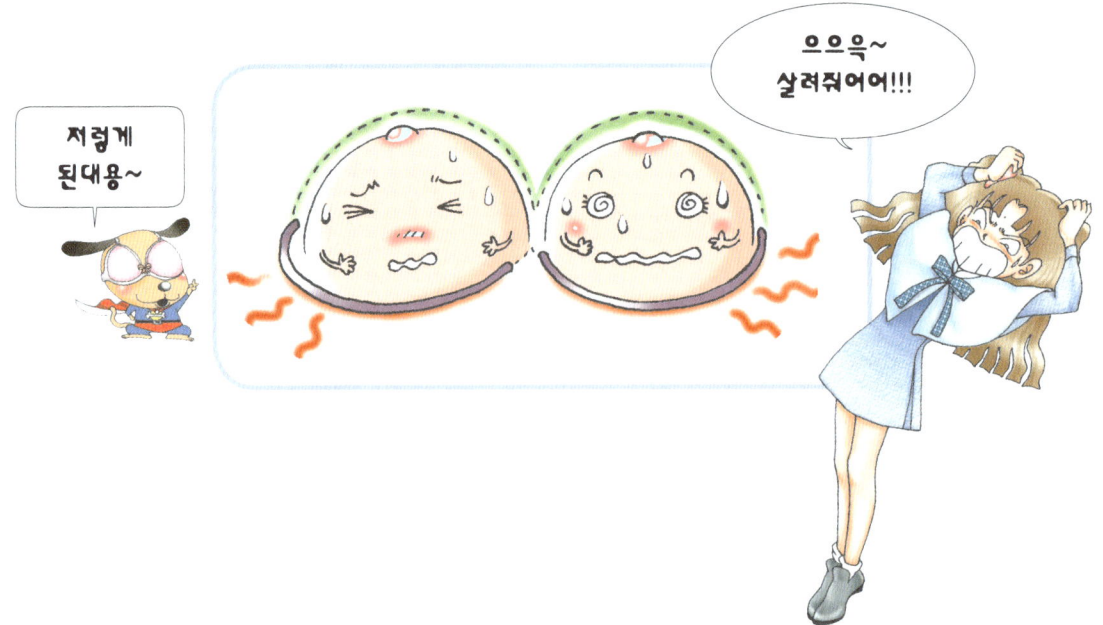

그리고 지난번 메일에서 내가 그랬잖아. 브래지어를 안 하면 가슴이 축 처질 수도 있다고. 그런데, 그렇지 않대. 브래지어를 처음부터 하지 않았다고 가슴이 처지는 건 아니래. 그러니까 가슴이 아직 조금밖에 안 나왔는데 괜히 답답하게 브래지어를 할 필요는 없는 거지. 그러니까 너도 아직 가슴이 많이 커지지 않았다면 굳이 할 필요 없다고 말해주려고. ^^
할 거라면 스포츠 브래지어를 해. 알았지?
예쁜 것도 좋지만 건강한 게 제일이잖아. ^^

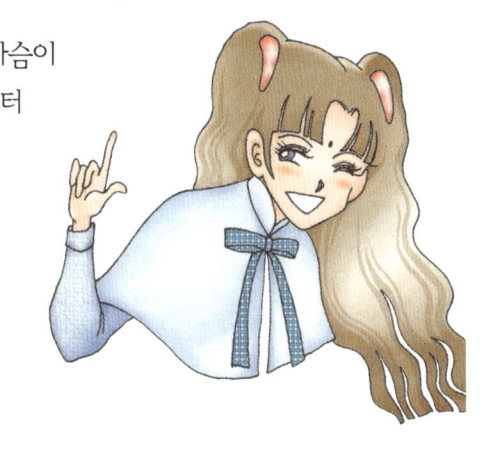

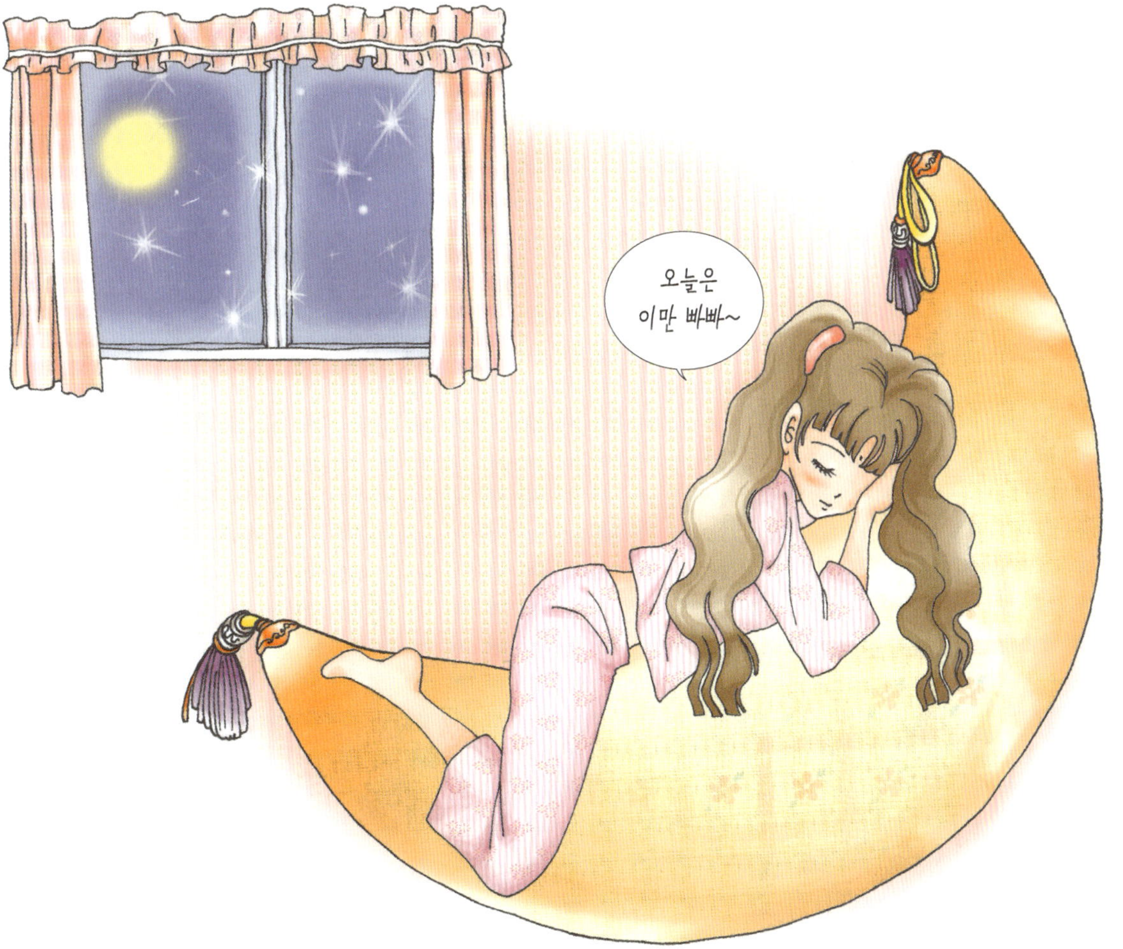

오늘은 이만 빠빠~

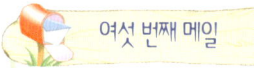 

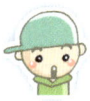 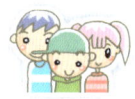   

보내는 이 : lunarena@urinara.co.kr
받는 이 : chinguu@urinara.co.kr
제목 : **아악~~~~ 털이… !!!**

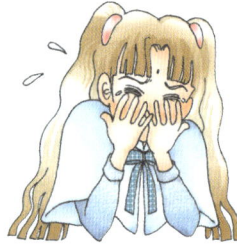

친구야, 있잖아. 나 어떡해야 할지…. ㅠ.ㅠ

우연히 거울 보다가 겨드랑이를 봤는데…
거기 털이 조금 났더라…. 아흑…

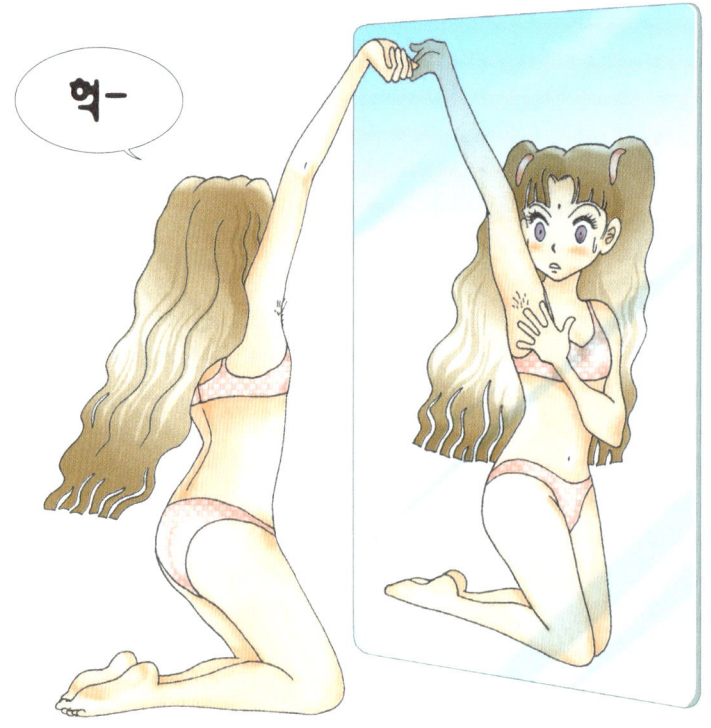

게다가… 게다가…
소변 보는 곳 있잖아… 거기에도 털이 난 거 있지이이이~~

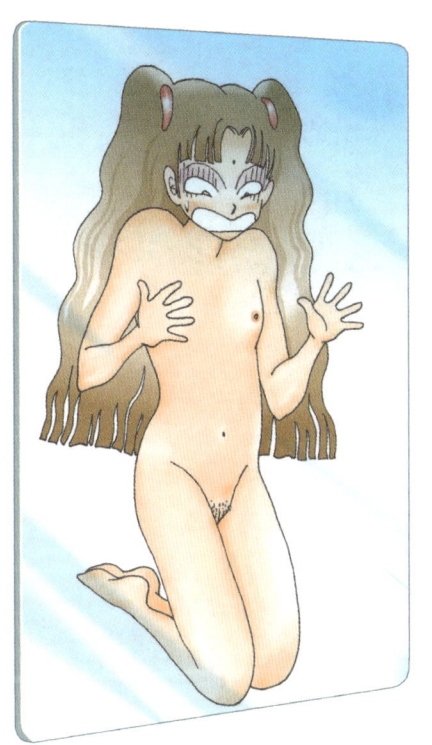
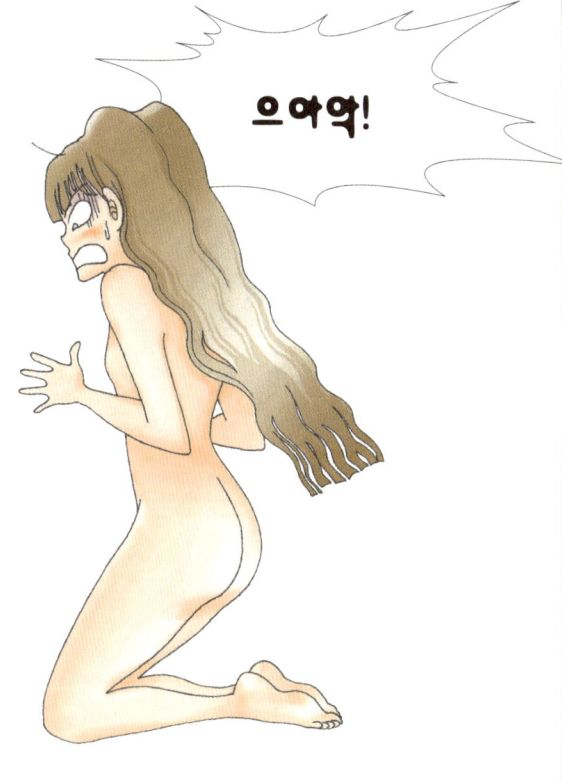

넘넘 부끄러워서 어떻게 해야 할지 모르겠어…. ㅠ.ㅠ
이러다 나 원숭이처럼 여기저기 털 나는 거 아닐까…?
어떡해 어떡해… 그럼 필라르랑 만날 수도 없는데….

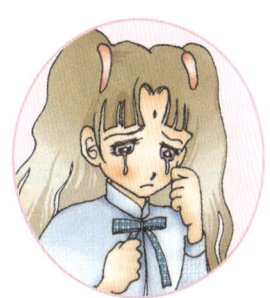

미안해 친구야… 오늘 속상한 메일 보내서….
하지만 너 말고는 이런 말 할 사람이 없는 걸 뭐.
흑… 부디 병이 아니길 빌어줘. ㅠ,.ㅠ…

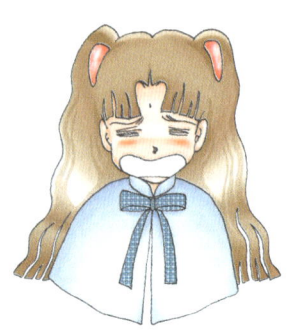

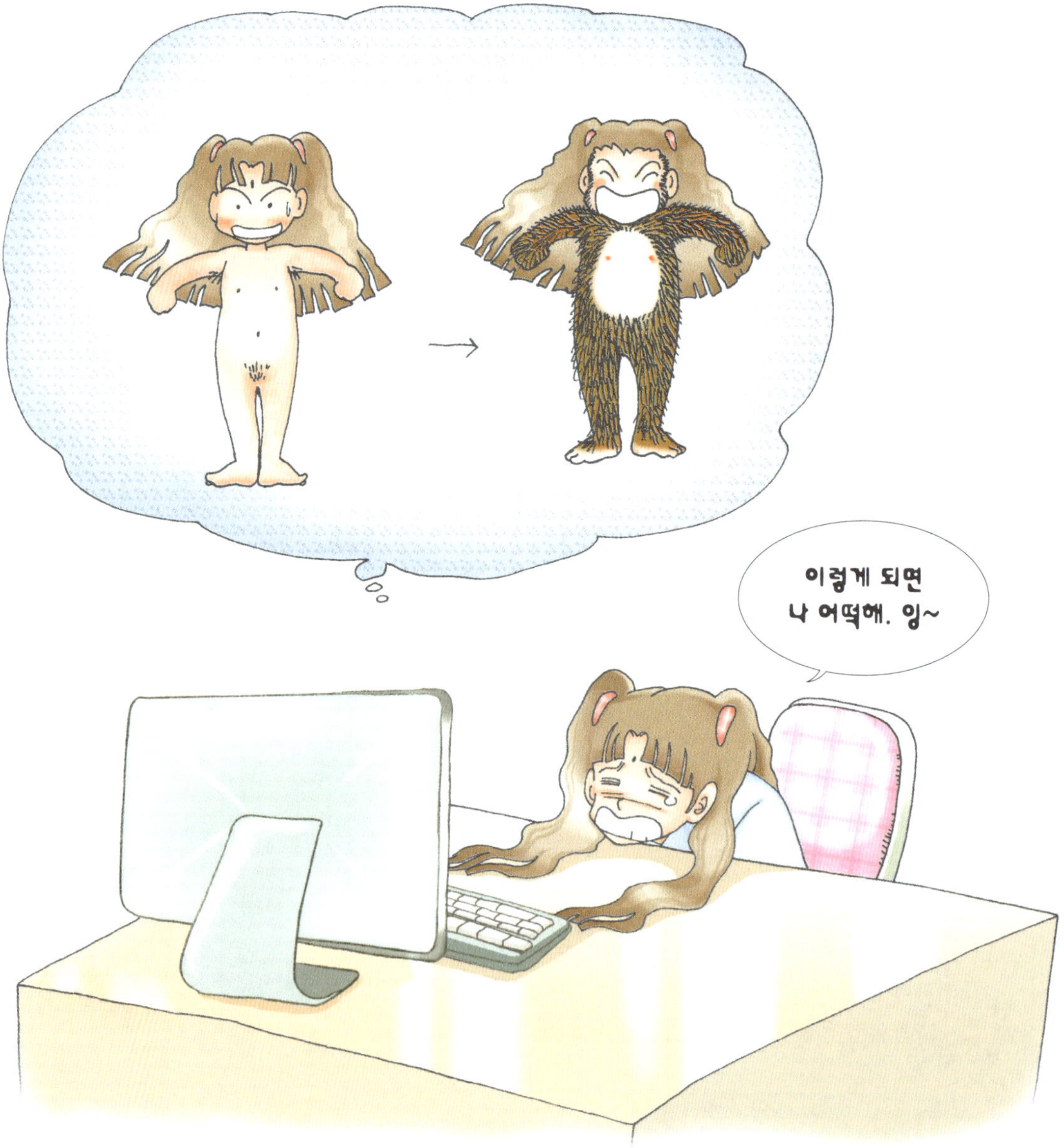

이렇게 되면
나 어떡해. 잉~

 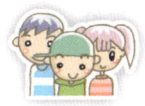   

보내는 이 : lunarena@urinara.co.kr
받는 이 : chinguu@urinara.co.kr
제목 : 우리 몸이 자라나는 순서는 이렇대

에헤헤 친구야아아~ ^^
정말 다행이야. 나 털 난다고 했던 거 있잖아?
그것도 우리 가슴 커지는 거랑 똑같은 거래.
웬일이니~ ^^
알고 봤더니 어른들은 다 거기에 털이 나 있다는구나.

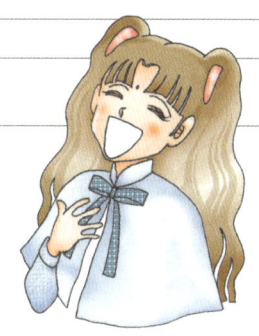

유명한 스타들 사진 보면 겨드랑이에
털이 없어서 털이 나는 걸 전혀 몰랐거든. ^^;;

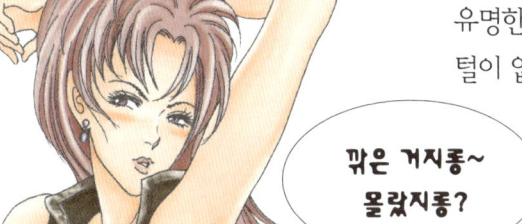

깎은 거지롱~
몰랐지롱?

근데 그건 털이 안 난 게 아니라
털을 깎거나 없앤 거래.
털이 나는 게 자연스러운 거라는 거 있지. ^^

그래서 내가 좀 공부를 했쥐.
가르쳐줄까? 말까?

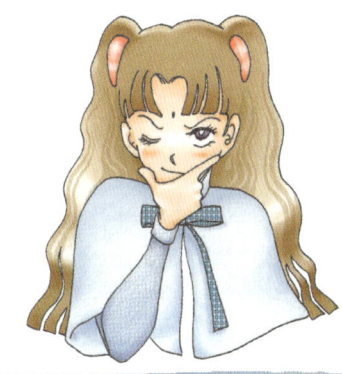

있잖니, 우리가 만 열 살이나 열한 살 정도가 되면 사춘기라는 게 시작된대. 사춘기는 우리가 아이에서 어른이 되기 전의 중간 과정 정도인가 봐. 말하자면 청소년이라고 부르는 그런 시기 있잖아.

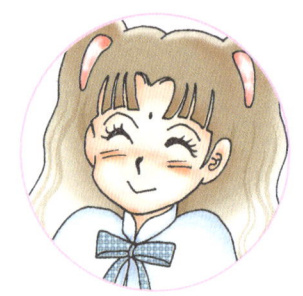

그때가 되면 우리 여자애들은 제일 먼저 가슴에 몽우리가 생긴대.

그리고 얼마 있으면 소변 보는 곳 있잖아, 거기에 털이 나기 시작해. 거기에 나는 털을 '음모'라고도 부르는데, 머리카락보다 두껍고 색깔도 짙어.

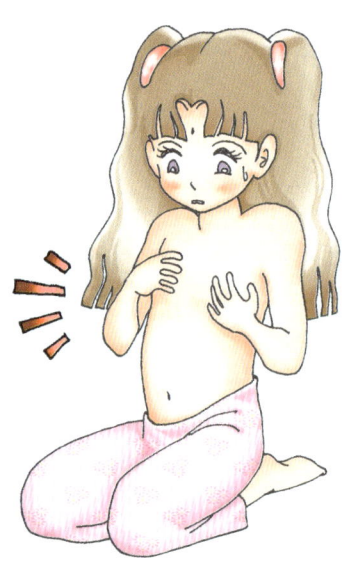

1. 가슴에 젖몽우리가 생겨요

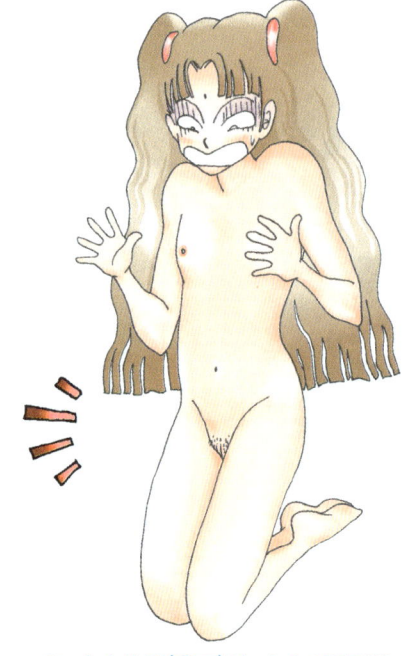

2. 거기에 털(음모)이 나기 시작해요

34

정확하게 말하면, 대음순이라고 불리는 곳 주위랑 치골이라고, 거기 만져보면 위쪽에 딱딱한 뼈가 잡히는 부분 있잖아. 거기에 털이 나는 거야.

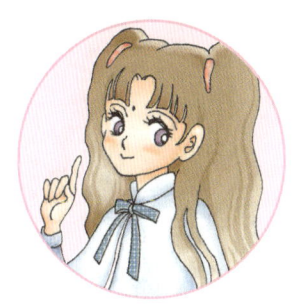

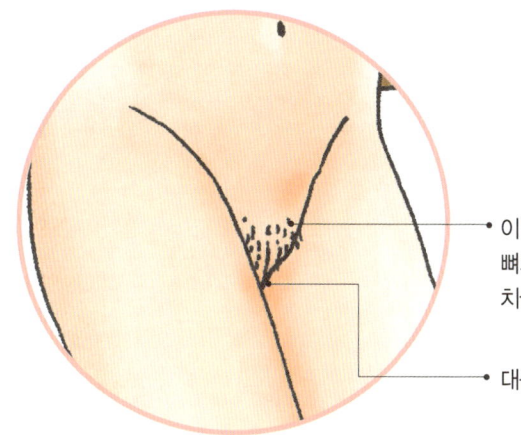

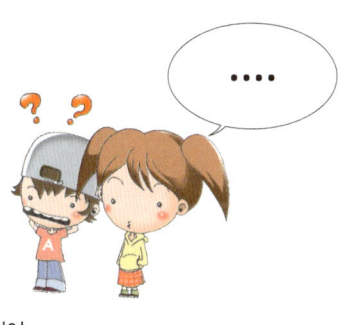

• 이 부분에 딱딱한 뼈가 만져지는 곳이 치골이야

• 대음순은 이 아래쪽에 있어

그다음엔 우리 키가 쑥쑥 큰대.
오호호홍 ~

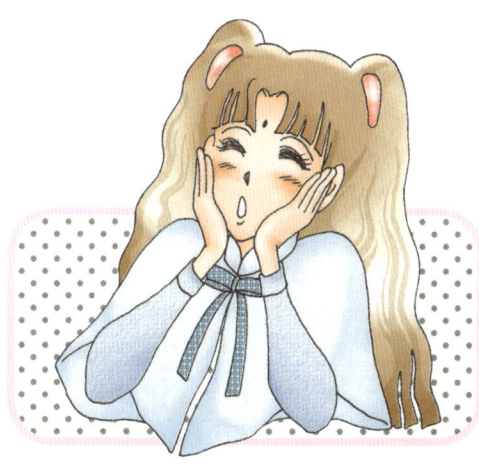

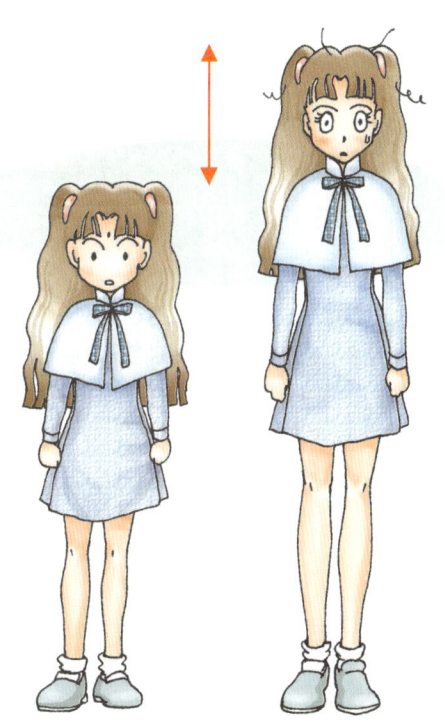

3. 키가 갑자기 크기 시작해요

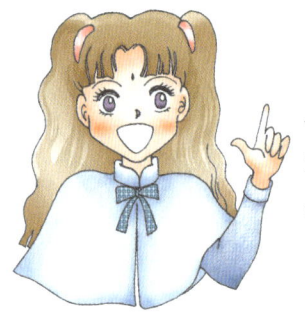
그리고 난 뒤에 처음에 까뭇까뭇한 솜털이 나기 시작했던 거기의 털 있잖아, 그게 점점 더 많아져서 목욕탕에서 본 어른들처럼 되는 거야.

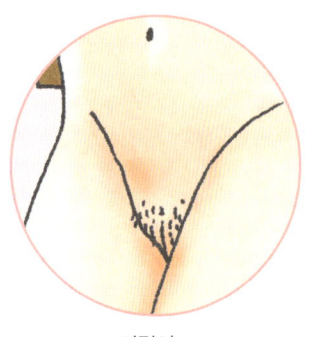 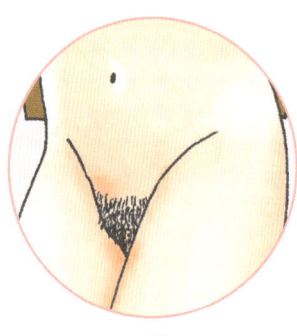 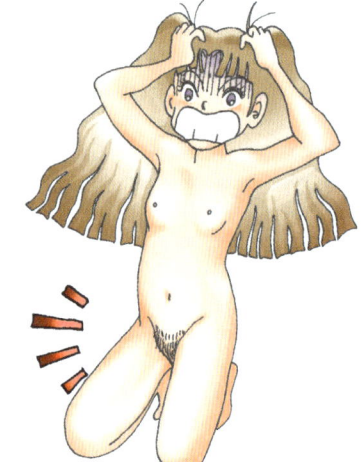

어린이　　　　　어른

**4. 거기에 털이 많아져요**

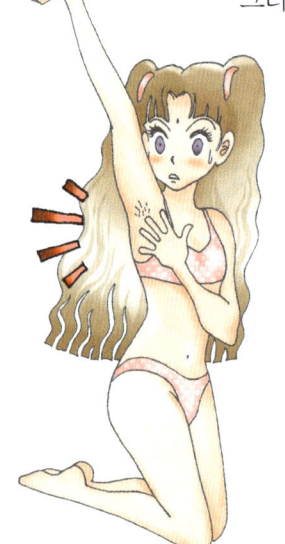 그리곤 곧 겨드랑이에도 털이 자라게 될 거래.
가슴도 함께 커지고 말야.

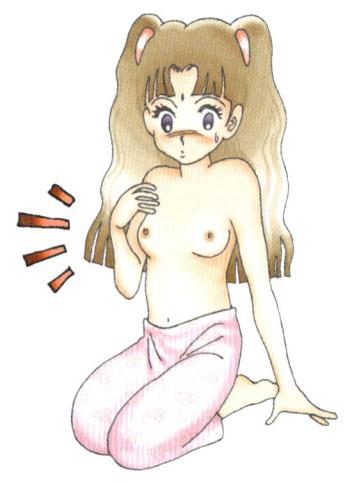

**5. 겨드랑이에 털(액모)이 나요**　　**6. 가슴이 커져요**

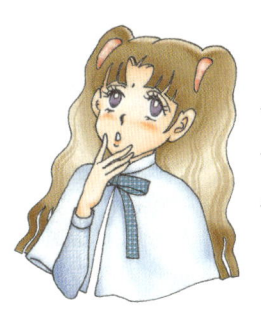

그러고 난 후에 생리가 시작된다는데, 그게 뭘까? 무지 궁금해. 머… 어쨌든 생리인가 하는 걸 하고 난 뒤에도 조금씩 키가 더 자라서 어른 키가 된다고 하더라.

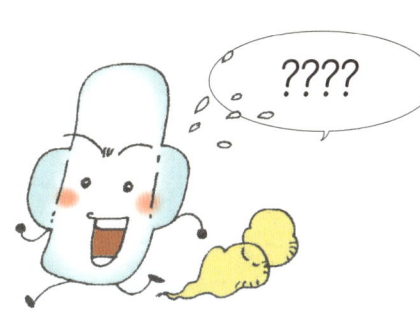

7. 생리가 시작돼요

짜잔~

…어른-

8. 생리가 시작된 후에도 키가 조금씩 더 자라서 어른 키가 돼요

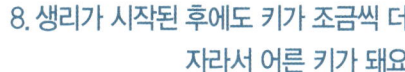

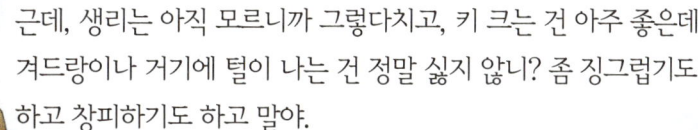

근데, 생리는 아직 모르니까 그렇다치고, 키 크는 건 아주 좋은데 겨드랑이나 거기에 털이 나는 건 정말 싫지 않니? 좀 징그럽기도 하고 창피하기도 하고 말야.

37

그런데, 이 털이란 녀석이 하필 두 군데에서만 나는 것에도 다 이유가 있는 거라더라. 겨드랑이와 거기는 우리 몸 중에서 가장 약한 곳이라서 피부를 보호해주고, 또 습기 찬 곳이기 때문에 짓무르지 않게 해주려고 털이 나는 거래. 신기하지 않니?

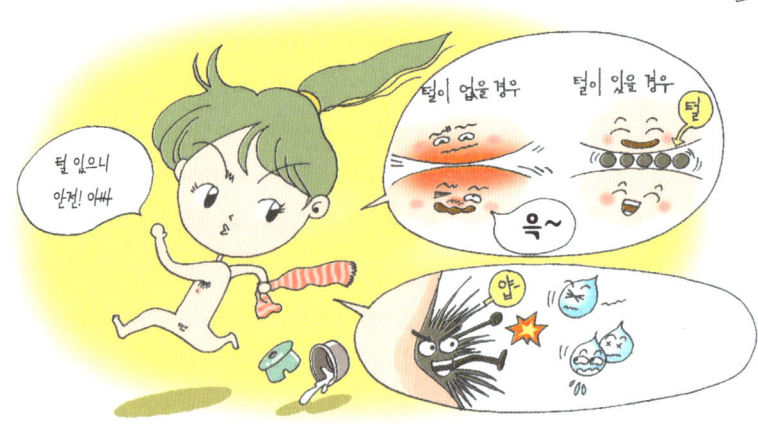

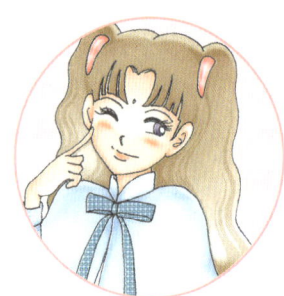
그러니까 움…. 겨드랑이에 털이 나는 건 조금 보기 싫긴 하지만 깎는 것보다 그냥 두는 게 우리 몸에는 훨씬 좋은가 봐. 뭐든지 자연스러운 게 좋은 거 아니겠니? ^^ 털이 나는 것도 다 어른이 되어가는 신호니까 걱정할 건 전혀 없고 오히려 즐거워해야 할 일이라고 생각했어. 너도 그렇게 생각하지?

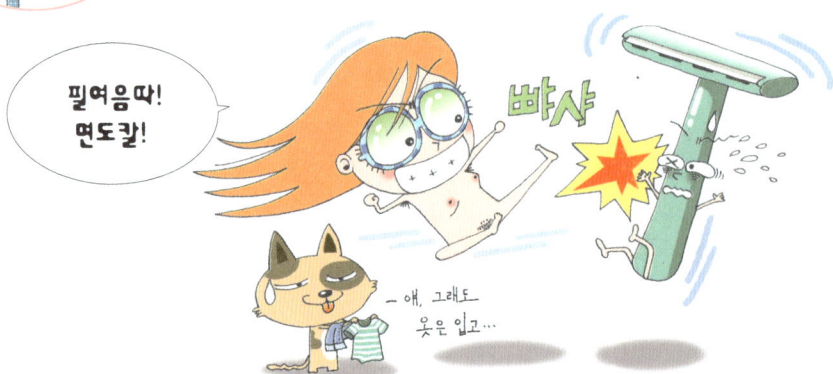

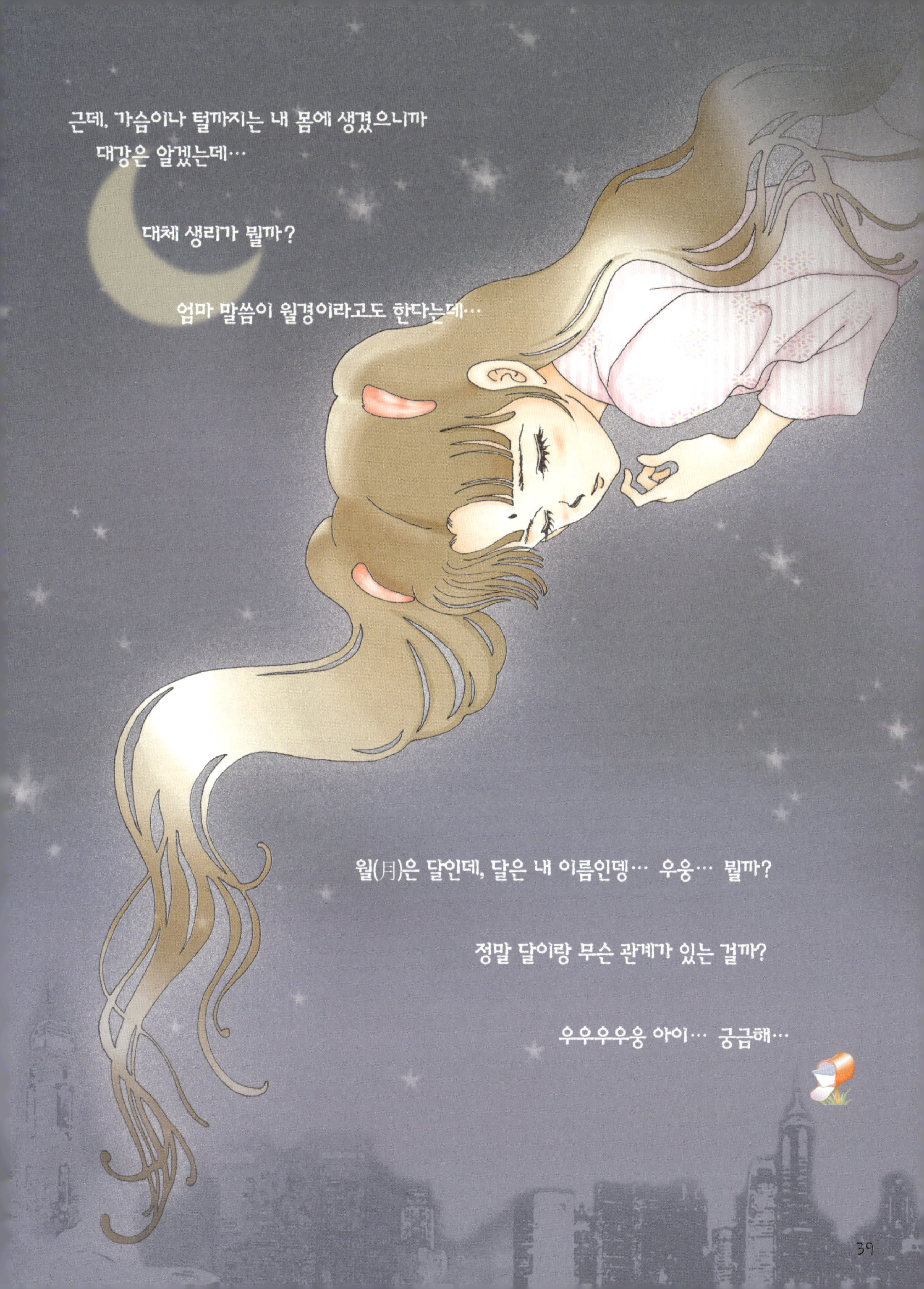

근데, 가슴이나 털까지는 내 몸에 생겼으니까
대강은 알겠는데…

대체 생리가 뭘까?

엄마 말씀이 월경이라고도 한다는데…

월(月)은 달인데, 달은 내 이름인뎅… 우웅… 뭘까?

정말 달이랑 무슨 관계가 있는 걸까?

우우우우웅 아이… 궁금해…

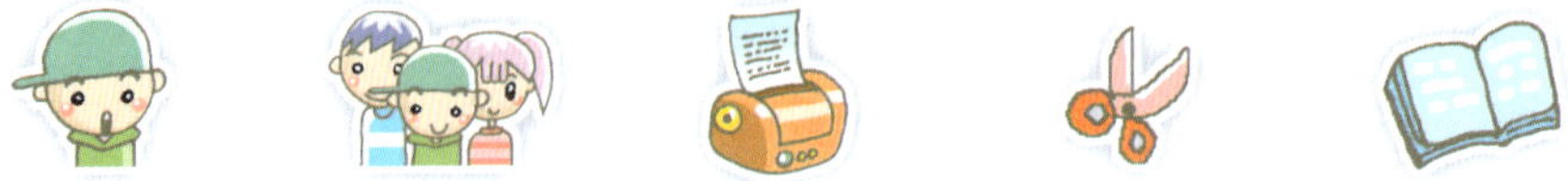

### 여덟 번째 메일

보내는 이 : lunarena@urinara.co.kr
받는 이 : chinguu@urinara.co.kr
제목 : **아악 팬티에 피가 …!!!**

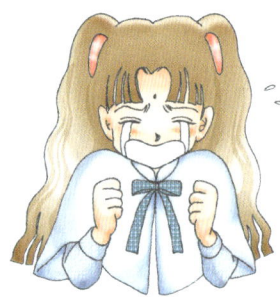

친구야 친구야
으아아아아앙 어떡하니… 나 큰일 났어… ㅠㅠ
아주 큰 병에 걸린 것 같아. 흑흑….

있잖아… 거기 말야. 우리 소변 보고 그러는 곳 있지,
거기에서 아까 갑자기 피가 나오잖아.
배도 막 아프고… 흑흑 ㅠ.ㅠ
나 어떡하지… 피가 꽤 많이 나와서 팬티가 다 젖었어.

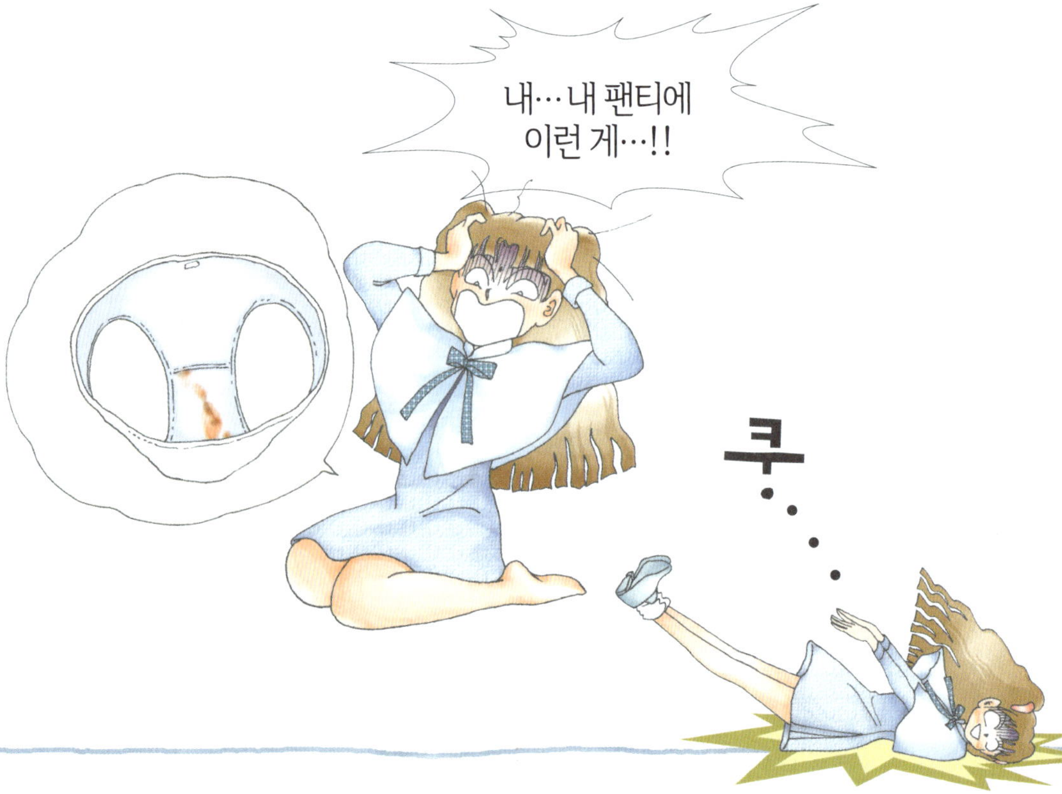

내…내 팬티에
이런 게…!!

쿠….

어떻게 해야 할지 몰라서 휴지를 겹쳐서 팬티 안쪽에 넣었거든.
그런데 그것도 금방 다 젖어버렸어. 배도 계속 아프고 말야.
이렇게 피가 많이 나오다 몸이 안 좋아지면 어떡하지?

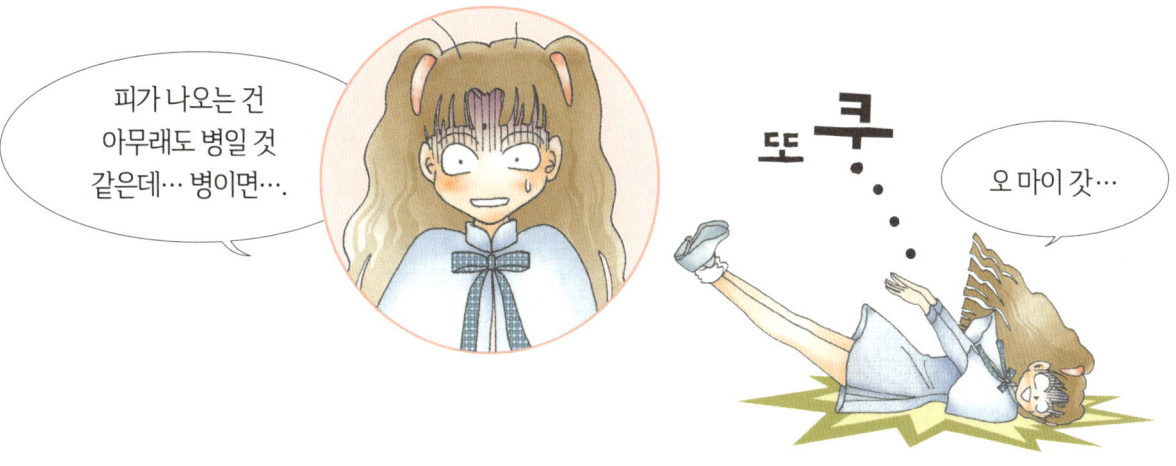

피가 나오는 건 아무래도 병일 것 같은데… 병이면…

또 쿠…

오 마이 갓…

친구야, 나 아주 큰 병에 걸린 거면 어떡해잉….
기껏 너하고 친구 됐는데…

아무래도 엄마한테 물어볼까 봐. ㅠㅠ
병에 걸린 거면 병원에 가야 하잖아…
친구야, 나 큰 병이 아니길 빌어줘. 조금 무섭거든….

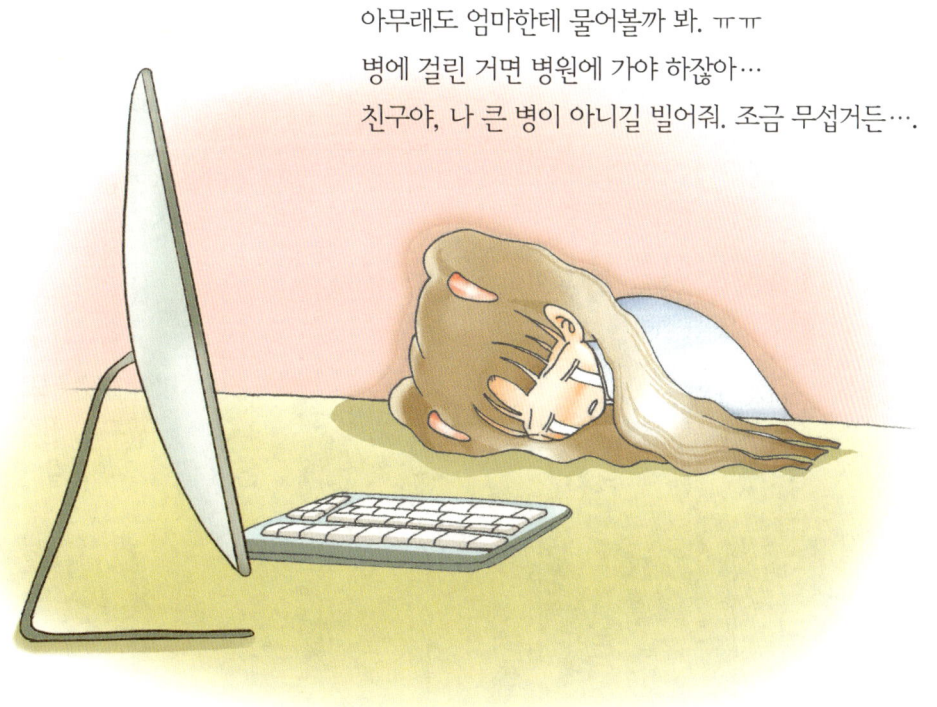

## 아홉 번째 메일

 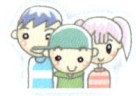   

보내는 이 : lunarena@urinara.co.kr
받는 이 : chinguu@urinara.co.kr
제목 : **생리가 시작된 거야**

에헤헤 친구야~
나 피 나온 거 있잖아. 엄마한테 말씀 드렸거든?
그랬더니 엄마가,

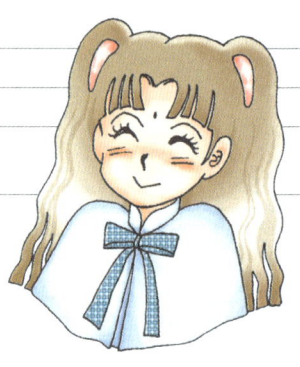

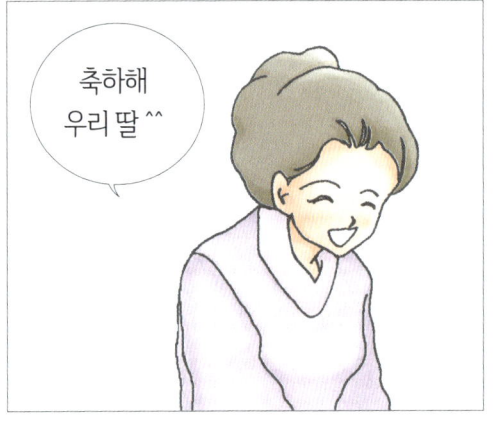

이러시는 거 있지?
그래서 내가

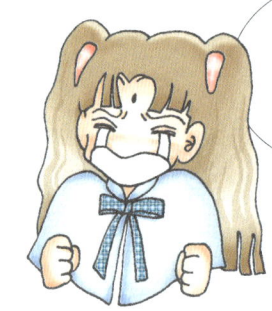

하고 막 울어버렸더니 엄마가 막 웃으시면서 이러시더라.

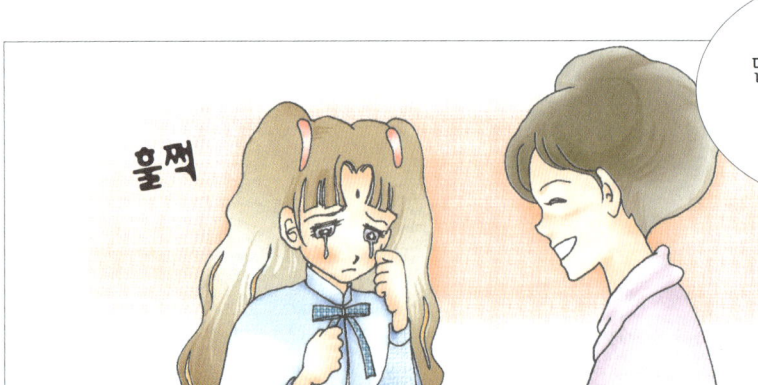

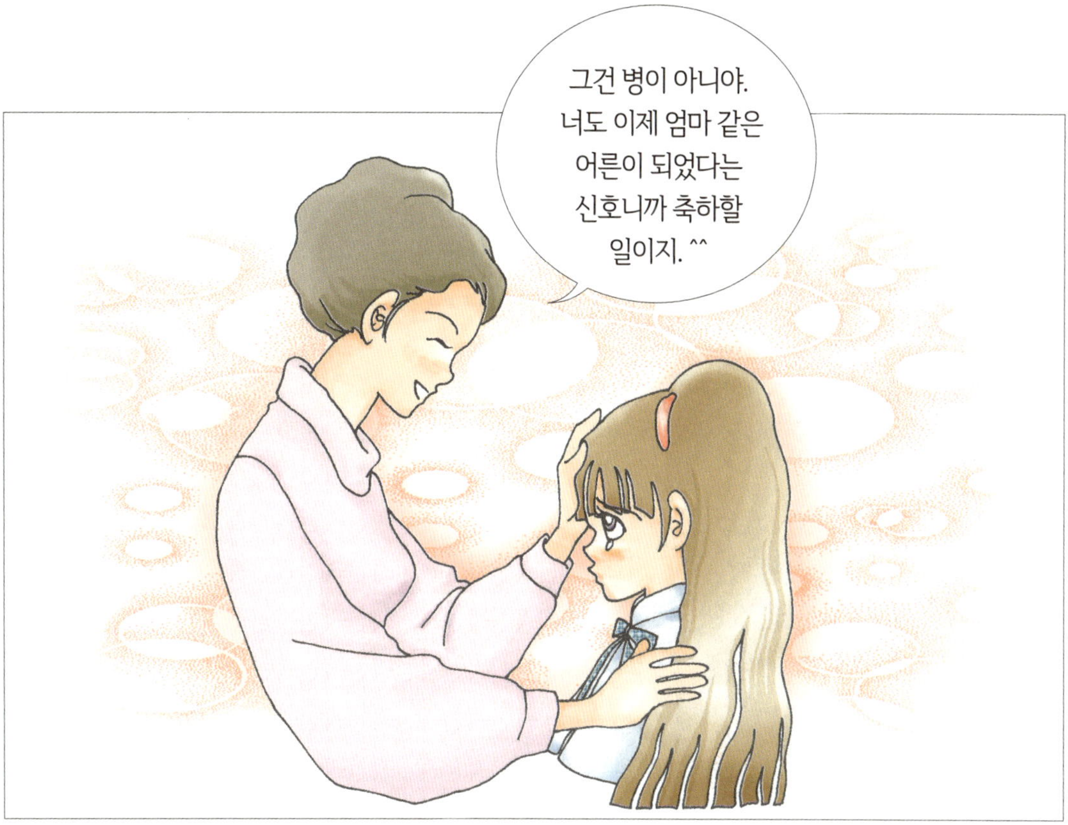

처음엔 무슨 소린지
정말 모르겠더라.

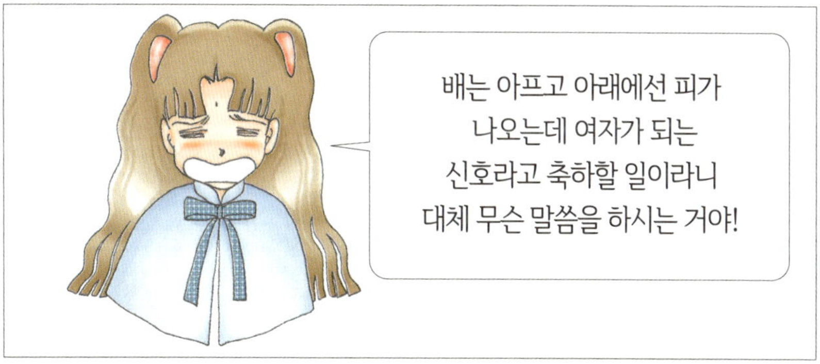

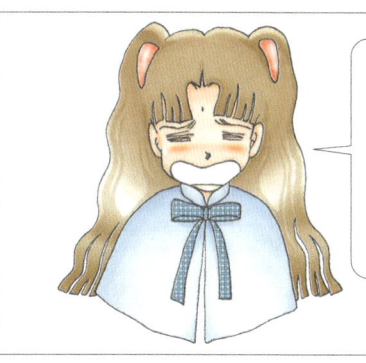

라고 생각했거든. 그런데 자세하게 설명을
듣고 나니까 정말 축하할 일인 거 있지?

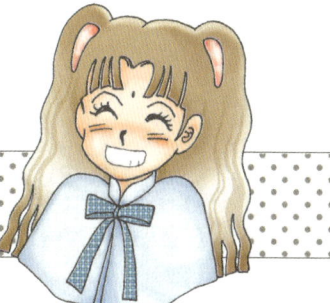

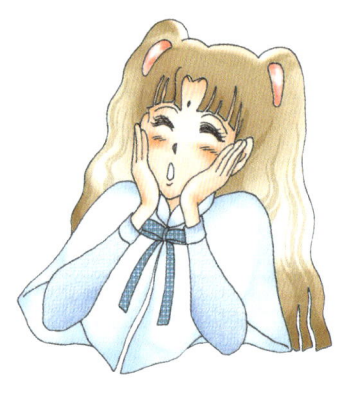

뭐냐 하면 이게 바로 내가 그렇게 궁금해했던
**생리**라는 거래.
혹은 월경(月經)이라고 하는 거 말야.

그런데 이 생리를 시작하게 되면 아기를 가질 수 있게 되는 거래.
왜 피가 나오면 아기를 가질 수 있게 되는지 솔직히는 잘 모르겠어.
어쨌든 아기를 가질 수 있게 됐다는 사실이 너무 대단하다고
생각하지 않니?

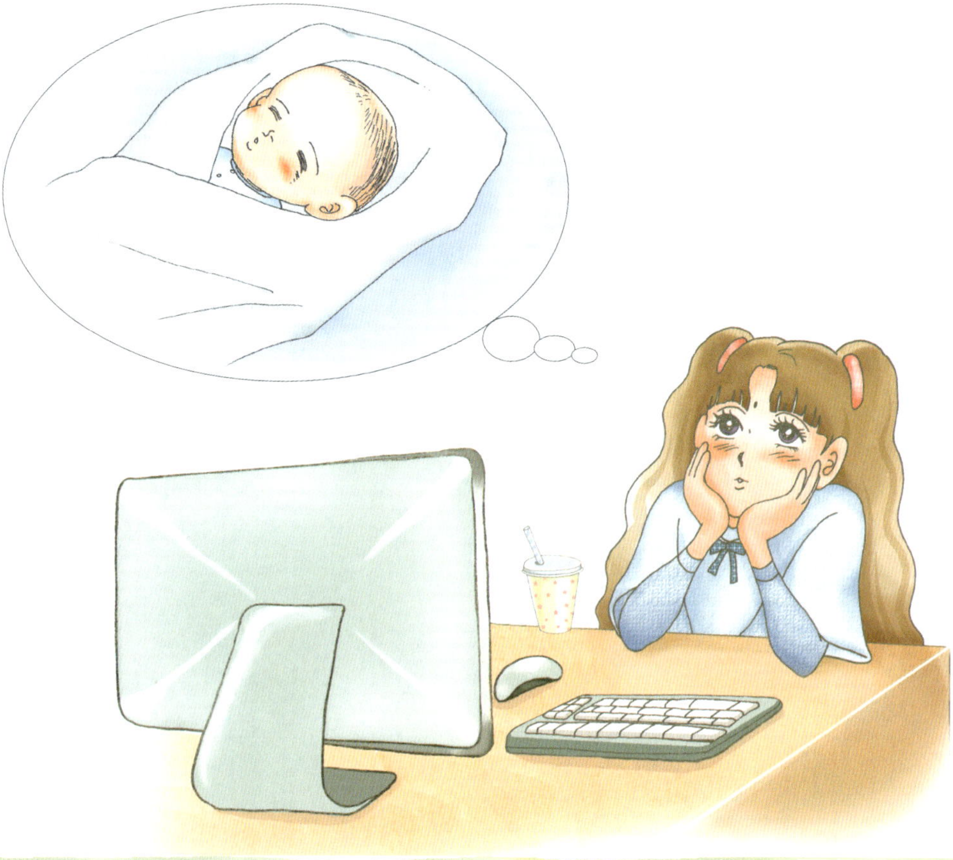

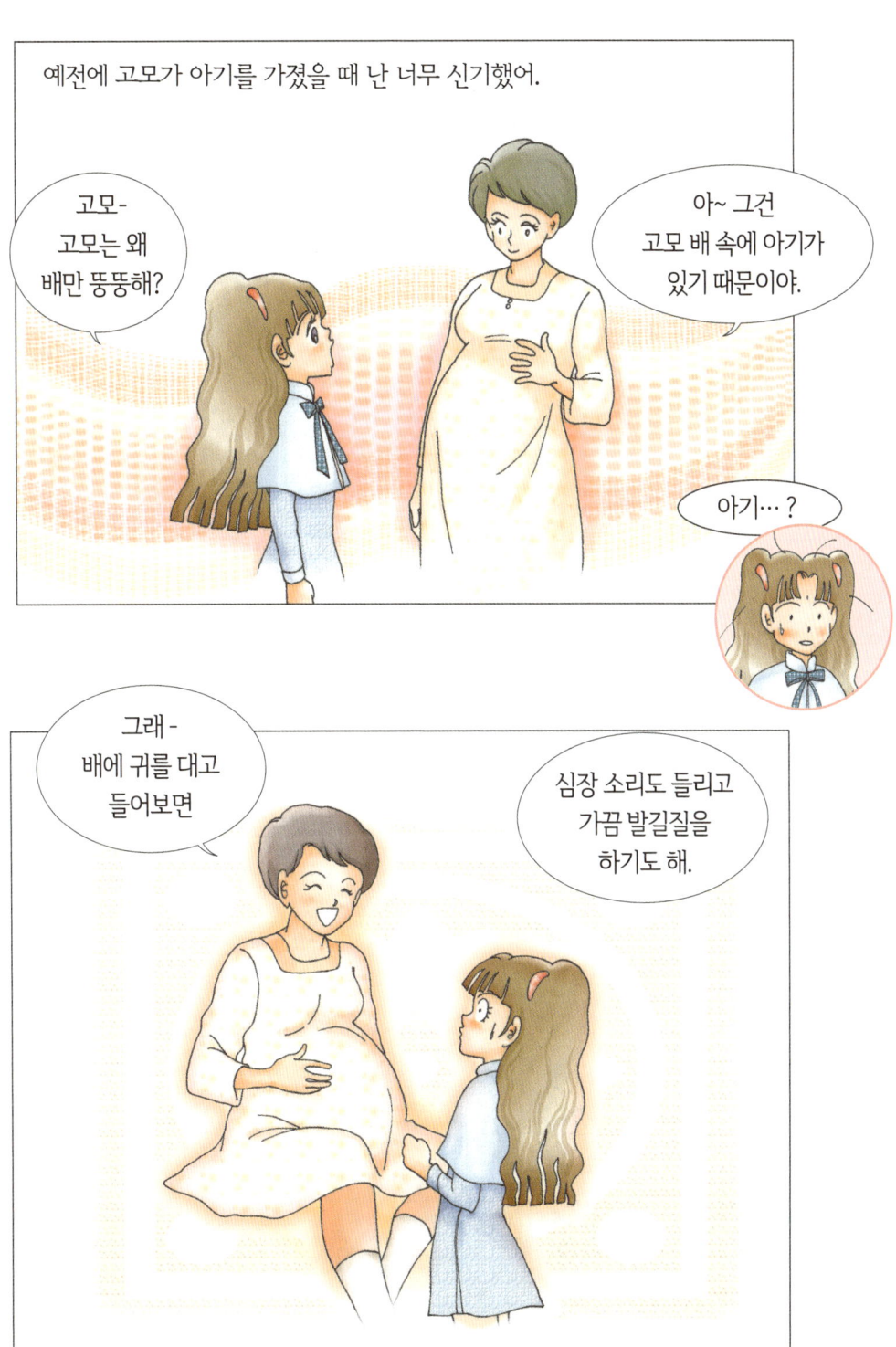

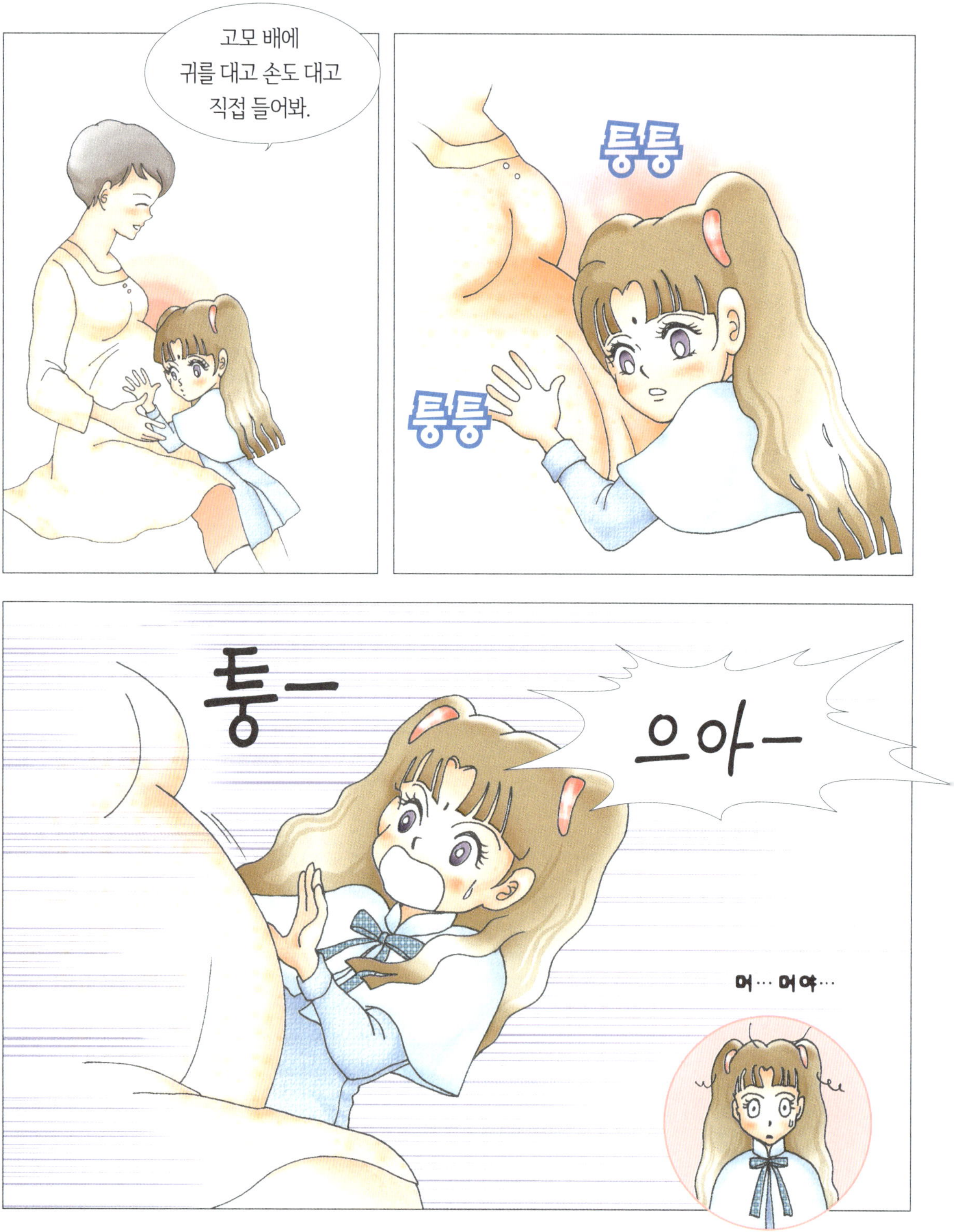

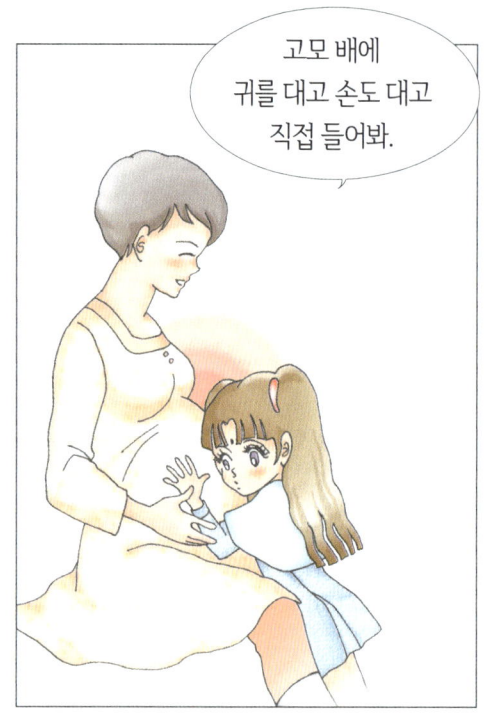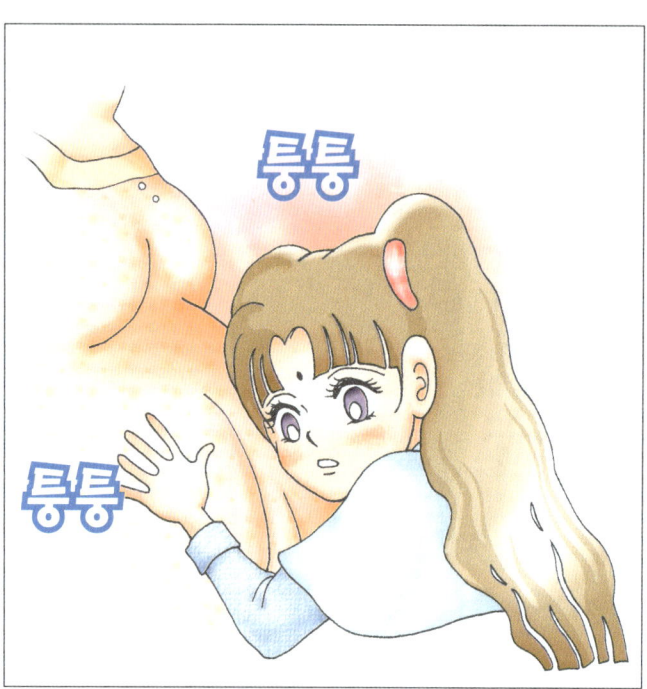

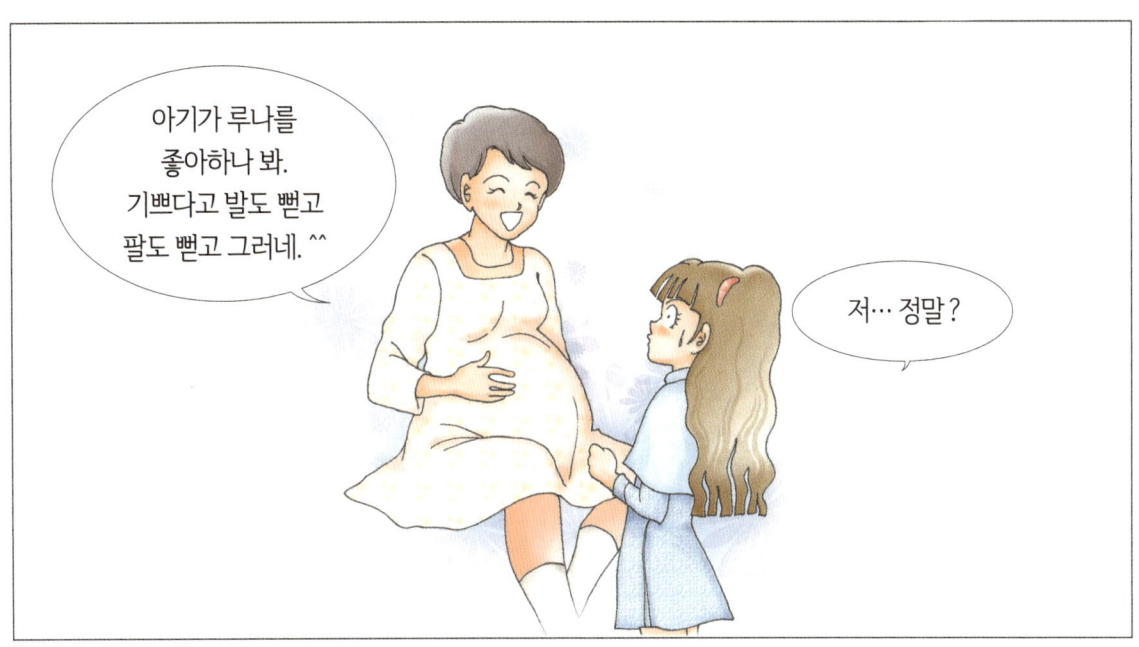

그리고 몇 달 뒤에 고모는 배가 홀쭉해진 채 아기를 안고 오셨어.

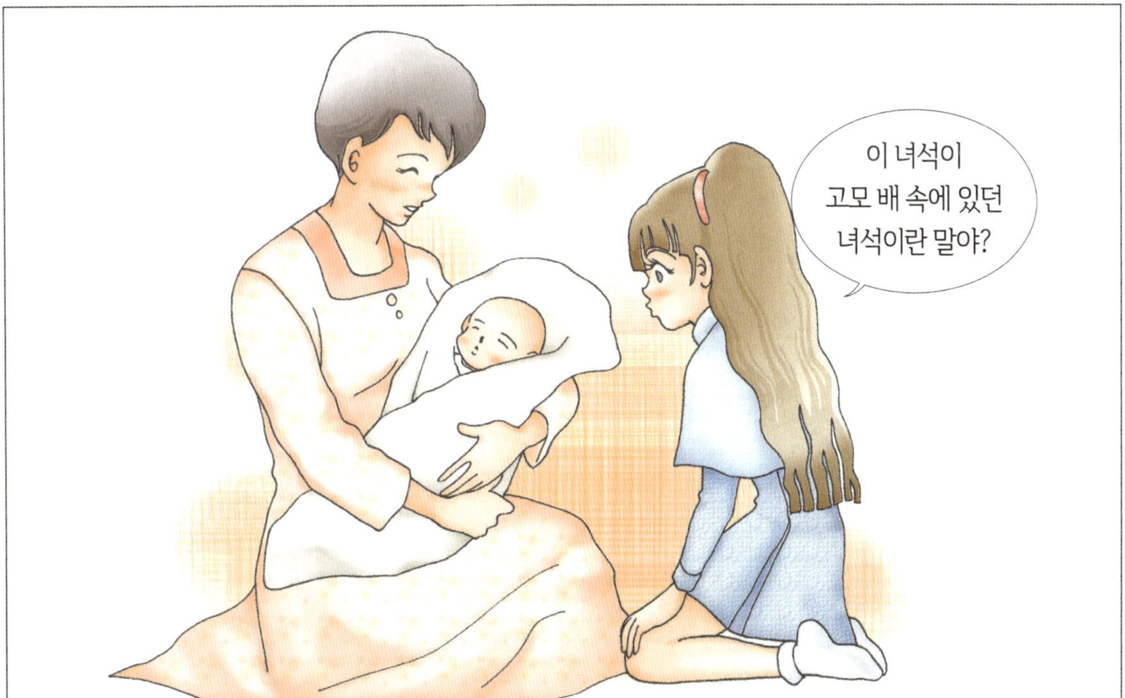

정말 신기했어. 배 속에
이렇게 예쁜 아기가 살고 있었다니….

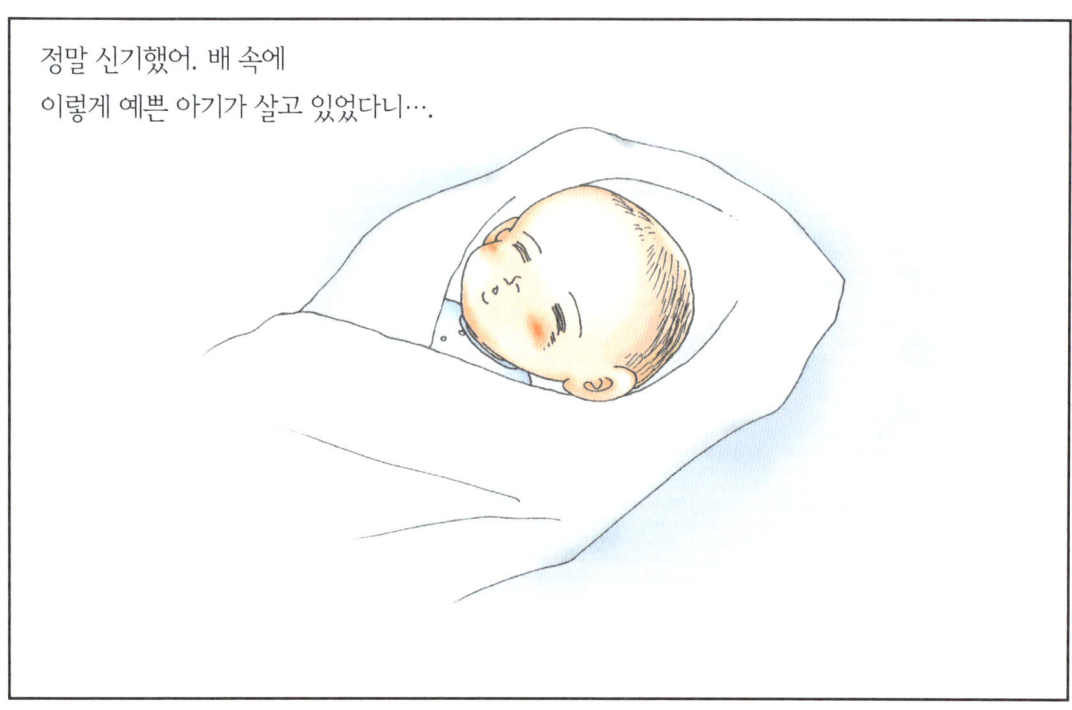

신을 제외하고는 세상의 어느 과학자도 인간을 만들지 못하잖아.
그런데 우리 여자들은 인간을 만들어내잖니.

이 얼마나 멋지고 위대한 일인지….
생각해보면 가슴 벅찬 일이 아닐 수 없어.

나도 나중에 어른이 되면
배 속에서 아기를 키울 수 있겠지?

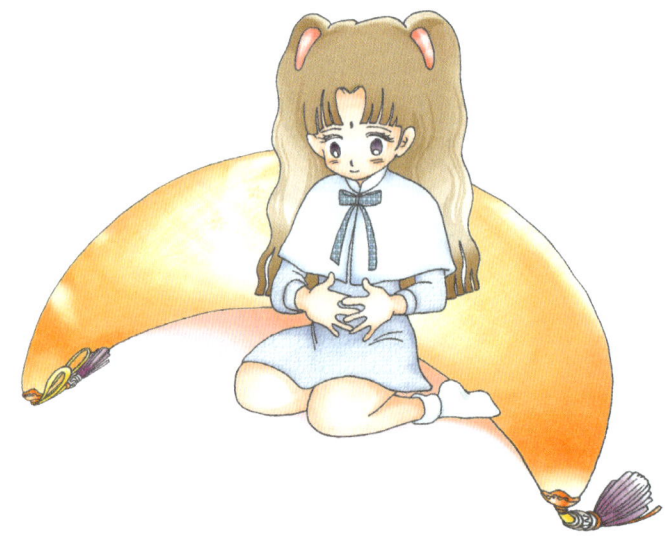

이런 얘기가 있잖아. 인간은 신이 창조했지만
한 명 한 명 다 보살필 수가 없어서
어머니를 만드셨다고….

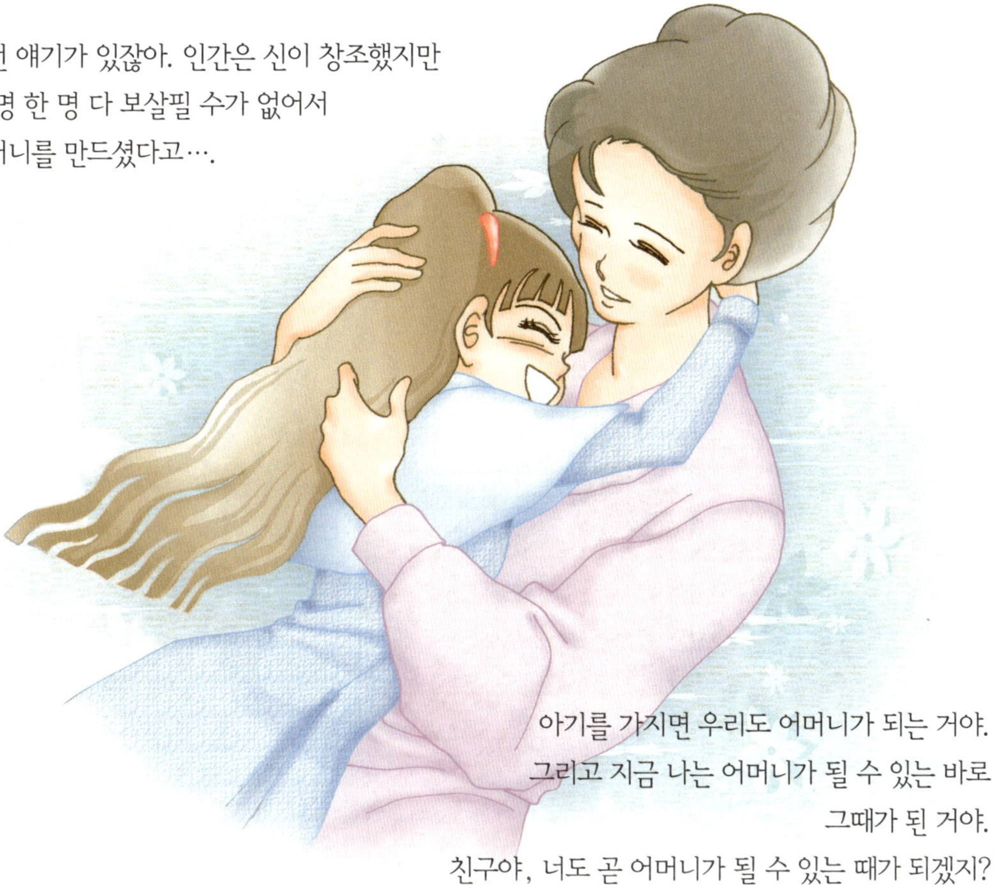

아기를 가지면 우리도 어머니가 되는 거야.
그리고 지금 나는 어머니가 될 수 있는 바로
그때가 된 거야.
친구야, 너도 곧 어머니가 될 수 있는 때가 되겠지?

그러니까 언젠가 너한테도 피가 나오면, 그러니까 생리가 시작되면,
나처럼 놀라지 말고 바로 엄마한테 말씀 드려. 너희 엄마도 분명히
축하해주시고 여러 가지를 가르쳐주실 거야.

바로 너희 엄마도 우리처럼 생리를 시작하고
너를 배 속에서 키우고 낳으신 분이잖아.
신 대신 우리를 돌봐주시는 분 말야. ^^

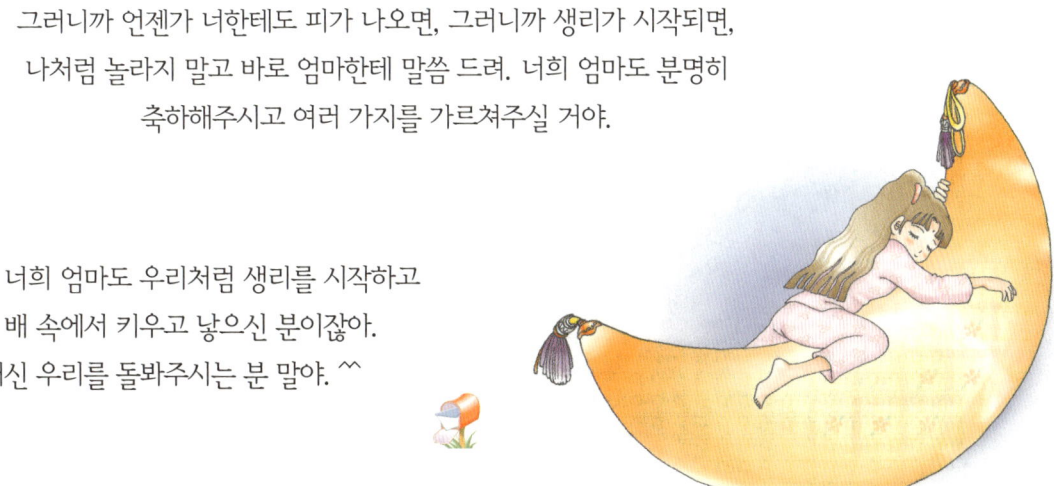

49

# 어느 미친 과학자의 일기

**출연**
닥터 크레이지
미세스 마마
베이비

**구성·연출** : 미나레나
**촬영·미술** : 숲의 나비

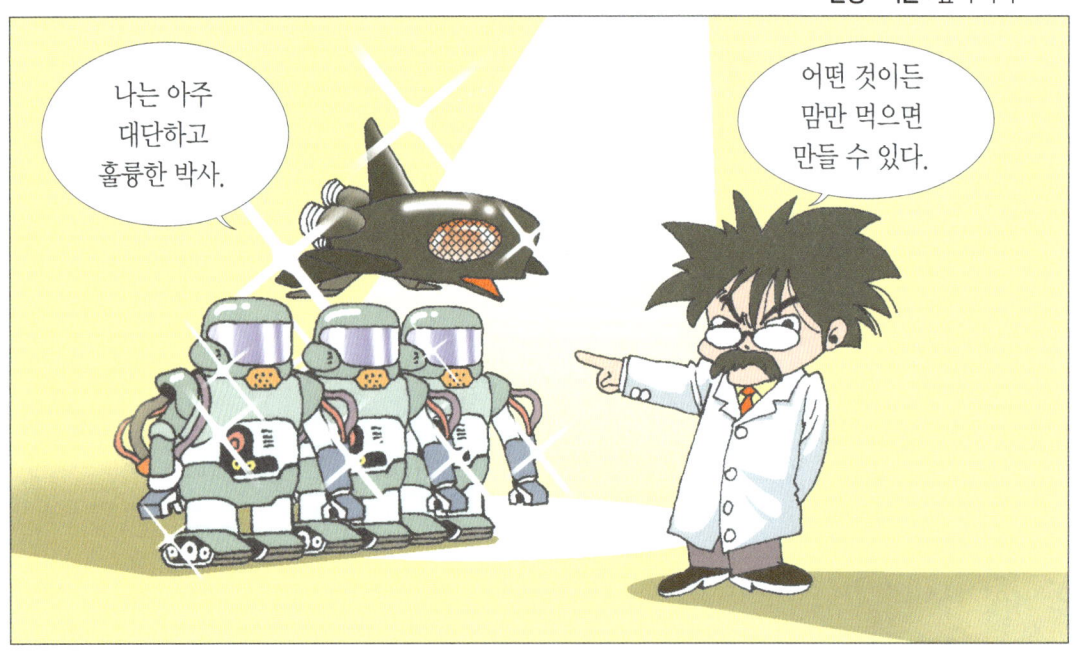

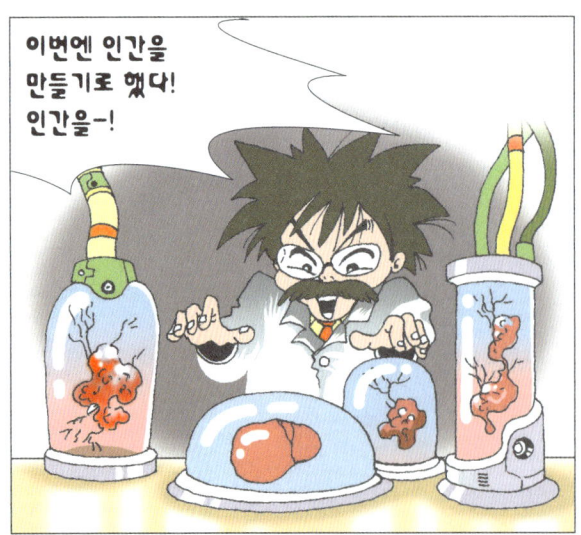

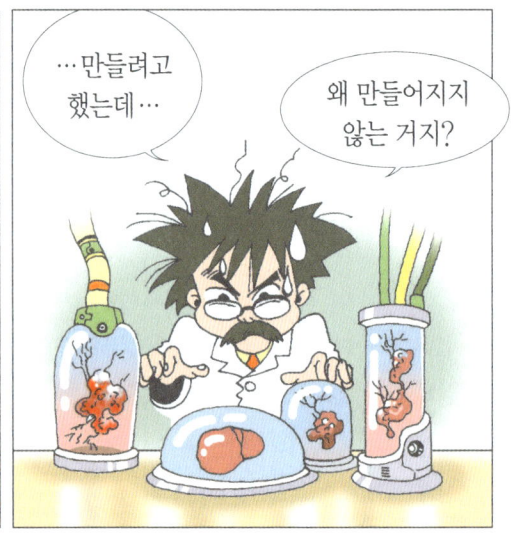

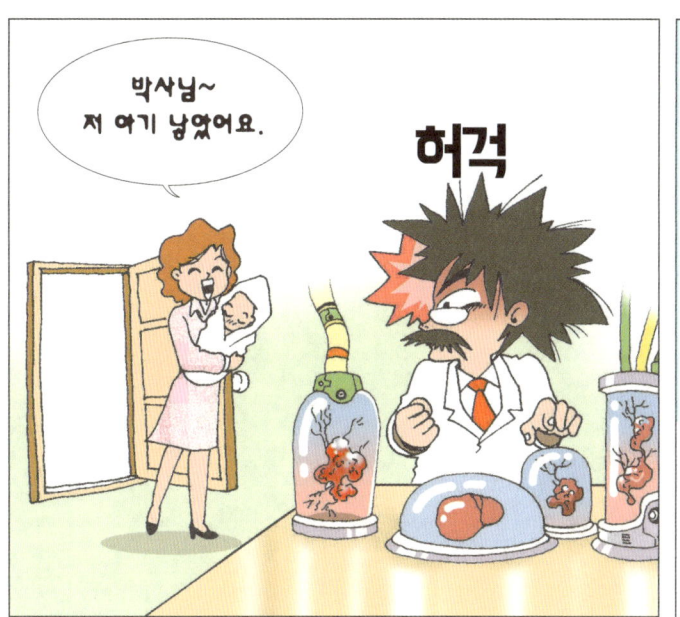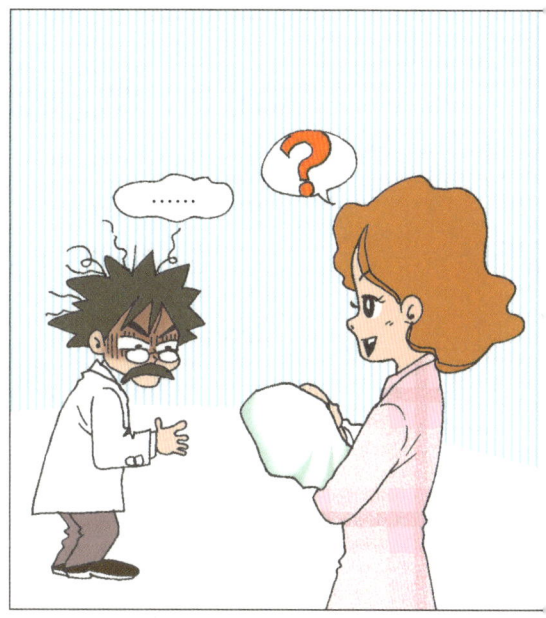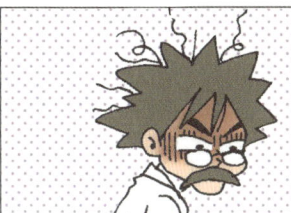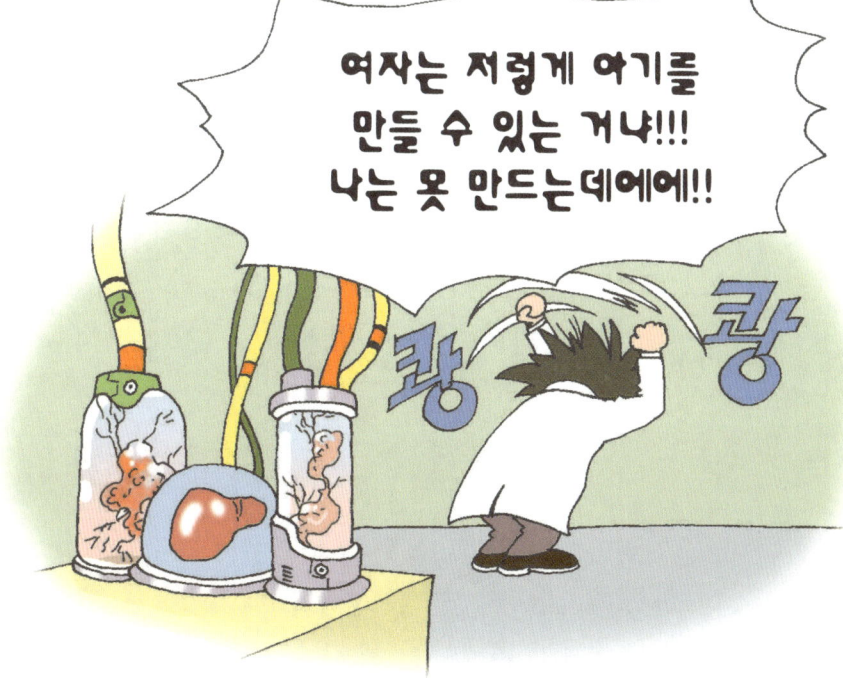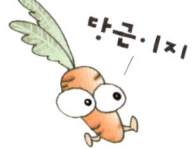

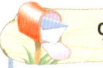 열 번째 메일

 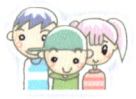   

보내는 이 : lunarena@urinara.co.kr
받는 이 : chinguu@urinara.co.kr
제목 : **생리는 뭘까?**

캬아 안뇽~
오늘은 내가 생리에 대해 좀 알려주지 으흠. ^^

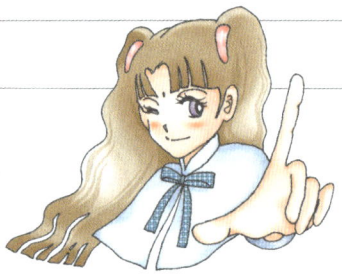

## 1. 생리 시작은 만 11세에서 15세 사이가 대부분

"특별한 이상이 없는 한 여자는 누구나 생리를 한다."
지난번 메일에서도 말했으니까 알고 있는 사실이겠지만 막상 생리가 시작되면 놀랄 거야. 갑자기 피가 나오는데 누가 안 놀랄 수 있겠니? 그치?

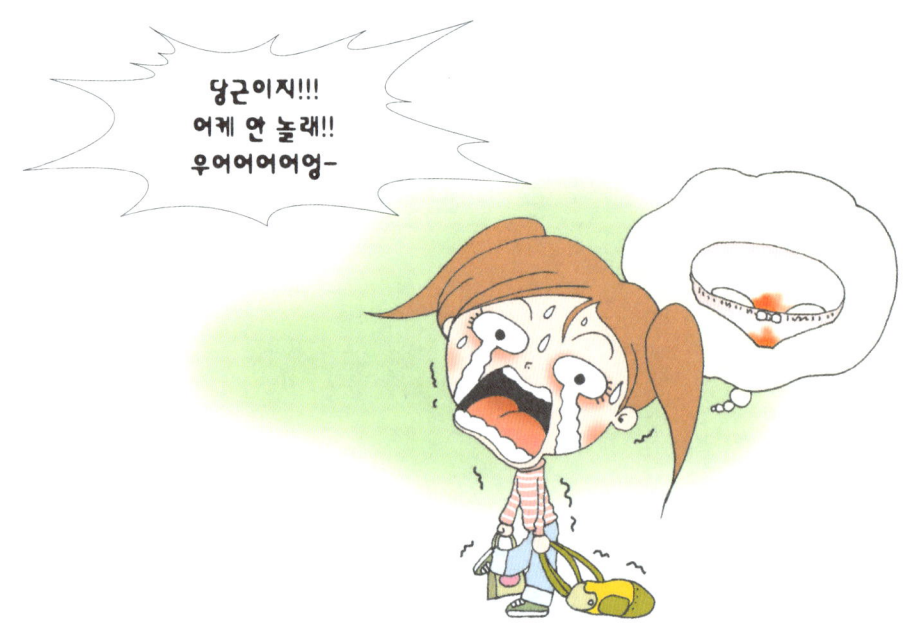

하지만 우리 몸에 털이 생기거나 가슴이 커지는
것이랑 마찬가지로 생리도 우리가 어른이 된다는
신호야. 좀 귀찮기는 하겠지만 어른이 되는
자연스러운 현상이니까 맘 편하게 받아들이고
오히려 자랑스럽게 생각해도 될 거야. ^^

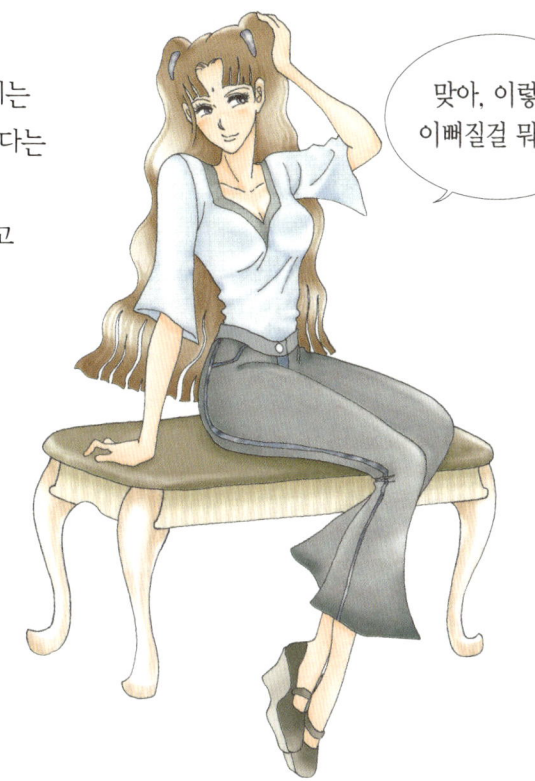

맞아, 이렇게
이뻐질걸 뭐. ^^

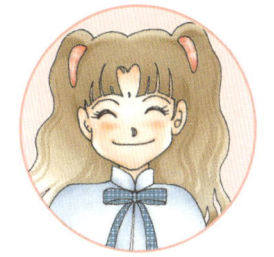

아직 생리가 시작되지 않았다고 해도 걱정할 필요는 없어.
대부분 만 열한 살에서 열다섯 살 사이에 생리를 시작하지만,
그보다 빠르거나 늦을 수도 있거든.

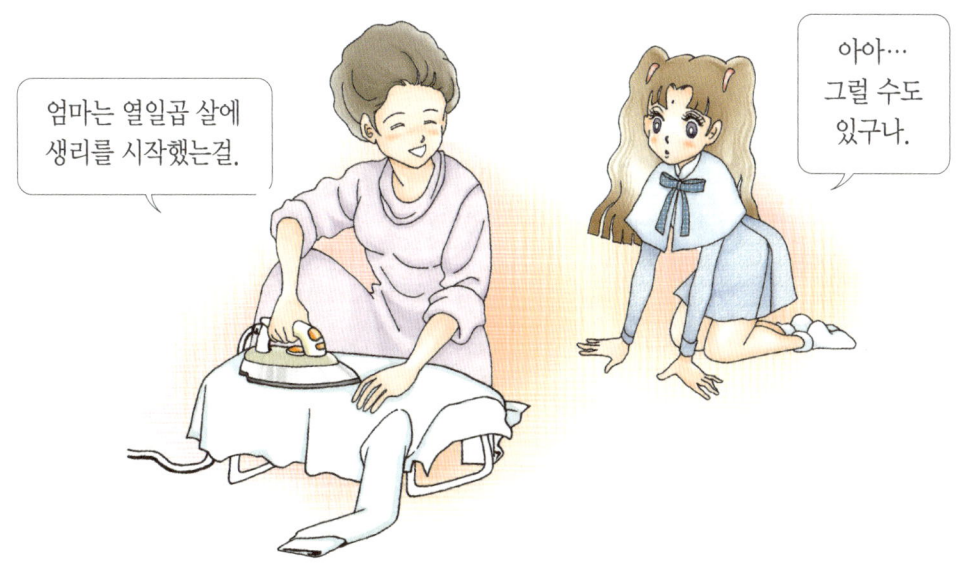

엄마는 열일곱 살에
생리를 시작했는걸.

아아…
그럴 수도
있구나.

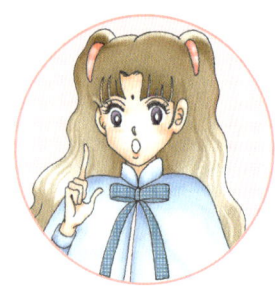

## 2. 초경

아참, 맨 처음에 하는 생리를 뭐라고 하는 줄 아니?
'초경'이라고 해.

학교를 초등학교, 중학교, 고등학교라고 하는 것처럼, '초(初)'라는 글자는
처음을 말하잖아. 거기에 '월경' 할 때의 '경(經)'을 붙여서 '초경(初經)'이라고 하는 거야.

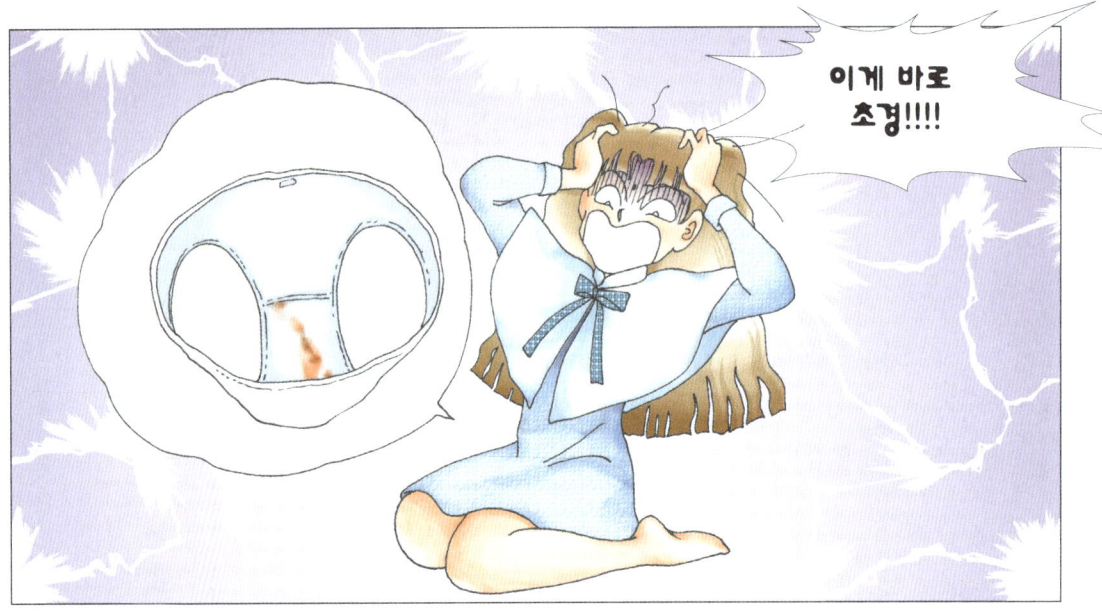

초경을 시작하고 6~12개월 정도는 좀 불안 불안하게 생리를 해. 생리는 매달 일정한 날에 하는 게
정상인데, 사람에 따라서 두 달 만에 하기도 하고, 6개월 동안 하지 않기도 해.
아니면 한 달도 안 돼서 두 번째 생리를 할 수도 있대.

왜 그렇게 정확하지 않게 하냐 하면, 머… 첨이니까. ㅋㅑㅋㅑ

첨에 정확하지 않은 이유는 주로 무배란성 월경이기 때문이래.
무배란성 월경이란 건 배란을 하지 않고 생리가 나온다는
얘긴데 배란에 대해선 좀 있다가 설명해줄게.^^

## 3. 생리 주기

이런 시기가 지나고 나면 매달 일정한 주기를 갖고 생리를 하게 돼. 생리 주기란 이번 생리를 시작한 첫날에서부터 다음번 생리 첫날까지의 기간을 말하는데, 보통 28일이 걸려.
대부분의 여자들은 생리 주기가 21일에서 35일 정도니까, 네가 생리를 시작하게 되면 아마 너도 그중 하나일 거야.

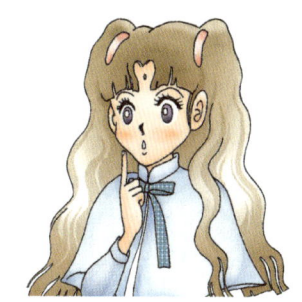

### 생리 주기가 28일인 경우

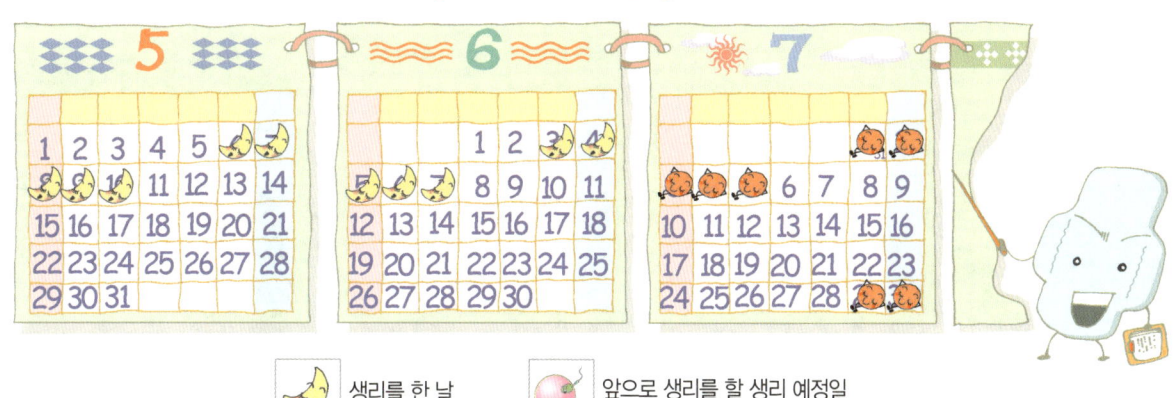

위의 그림을 봐. 이 사람은 5월 6일에 생리를 시작했고, 그다음 생리를 6월 3일에 시작했어. 그니까 이 사람은 28일 주기야. 생리 기간은 5일간인 거구. 왜냐하면 5월 6일부터 6월 2일까지 날짜를 세어봐. 28일이지? 그러니까 이 사람의 생리 주기는 28일인 거야. 그리고 생리를 한 번 할 때 5일씩 하니까 생리 기간은 5일인 거구 말야. 그래서 이 사람의 다음 생리 날짜를 예상해보면 7월 1일이 되는 거야. 2일부터 28일을 세어보면 딱 나오잖아.

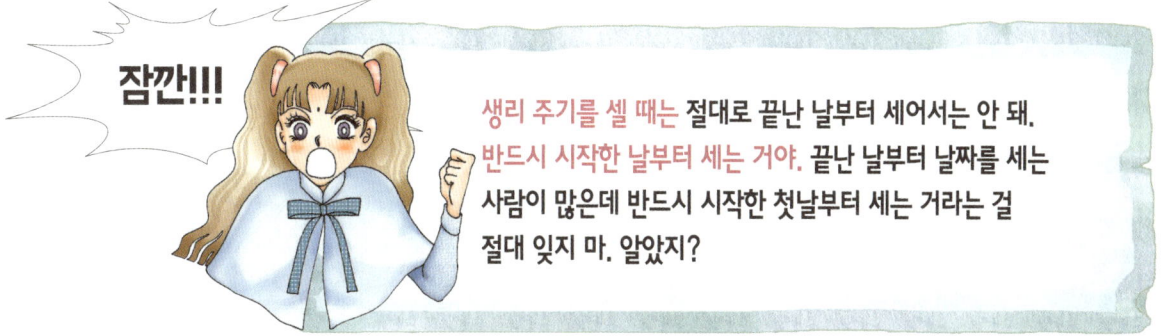

잠깐!!!

생리 주기를 셀 때는 절대로 끝난 날부터 세어서는 안 돼. 반드시 시작한 날부터 세는 거야. 끝난 날부터 날짜를 세는 사람이 많은데 반드시 시작한 첫날부터 세는 거라는 걸 절대 잊지 마. 알았지?

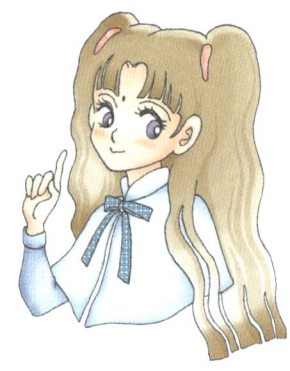

그런데 생리 예정일에 생리가 안 나오는 경우도 있어.
그건 여러 가지 이유가 있겠지만, 그중에서 간단한 이유를 몇 가지 알려줄게.
생리는 주변 환경이나 상황에 민감하거든.

다이어트를 한다고 너무 굶으면 몸이 놀라서 생리가 안 나올 수도 있고,
스트레스가 심하거나 여행을 할 때엔 생리가 건너뛰어서 안 나오기도 해.
그리고 아기를 가졌을 경우엔 생리가 나오지 않는 게 당연하고 말야.

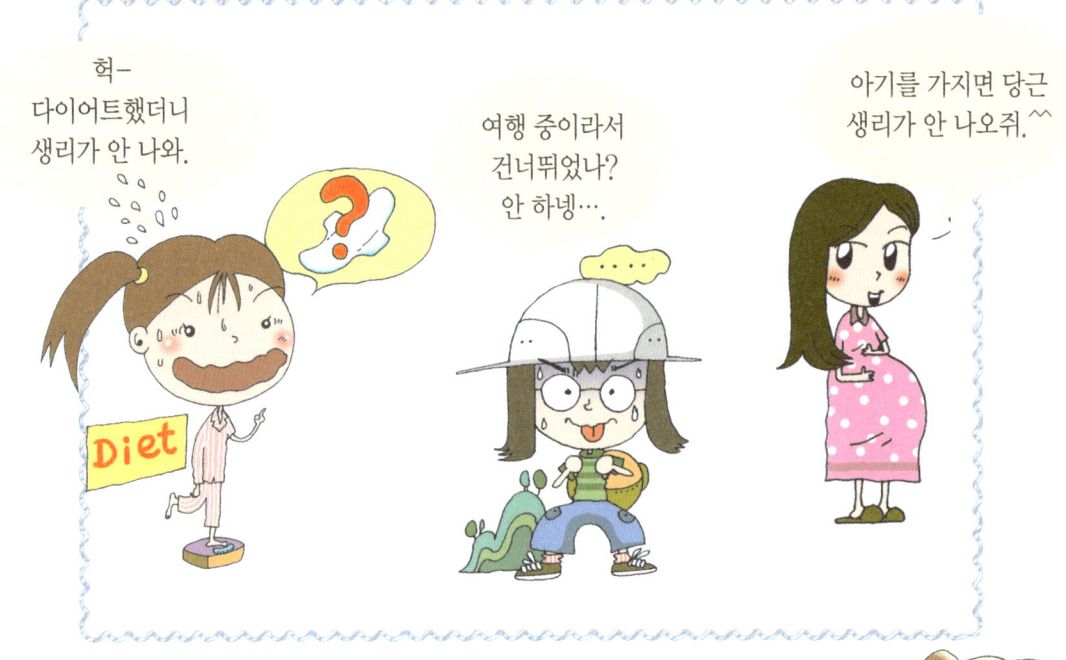

어떤 때는 예정일보다 빨리 하기도 해. 그리고 정말 희한한 일이지만,
주변의 누군가가 생리를 하면 따라서 같이 하는 일도 있대. 그만큼
생리라는 것은 우리의 심리 상태랑 아주 밀접한 관계가 있는 거야.
스트레스 때문에 안 나오기도 하고 옆의 누군가가 하니까 나도 모르게
하게 되기도 하고 말야. 그러니까 언제나 마음을 편히 먹고 지내는 게 좋겠어.
그치?

그럼 이번엔 생리는 어떻게 하게 되는 건지 알려줄게. ^^

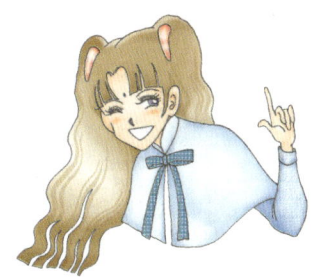

### 4. 우리 배 속엔 이런 것들이 있어

우리 배 속엔 자궁이라고 불리는 아기집이 있어. 왜 자궁이냐 하면 아기가 사는 궁전이다~ 그 말이쥐. ^^ '자식' 할 때 쓰는 '자(子)'에다가 '임금님이 사시는 궁전' 할 때 쓰는 '궁(宮)'을 써서 '자궁(子宮)'이라고 하는 거얌. ^^

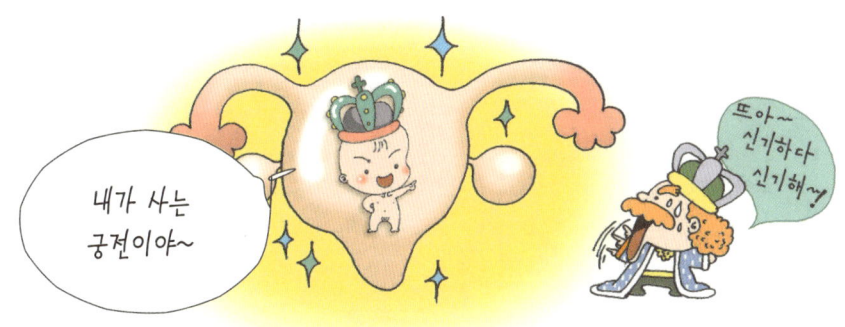

그리고 자궁 위쪽에 조그만 살구처럼 생긴 난소가 달려 있고, 자궁과 난소를 연결하는 난관이라는 것도 있어. 난소는 아기씨가 되는 난자가 만들어지는 곳이고 난관은 끝부분이 나팔 모양으로 생겨서 나팔관이라고도 부르지.
모두 남자한테는 없고 여자한테만 있는 것들인데 우리가 몰랐을 뿐이지, 전부 우리가 세상에 태어날 때부터 우리 배 속에 있었어.

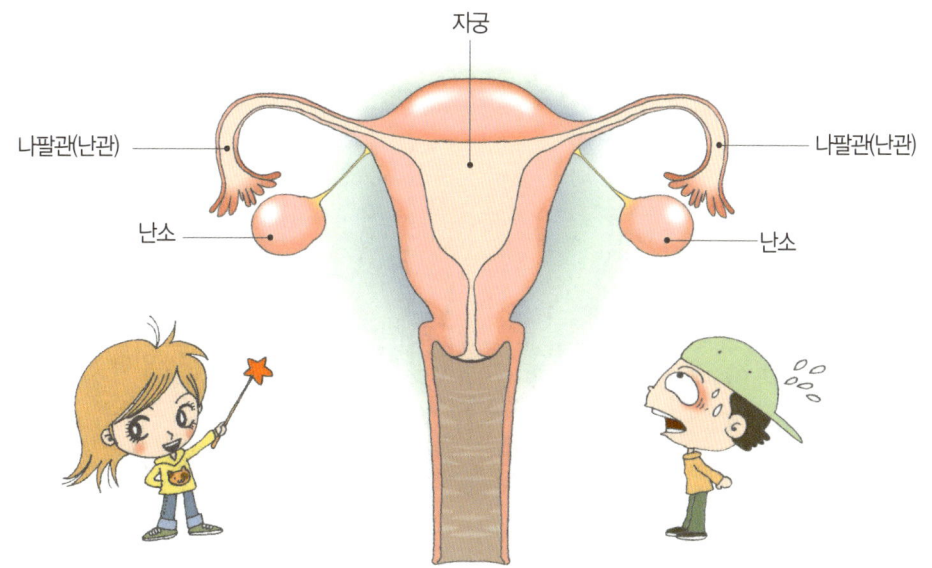

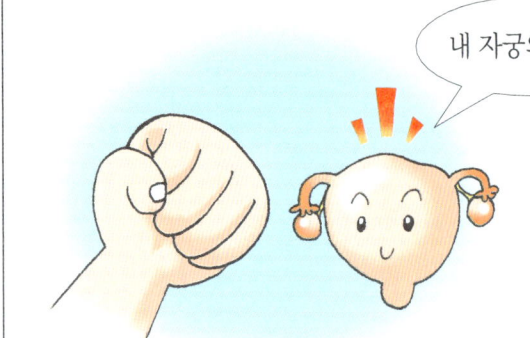

내 자궁의 크기?

주먹을 쥐어봐. 그것보다 조금 작은 게 바로 네 자궁의 크기야.

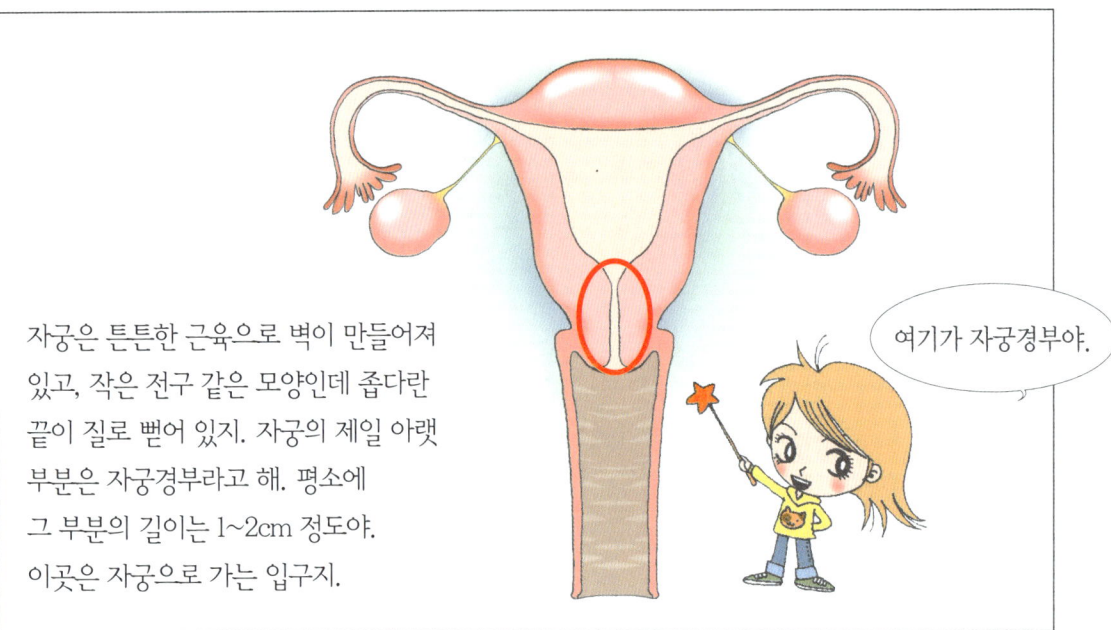

자궁은 튼튼한 근육으로 벽이 만들어져 있고, 작은 전구 같은 모양인데 좁다란 끝이 질로 뻗어 있지. 자궁의 제일 아랫부분은 자궁경부라고 해. 평소에 그 부분의 길이는 1~2cm 정도야. 이곳은 자궁으로 가는 입구지.

여기가 자궁경부야.

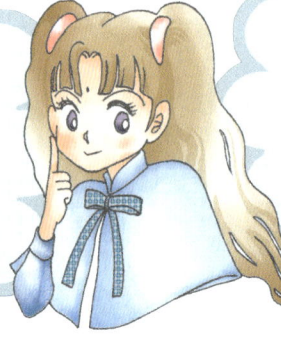

어른들이 자궁암이라고 말씀하시는 거 들어봤지? 그게 바로 자궁경부에 생기는 암이래. 그러니까 이제부터는 꼭 자궁경부암이라고 하자.

보다시피 자궁은 전구의 동그란 부분인 자궁 몸체도 있고, 자궁내막이라고 불리는 전구 안쪽도 있으니까 말야. 알았지?

그리고 자궁경부의 끝부분과 질이 연결된 부분이 바로 자궁문이라는 건데, 생리 기간에는 자궁문이 약간 열리면서 생리피가 밖으로 나오게 되는 거야. 문이 열려 있으니까 이때는 세균도 잘 들어갈 수 있다는 것을 꼭 명심해. 그리고 아기가 나올 때에는 자궁문이 얇아지면서 놀랄 만큼 늘어나서 지름이 평균 10cm 정도나 열리게 된대.

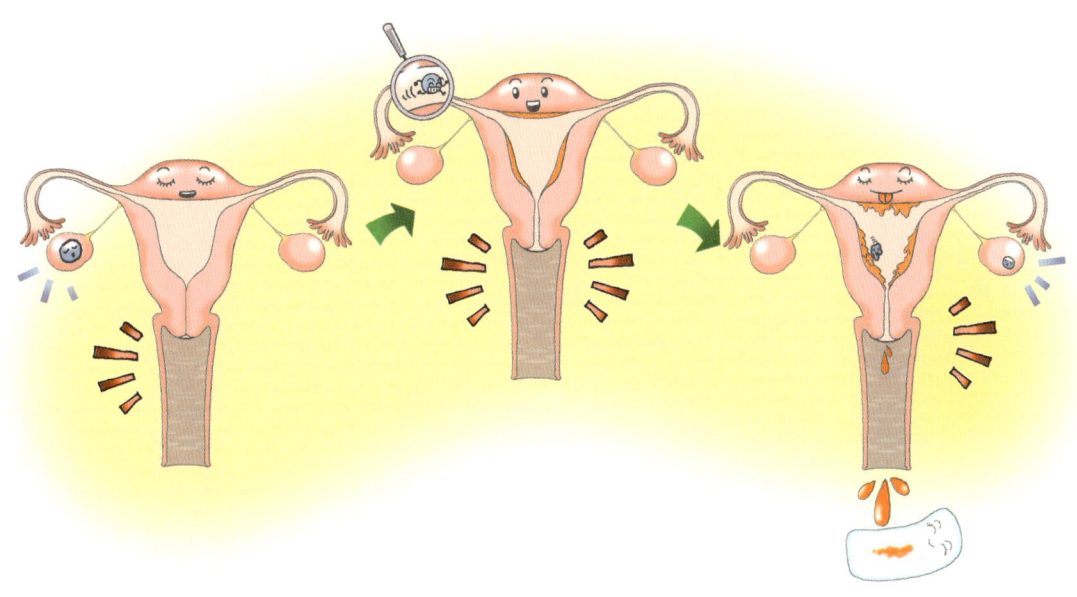

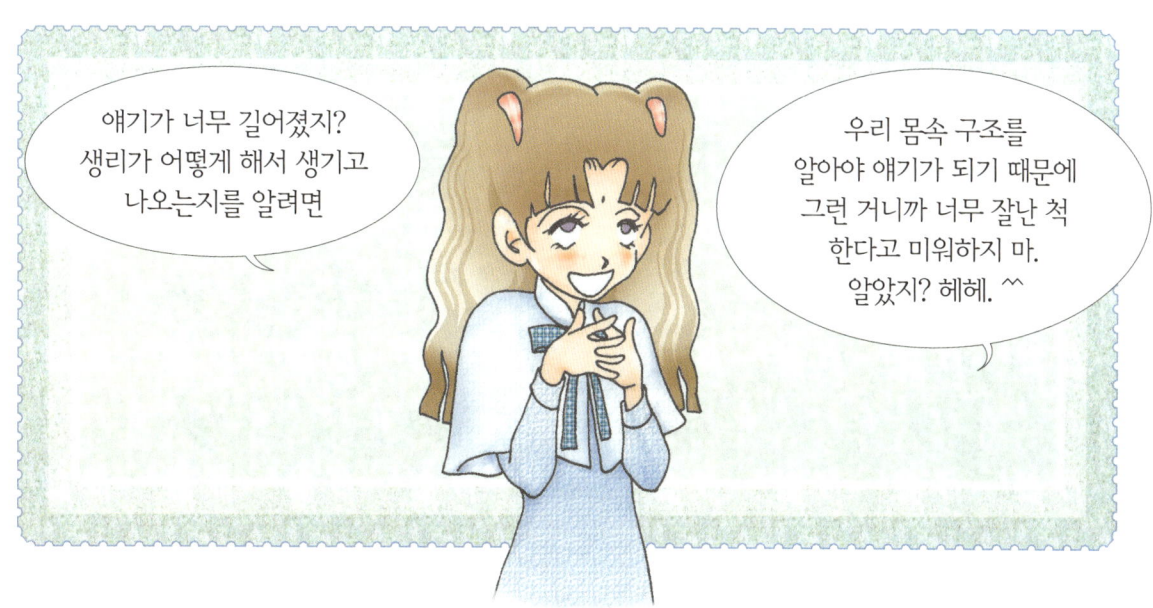

얘기가 너무 길어졌지? 생리가 어떻게 해서 생기고 나오는지를 알려면

우리 몸속 구조를 알아야 얘기가 되기 때문에 그런 거니까 너무 잘난 척 한다고 미워하지 마. 알았지? 헤헤. ^^

## 5. 배란

난자는 난소 안에서 꾸벅꾸벅 졸고 있어. 난포에 폭 싸여서 말야.
그러다가 머릿속 뇌하수체라는 곳에서 "나와랏" 하고 명령을 내리면
한 달에 한 번씩 원시 난세포라는 게 난자로 자라서 나와.
말이 좀 어렵지?
쉽게 말하자면 아직은 난자가 되지 못했지만, 난자가 되려고 준비하고 있는 세포가 바로
원시 난세포라고 이해하면 될 거야. '원시인' 하는 '원시'랑 '난자'의 '난'에다가 '세포'를 붙이는 거지 뭐. ^^
하여간 그 녀석이 머릿속 뇌하수체의 "나와랏" 하는 명령을 받으면
어른 난자로 커지면서 자기를 싸고 있던 난포를 뚫고 나오는 거야.
난포는 '난자를 싸고 있는 포대기'라고 생각하면 쉬울 거야. ^^

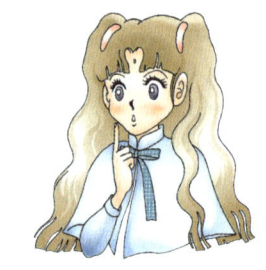

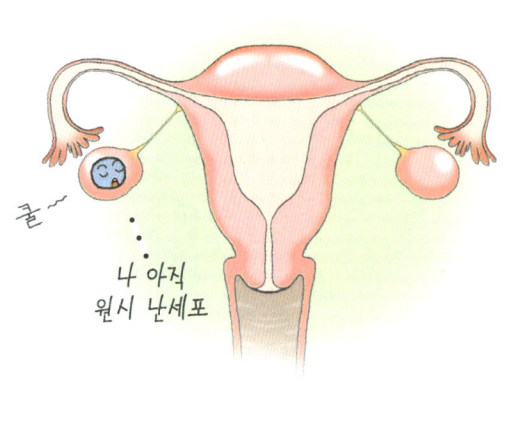

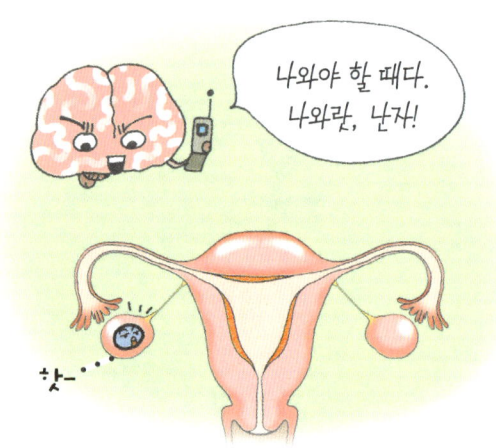

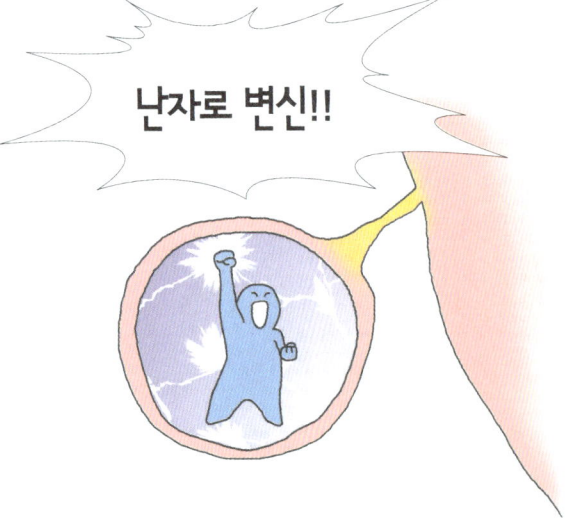

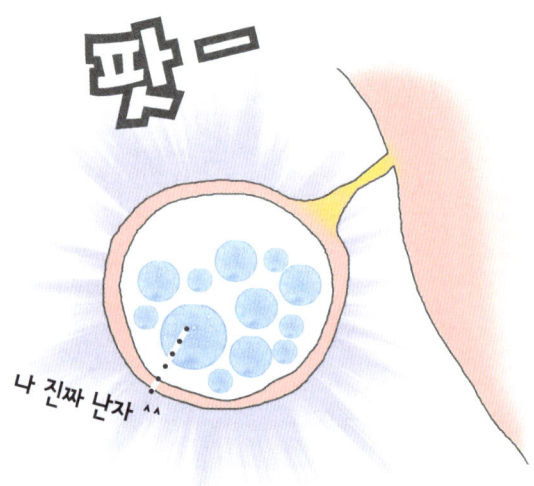

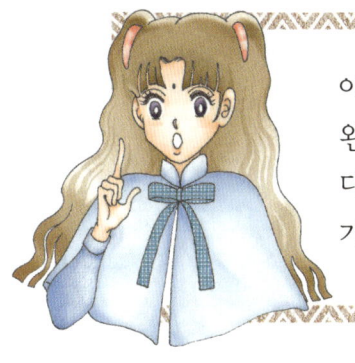

아래 그림처럼 난소와 난관은 양쪽으로 두 개가 있어서 한 달은 왼쪽에서 나오고, 다음달엔 오른쪽에서 나오고, 그 다음달엔 다시 왼쪽에서 나오고…. 이렇게 매달 왼쪽 오른쪽에서 번갈아 가면서 나와. 이런 걸 바로 배란이라고 해.

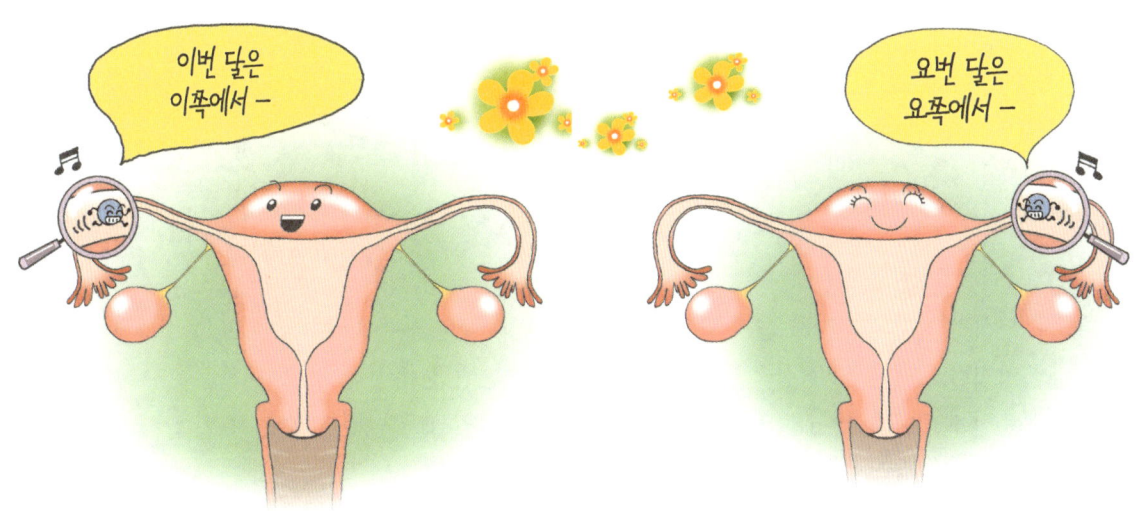

이것도 말이 어렵지?
'자장면 배달' 할 때도 '배' 자를 쓰잖아.
물건 갖다 주는 '택배'라는
말에도 '배'자가 들어 있고 말야.

거기에 난자에 있는
'난' 자를 붙이는 거야.
그러니까 '난자를 배달한다',
뭐… 그렇게 생각하면
쉽게 이해되지?

### 6. 난자와 정자의 만남

난소에서 나온 난자는 나팔관에서 재빨리 빨아들이고, 나팔관으로 흘러 들어온 난자는 자궁 쪽으로 살살 옮겨가게 돼.

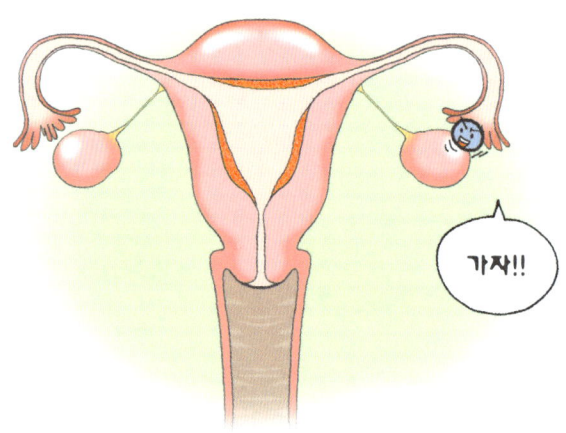

그런데 난자가 자궁으로 가기 전에 남자 몸속에 있던 정자가 들어와서 난자랑 정자가 만나면 아기가 되는 거야. 정자랑 난자가 만나는 장소는 난관 맨 끝부분, 즉 나팔처럼 생긴 부분인데, 거기서 만나면 아기가 되는 거고 거기서 둘이 못 만나면 난자 혼자 자궁 쪽으로 옮겨가게 되는 거야.

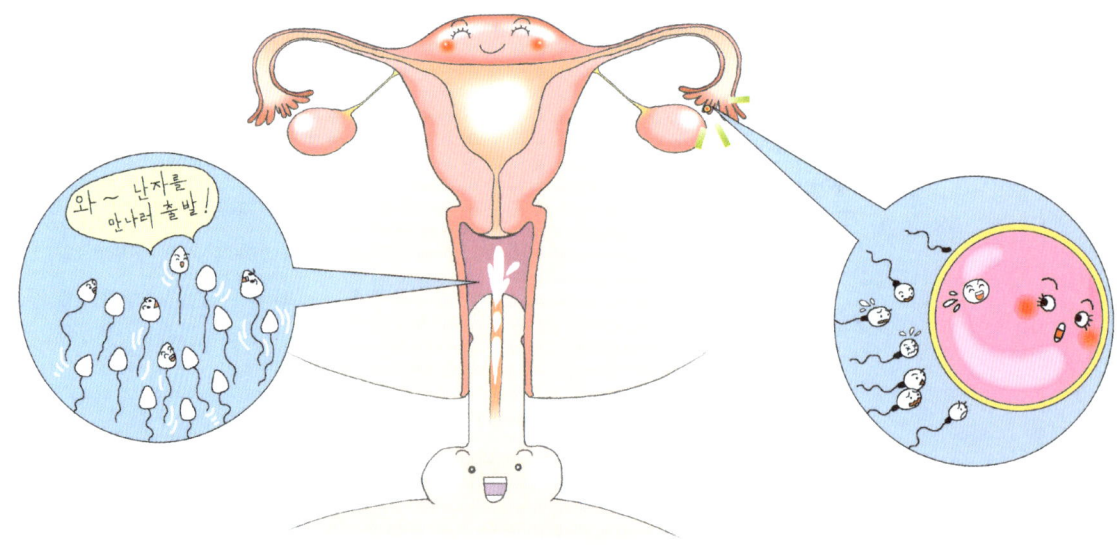

### 7. 아기집을 튼튼하고 영양 많게

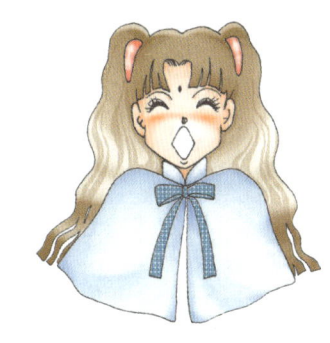

그런데 난자가 난포에서 나올 때쯤이면 아기가 만들어질 대비를 해야 하지 않겠니? 아기가 만들어지지 않을 수도 있지만 만들어질 수도 있잖아. 그니까 아기가 만들어질 걸 대비해서 자궁을 튼튼하게 하는 거야. 부드럽고 영양분 많은 곳에서 자라야 좋잖아~. ^^
그래서 난자가 나오기 전에 난소에서 난포 호르몬이라는 게 나오는데, 이 녀석은 원시 난자를 어른 난자로 만들고, 아기집 안쪽 벽도 두껍게 만들어준대. 대단하지? 그런 후에 난자가 '착!' 하고 나오게 되는 거지.

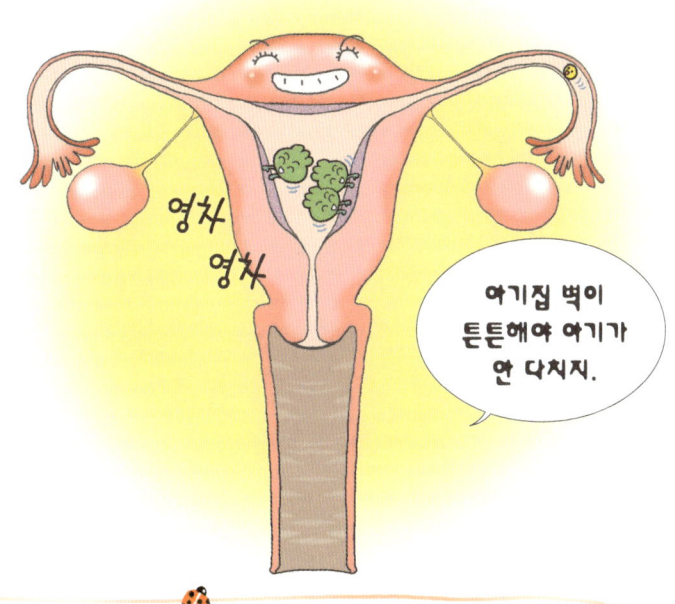

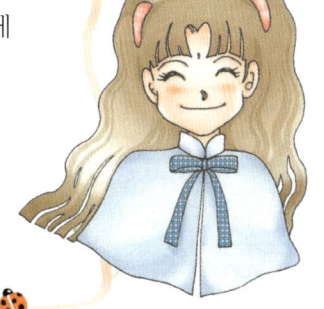

이렇게 난자가 나온 다음에 난소에서는 또 황체 호르몬이라는 게 나와서 아기집 벽을 본격적으로 부드럽고 양양분이 많게 만들어주지. 이제 아기가 자랄 준비는 다 된 거야.
아기집이 두툼하겠다, 거기에 부드럽겠다, 영양 상태 좋겠다─ 뭐가 걱정이겠어. ^^

## 8. 생리

근데, 아기가 되려면 남자의 정자랑 난자가 만나야 된다고 했잖아.
그렇지만 정자라는 게 "이리 왓!" 하고 부른다고 오는 것도 아니고
성관계를 가져야 정자가 들어올 수 있는데, 나이 어린 우리가
그럴 수도 없잖아.

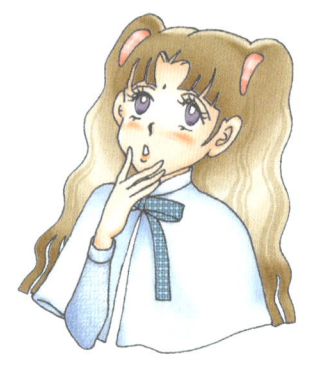

그러니까 난자는 난소에서 나와서 자궁에 도착할 때까지 홀로 외롭게 기다리다가
녹기 시작해. 호르몬도 난자가 정자를 만나지 못한 걸 알고는 신호가 점점 약해지고… .
그래서 부드럽고 두툼하고 영양 많은 아기집 벽이 샥~ 떨어지고 자궁문이 살짝
열리면서 '질'이란 곳을 지나 우리 몸 밖으로 나오게 되지. 이게 바로 생리야.

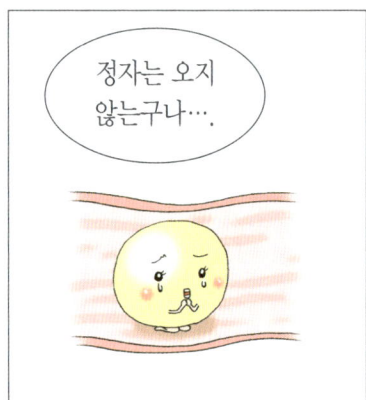
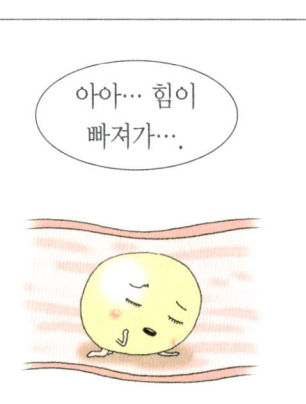
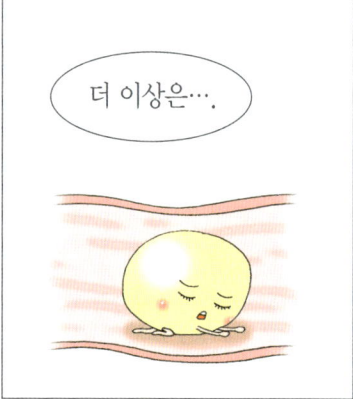
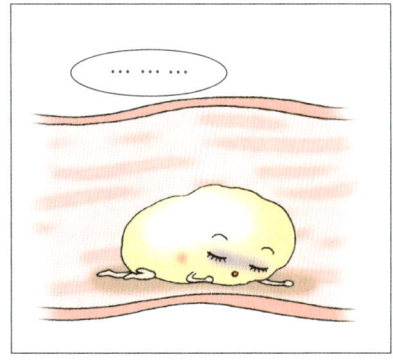
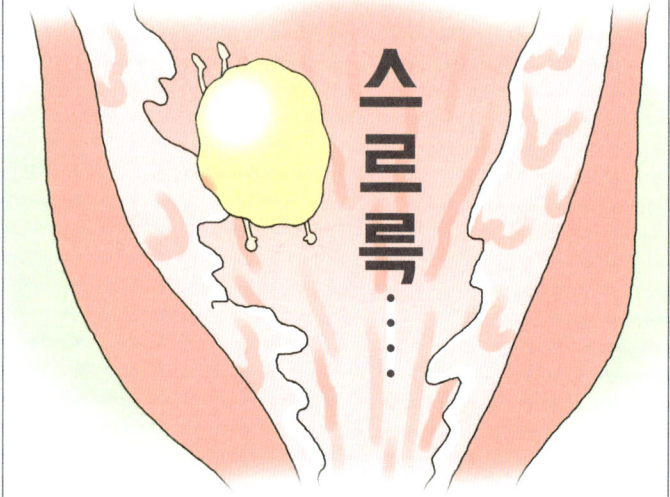

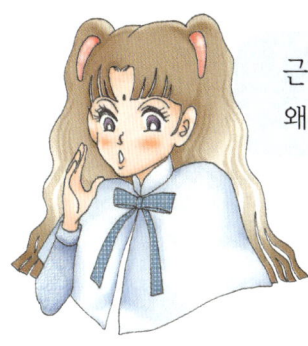

근데 기껏 만들어놓고
왜 떨어져 나오냐구?

그거야 당근 다음 달에 또 새로운 난자를
내보내서 다시 아기를 만들 준비를 할 때
아기 집도 새로운 것으로 꾸미려고 하는 거지.
그래야 깨끗하니깐. ^^

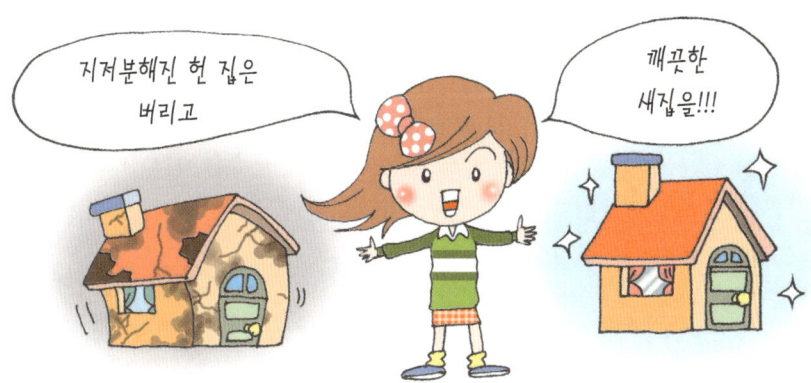

지저분해진 헌 집은 버리고

깨끗한 새집을!!!

앞에서 우리가 첫 생리를 시작하고 난 뒤 얼마 동안은
생리 주기가 정확하지 않은 대부분의 이유가
무배란성 생리이기 때문이라고 했잖아.

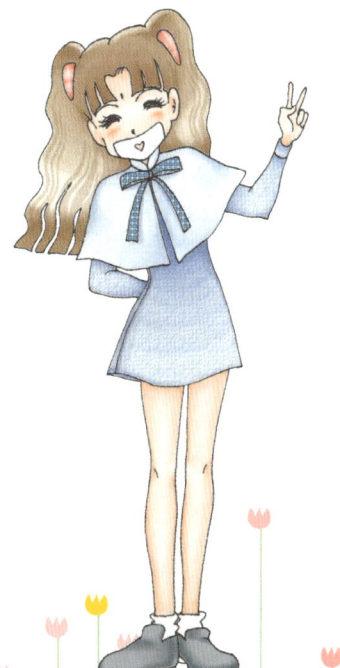

배란이 안 됐는데 생리를 하는 게 바로
무배란성 생리라는 거얌.
이제 알겠지?

아까 아기 집이 부드럽고 두툼해진다고 했는데, 그게 어떻게
그렇게 되냐 하면 자궁내막의 모세혈관이 자라기 때문이야.
생리 때는 이 모세혈관이 일시적으로 떨어져 나오면서
그 속에 있던 피도 함께 나오게 되는 거야. 또 자궁내막의
일부도 밖으로 나오는 거래.

자궁내막이 뭐냐 하면
'자궁을 이루고 있는 세 겹의 벽 중에서
맨 안쪽에 있는 벽'이려니~
하고 생각해. 너무 어려운 말이
나와서 잘 모르겠으면 일단은
그냥 그러려니~ 하고 알아만 둬.
나처럼. 히히. ^^;;

그러니까 생리의 절반은 피고, 나머지는 작은 모세혈관과 점막이야. 며칠 동안이나 나오는
생리 양을 다 합쳐도 평균적으로 30cc에서 100cc 정도래. 우리가 흔히 먹는 요구르트 있지?
그 요구르트병이 80cc거든? 그러니까 며칠 동안 나오는 생리는 요구르트 한 병 정도밖에
안 되는 거야. 우유잔으로는 ¼컵 정도지. 생각보다 많지 않지?

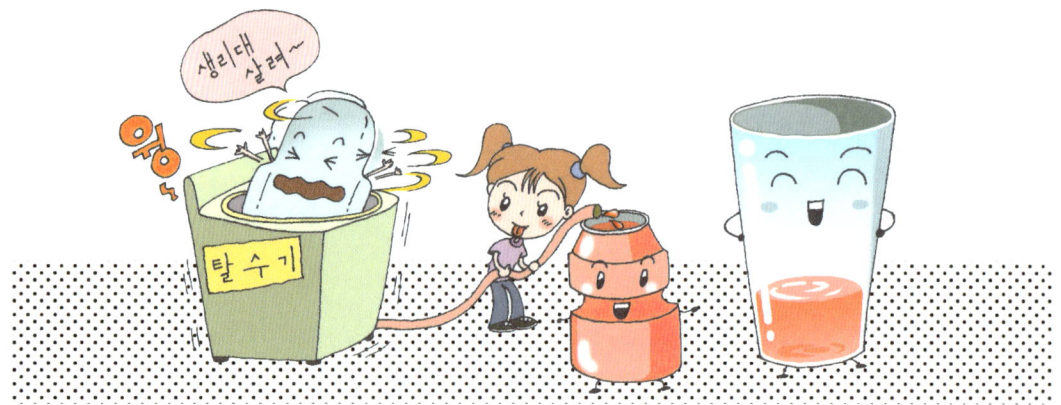

## 9. 배란기

그런데 난자가 나온 뒤부터 생리가 나오기까지 얼마나 걸리느냐 하면 생리 주기가 28~30일 때 14일에서 16일 정도라고 해. 그러니까 거꾸로 다음 생리 예정일에서 14일에서 16일 전이 바로 난자가 나오는 날이 되겠지? 바로 그 기간을 배란기라고 해. 그런데 난자가 나오는 날은 그 기간 전체가 아니고 그중 단 하루야. 그날을 배란일이라고 해.

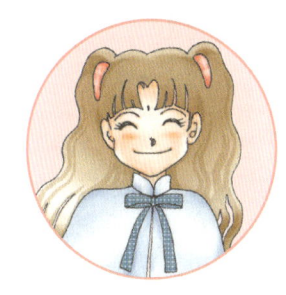

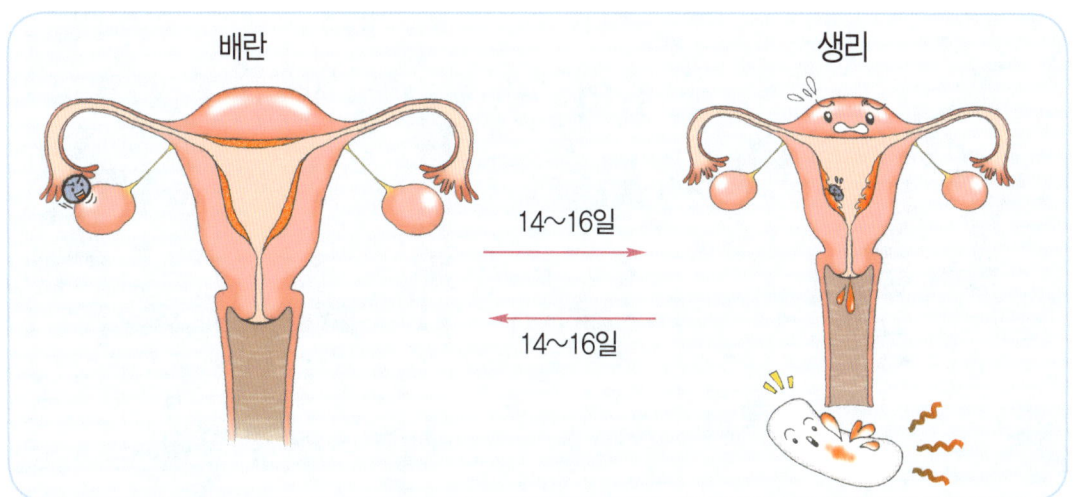

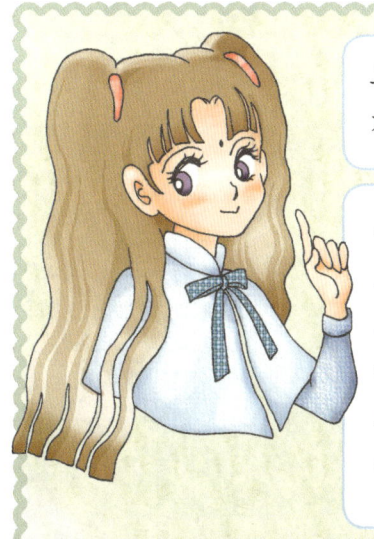

그러니까 배란이 되는 시기를 계산할 때는 다음 생리 예정일에서 거꾸로 날짜를 세어 와야 배란기를 알 수가 있는 거야.

생각해봐. 난자가 나온 뒤에 14~16일 있다가 생리를 하니까 오늘 내가 생리를 시작했다면 14~16일 전에 난자가 나왔다는 거잖아. 그러니까 다음 생리 예정일에서 14~16일 앞을 세어보면 이번 배란 시기를 알 수가 있는 거지. 그래서 배란기는 생리 예정일을 모르면 알아볼 수가 없기 때문에 꼭 자기 생리 주기를 알아야 하는 거야.

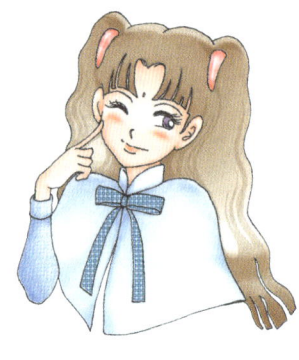

### 그럼 예를 들어서 볼까?

예를 들어 내 생리 주기가 30일 주기인데 이번 달 4일에 생리를 시작했고, 이번 달은 30일이 말일이라면, 다음 달 4일이 다음 생리 예정일이 되잖아? 그날부터 거꾸로 14일을 짚어보면 이번 달 21일이 생리 예정일의 14일 전이고, 19일이 16일 전이지. 그러니까 내 몸에서 난자가 나오는 날은 이번 달의 경우엔 19일에서 21일 사이 중 하루라는 거야. 그때를 배란기라고 해. 즉 - 난자를 배달하는 기간이라는 거지. ^^

### 생리 주기가 30일인 경우

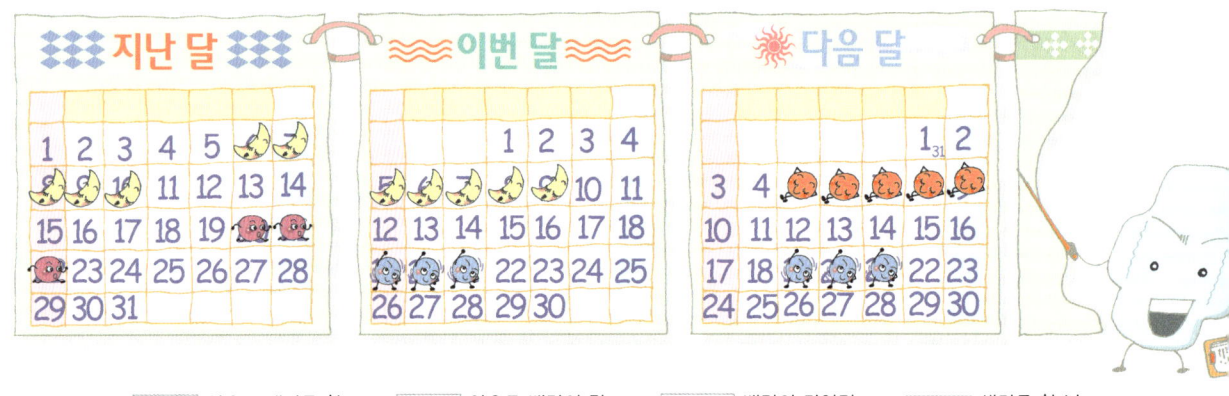

 앞으로 생리를 할 생리 예정일

 앞으로 배란이 될 배란 예정 시기

 배란이 되었던 시기

🌙 생리를 한 날

바로 그때가 아기를 가질 수 있는 때인 거야. ^^
그리고 난자가 정자를 기다리다가 정자가 오지 않아서 아기가 되지 못하고 생리로 변해 밖으로 나올 때까지 14일에서 16일이 걸리는 거구 말야. 하지만 지금 해본 배란일 계산법은 생리 주기가 28일에서 30일 사이일 때만 맞고, 그 외에 다른 생리 주기일 경우에는 맞지 않는대. 그니까 생리 주기가 너무 짧거나 긴 사람은 배란일 계산이 좀 힘든가 봐. ^^;;

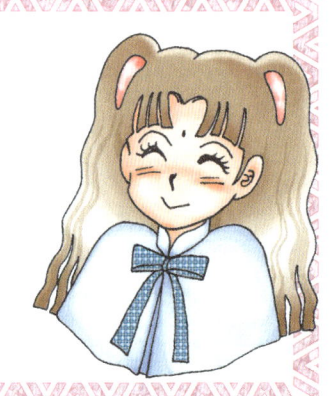

## 10. 질 입구는 청결하게 ^^

아참, 질이 어디냐 하면 소변 보는 곳이랑 대변 보는 곳 사이에
또 하나 뭔가가 있지? 그게 바로 '질 입구'고, 거기서부터
자궁이라고 하는 아기집까지 통로가 연결되어 있는데
그 통로를 '질'이라고 하는 거야.

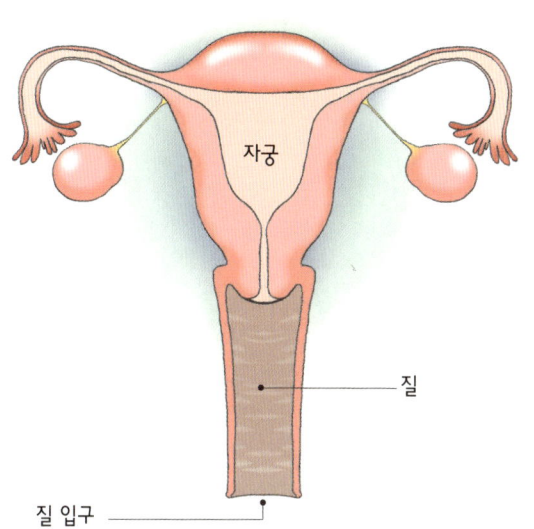

질 입구가 밖과 연결돼 있으니까 병균이 들어오기도
쉽잖아. 그래서 늘 깨끗하게 씻어주는 게 좋아.
그렇다고 박박 씻는 것이 아니고 샤워할 때 비누로
잘 닦으면 돼. 이틀에 한 번 정도 닦는 게 제일 좋대.
너무 오래 안 씻으면 소중한 아기집에 세균이
들어갈지도 모르니까 꼭 자주 씻어야 돼.

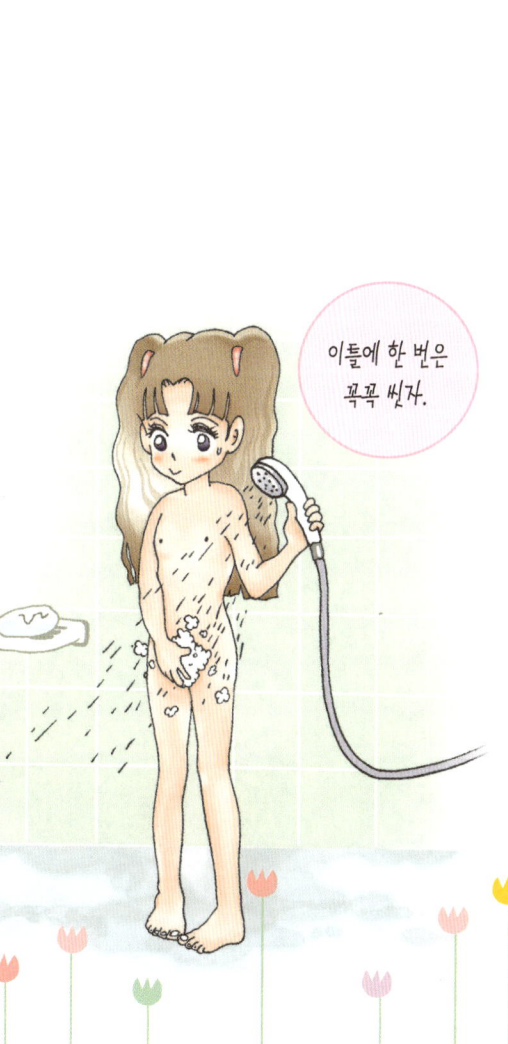

이틀에 한 번은 꼭꼭 씻자.

### 11. 가끔 거기를 보자

그래도 질 입구가 어딘지 잘 모르겠다구? 음… 그렇긴 하겠다. 사실 우리가 거길 보게 되는 경우는 거의 없잖아. 왠지 거길 보는 것 자체가 창피하기도 하고 말야. 하지만 우리 몸에서 가장 소중한 곳이잖아. 그러니까 거기를 보는 게 좋아.

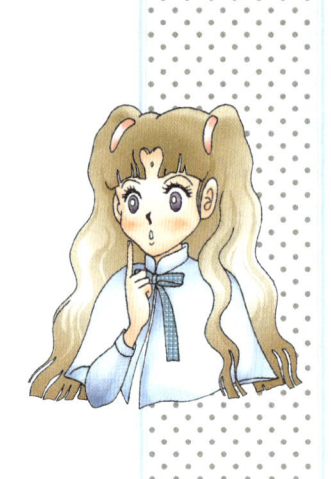

지금 한번 봐봐. 그냥 볼 수는 없으니까 거울을 꺼내는 거야. 그리고 그 거울을 거기에 가까이 대고 한번 봐. 절대로 창피해할 필요가 없어. 우리 얼굴은 하루에도 몇 번씩 거울에 비춰 보잖아. 얼굴을 보는 거나 거기를 보는 거나 다를 게 없는 거야. 얼굴처럼 매일 볼 필요는 없지만 그래도 혹시 거기 무슨 이상이 있는지, 지금 어떤 상태인지 볼 필요가 있어. 지금 보고 있지?

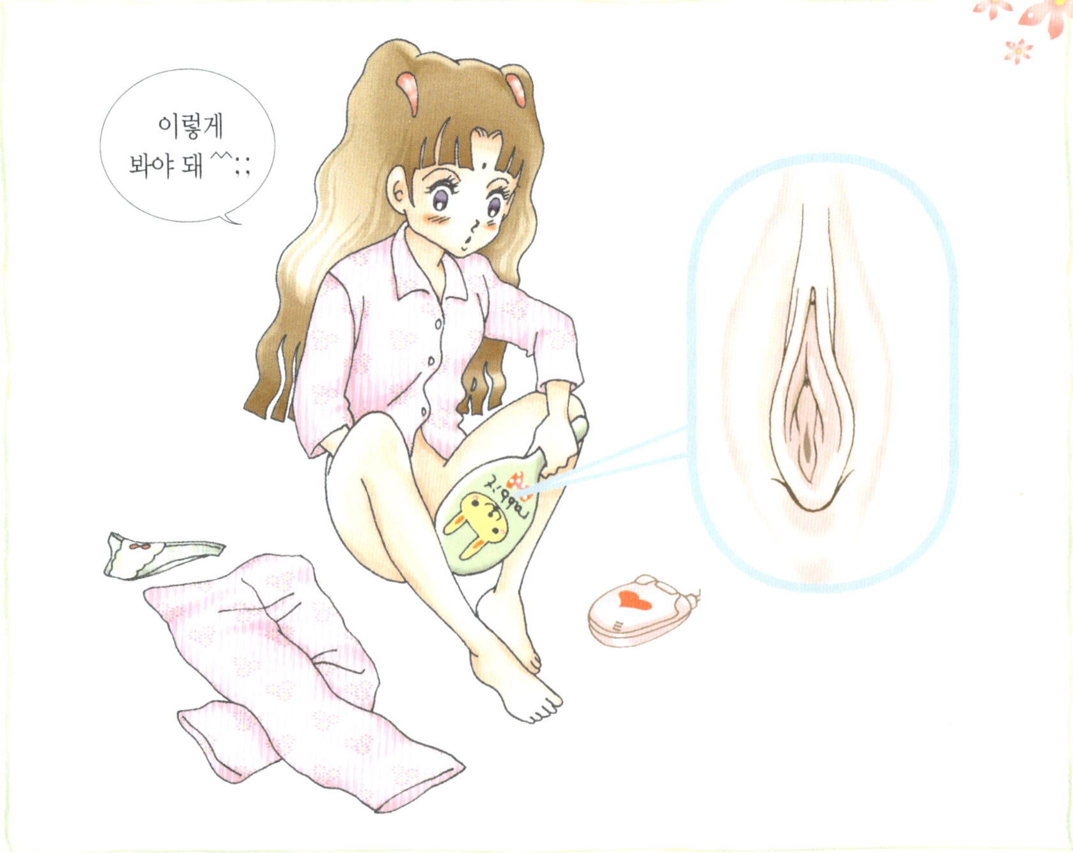

이렇게 봐야 돼 ^^;;

## 12. 각 부분의 이름들

보니까 어때? 좀 신기하게 생겼지? 거기는 중요한 만큼 각각 이름이 다 있어. 내가 다 가르쳐줄게.

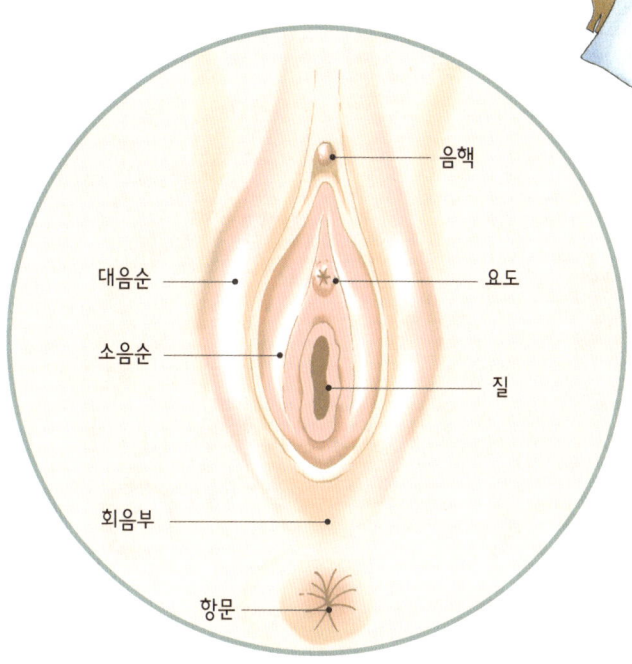

이렇게 우리 몸속으로 직접 연결이 되기도 하고 아기가 세상 밖으로 나오는 길이기도 한 이 중요한 곳의 입구를 자주 씻고 청결하게 해야 하겠다는 생각이 들지 않니?

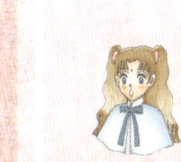 뭐시라? 안 든다고?

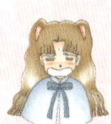 우앙~ 멀랏!! 기껏 열심히 설명하고 있는데… 힝….

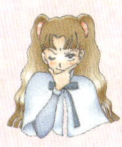 그래도 사실은 자주 씻어야 한다고 생각하고 있지? 난 너를 믿어 친구야아, 헤헤. ^^

## 13. 뒷물

아참! 거기 씻는 걸 뒷물 한다고 하는데, 뒷물 할 때는 반드시 샤워기로 씻어줘. 물을 대야에 담아서 닦는 것은 좋지 않아. 생각해봐. 대야에 엉덩이를 갖다 대면 항문에 있던 세균이 물에 들어갈 텐데 그 물로 또 씻고 또 씻고… 으윽… 균이 몸에 다시 붙게 되잖아. 그러니까 뒷물은 반드시 흐르는 물로 해야 해.

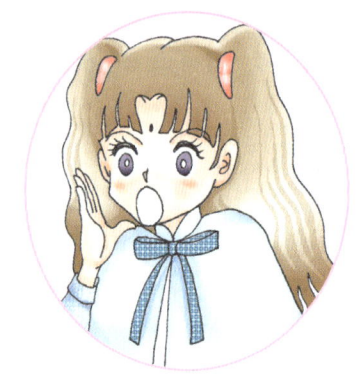

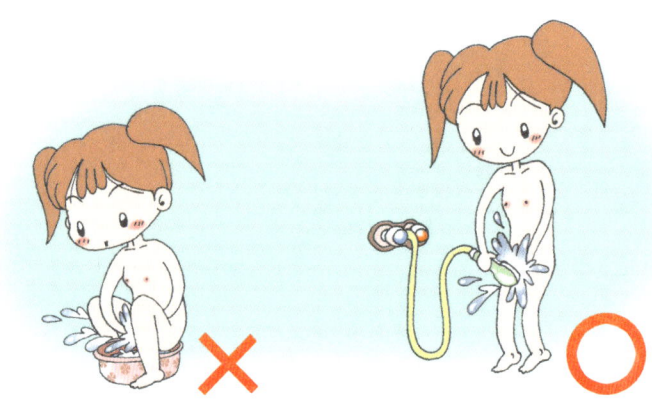

그리고 비데도 그래. 비데 물이 나오는 노즐이라는 거 있잖아. 거기에 항문이나 질 입구를 씻은 물이 떨어져 묻으면… 으윽… 병균이 물이랑 같이 다시 올라와서 우리 몸에 또 닿게 되잖아. 그니까 비데를 쓸 거면 노즐에 물이 다시 떨어지지 않게 잘 만들어진 걸 쓰고, 대변을 본 뒤엔 반드시 휴지로 먼저 깨끗이 닦고 나서 비데를 쓰도록 해. 알았지?

### 비데를 사용할 때엔

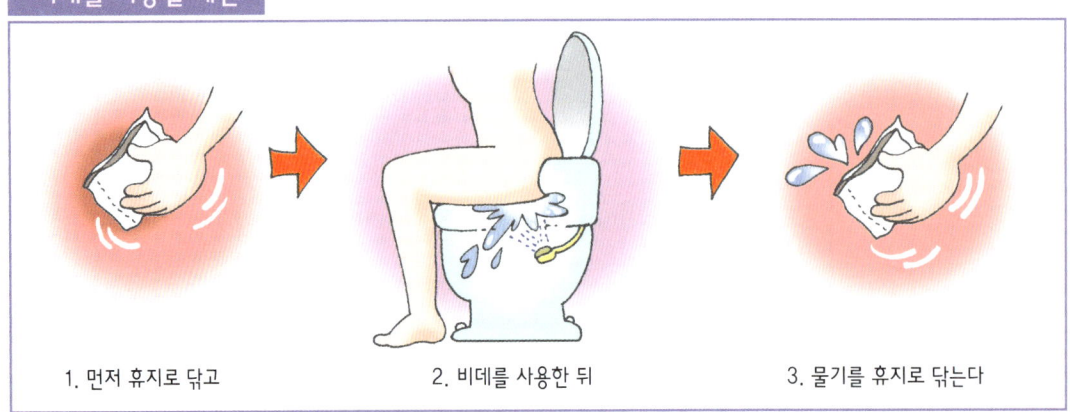

1. 먼저 휴지로 닦고   2. 비데를 사용한 뒤   3. 물기를 휴지로 닦는다

### 14. 거기를 닦을 땐 반드시 앞에서 뒤로!!!

그리고 마지막으로 정말 정말 중요한 것을 가르쳐줄게.
어쩌면 이게 가장 중요할지도 몰라.

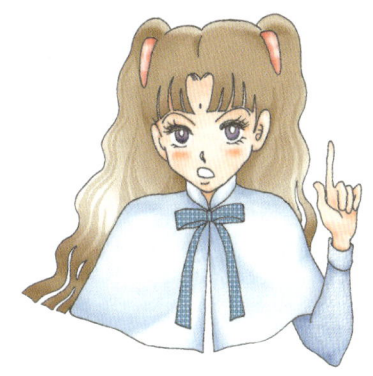

혹시 대변을 본 후에 휴지로 닦을 때 뒤에서 앞으로 닦지 않니?
그럼 절대 안 돼!!!
항문 쪽에서 질을 거쳐 앞까지 쓰윽 닦으면 휴지에 묻은 대변이 질로 들어갈 수 있잖아!!! 그럼 당근 대변이랑 같이 세균도 들어갈 거구 그러면
여러 가지 병에 걸릴 수도 있대. 그러니까 반드시 휴지로 거기를 닦을 때는 앞에서
뒤로 닦아야 해. 알았지?

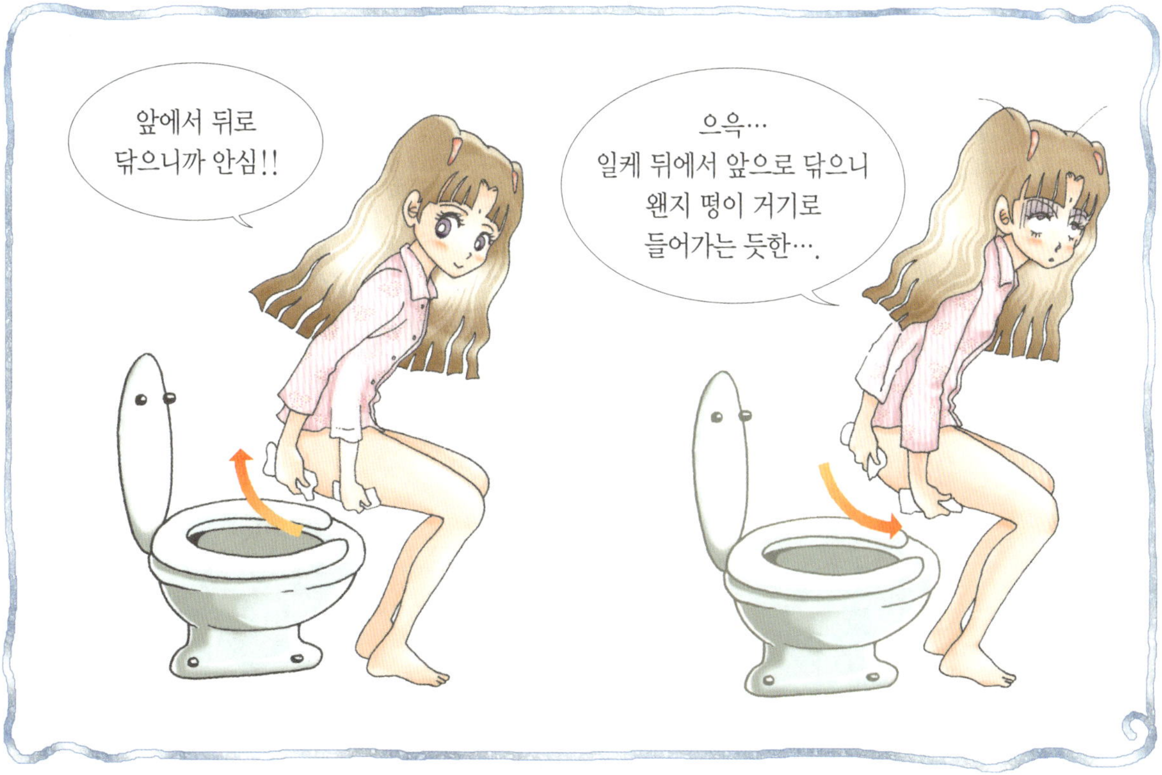

앞에서 뒤로
닦으니까 안심!!

으윽...
일케 뒤에서 앞으로 닦으니
왠지 떵이 거기로
들어가는 듯한….

그리고 소변만 본 후에는 반드시 소변 보는 곳을 휴지로 닦는 거야.
이때도 앞에서 뒤로 닦는 건 기본이쥐. 아니면 앞만 닦든지….

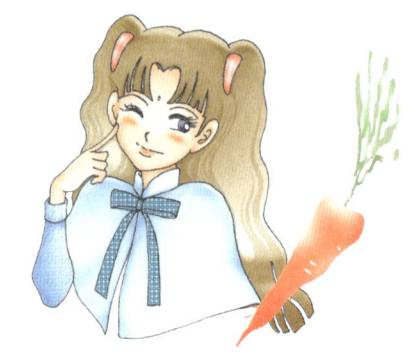

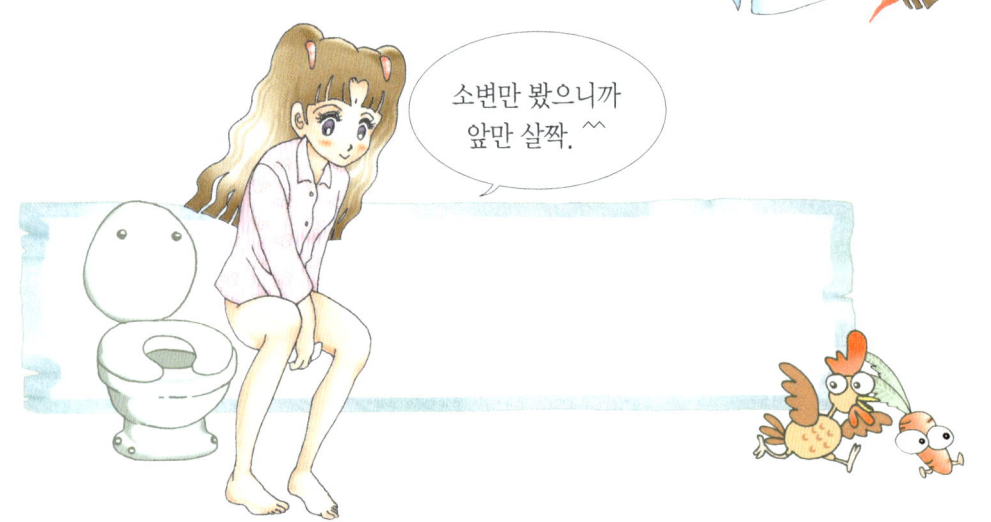

소변만 봤으니까 앞만 살짝. ^^

으흠, 내가 왜 이렇게 잘 아냐구? 헤헤 사실은 내가 닥터 아모를 만났거든. ^^
바로 그 닥터 아모께서 만약 모든 여자들이 앞에서 뒤로 닦는 것을 지키기만 해도
여자들만의 병이 많이 줄어들 거라고 말씀하셨쥐.

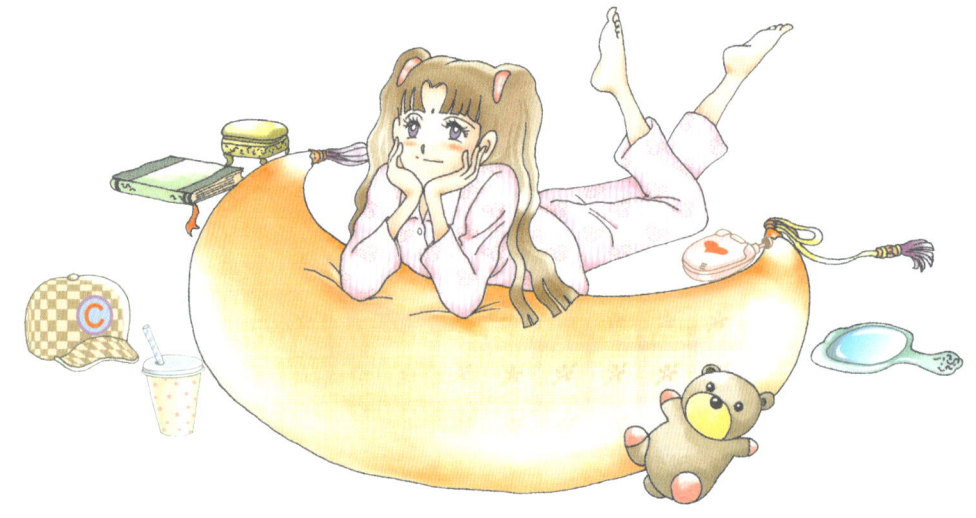

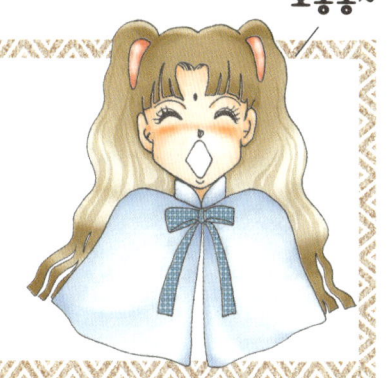
오홍홍~

닥터 아모가 누구냐구? 에이~ 내가 전에 내 남친 필라르 가족 중에 의사 선생님이 한 분 계시다고 했잖아. 그분이 바로 닥터 아모셔. 여자분인데 바로 우리 여자애들한테 여자들만의 병이 생겼을 때 고쳐주시는 산부인과 의사 선생님이셔. 그래서 나한테 그렇게 많이 가르쳐주신 거야.

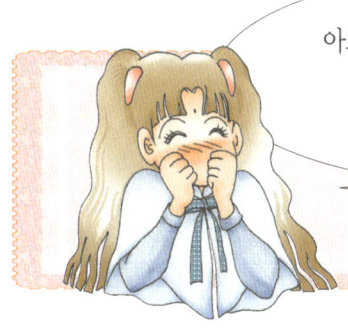

아모(Amo)라는 말은 스페인어로 '사랑'이란 뜻이래. 멋지지 않니? 우후 ~ ^0^

~아모 = 사랑 = 러브러브러브♥♥♥~

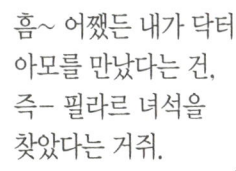

흠~ 어쨌든 내가 닥터 아모를 만났다는 건, 즉- 필라르 녀석을 찾았다는 거쥐.

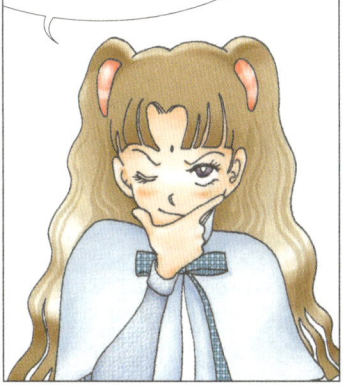

캬하하하하

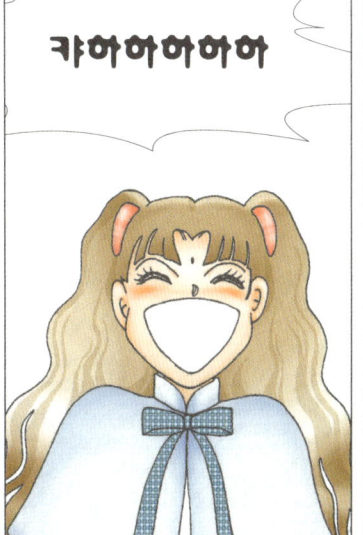

그 녀석 역시 서울에 살고 있었더라궁~^^

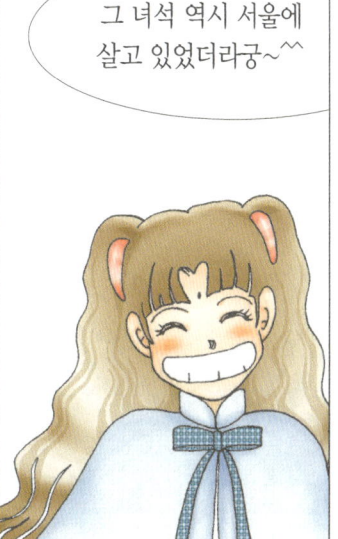

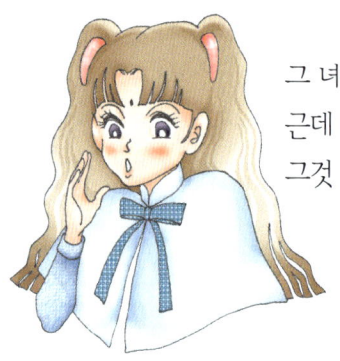

그 녀석 날 보더니 좋다고 나를 와락 끌어안는 거 있지?
근데 내 가슴에 몽우리가 있잖아.
그것 때문에 아파서 죽는 줄 알았어.

말이야 말이야 그렇게 좋아할 녀석이 서울 온 뒤로 연락도
안 하고 말야. 필라르 너 이제 죽어떠.
앞으로 그냥 안 놔둘 거야. 머….

그래도 필라르 만나서 넘 좋다. 헤헤. ^^

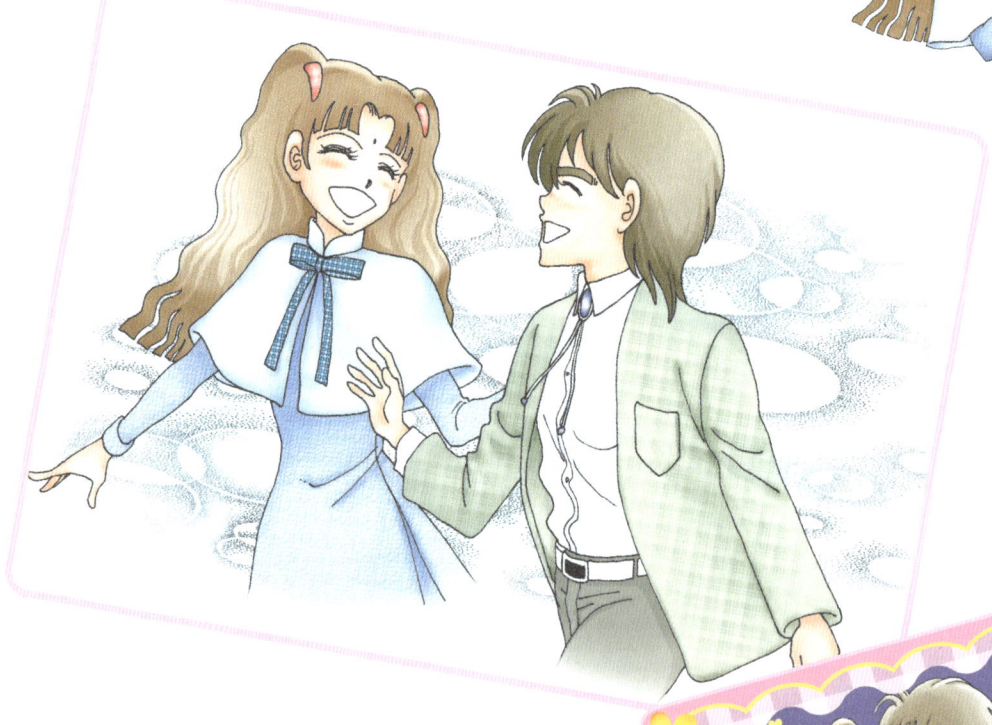

닥터 아모랑 필라르 어떻게 생겼는지 궁금하지?
내가 동영상 메일 보내줄게. ^^ 필라르 엄마도 함께!

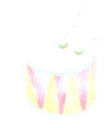

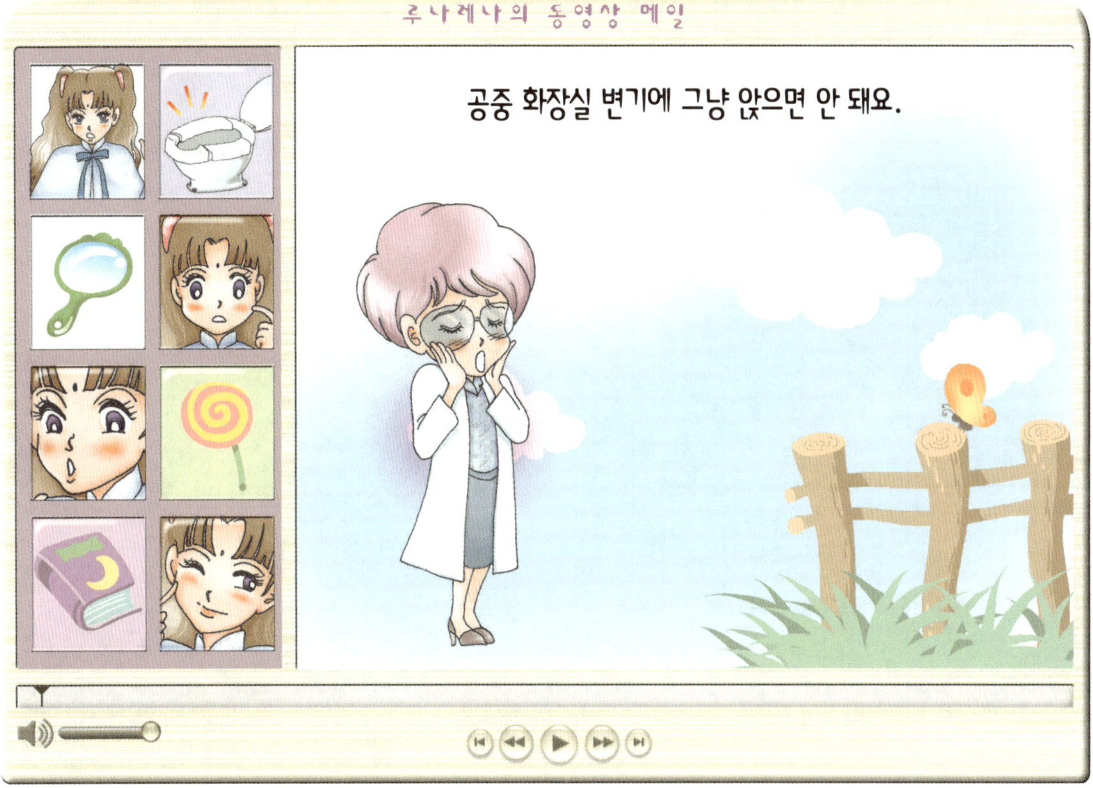

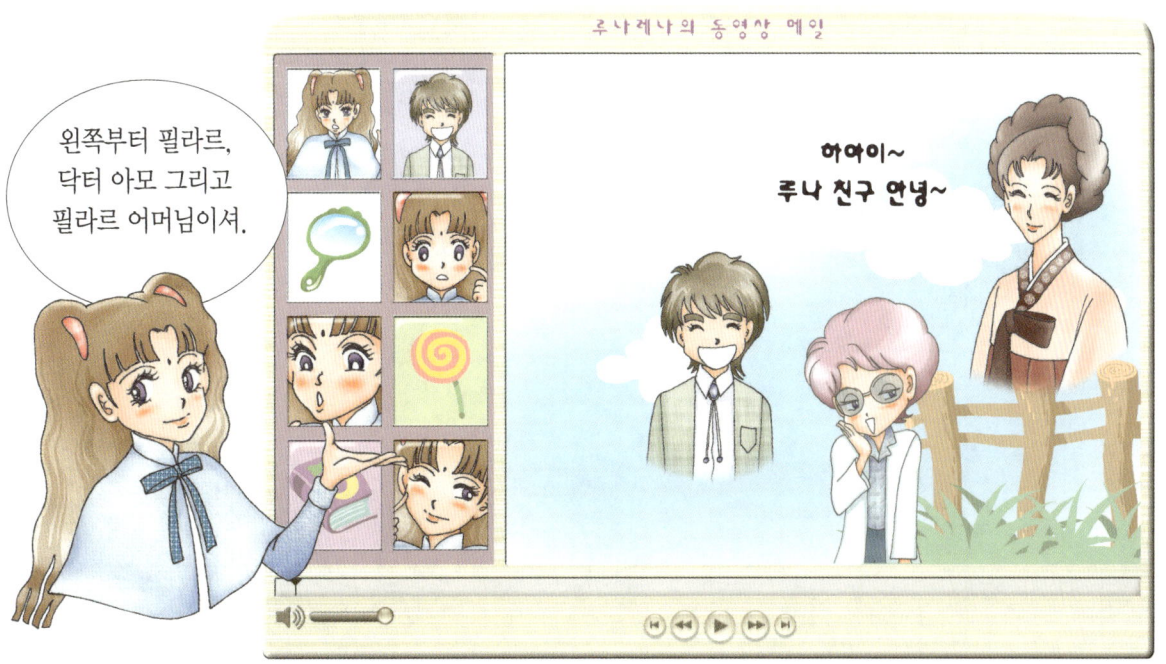

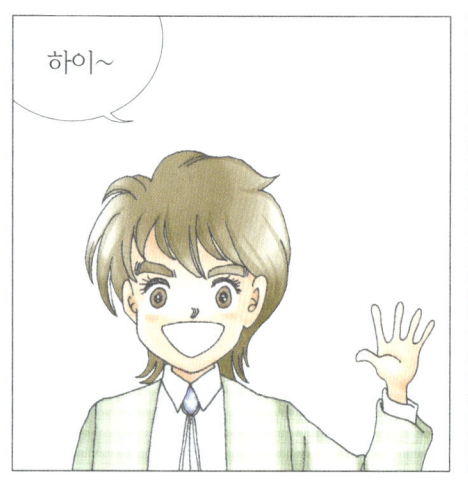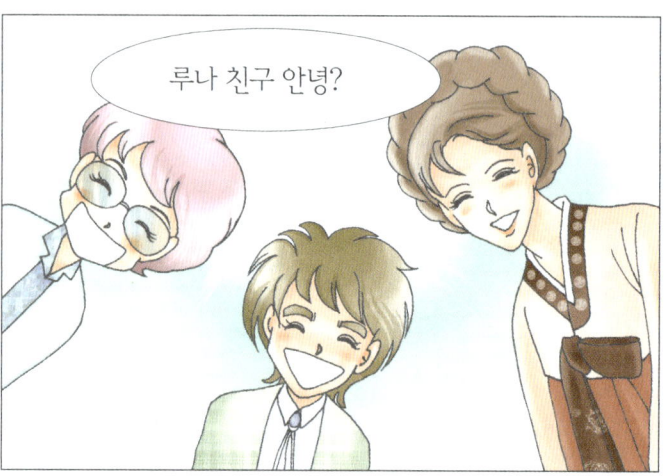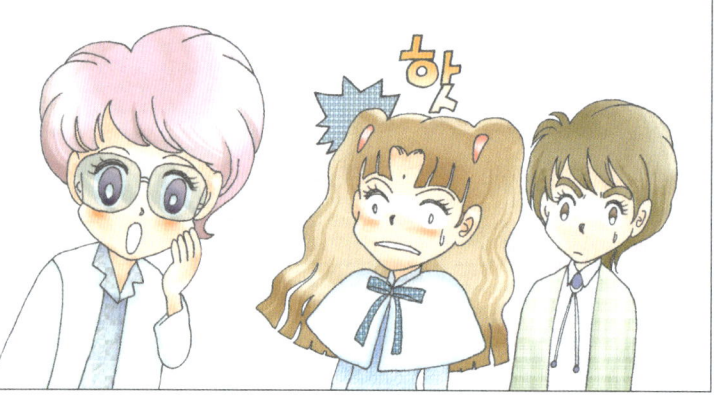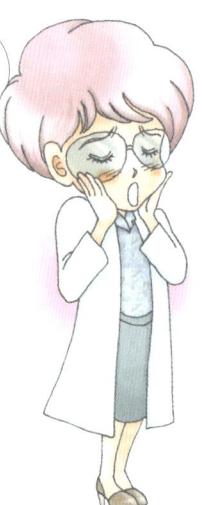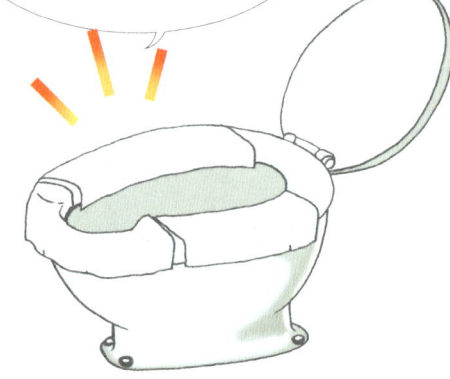

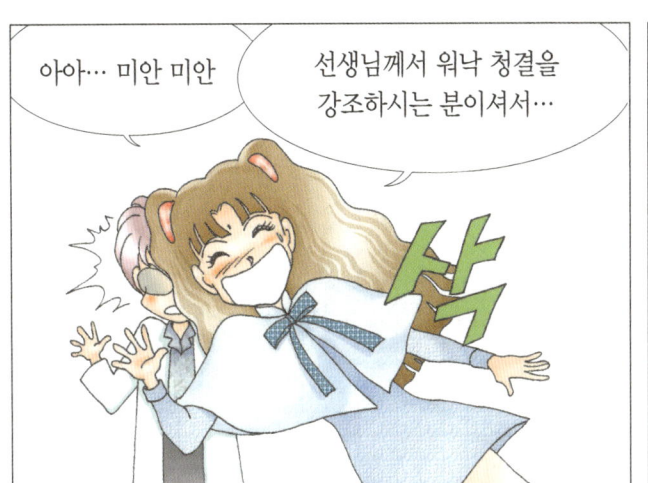
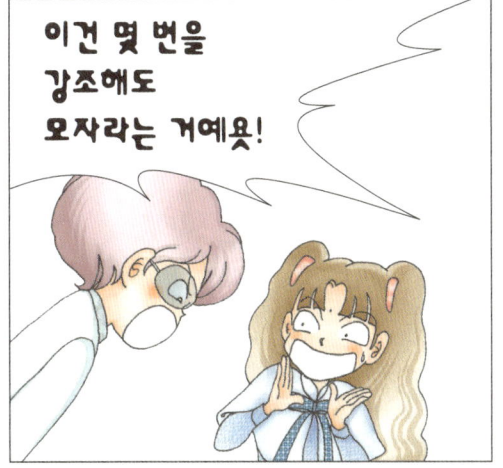
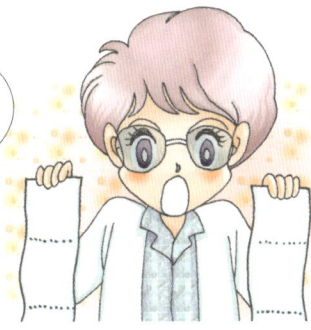
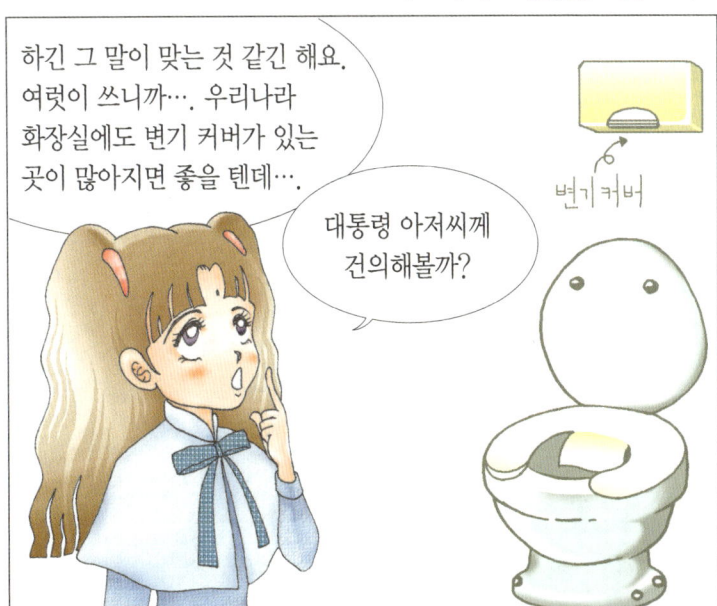
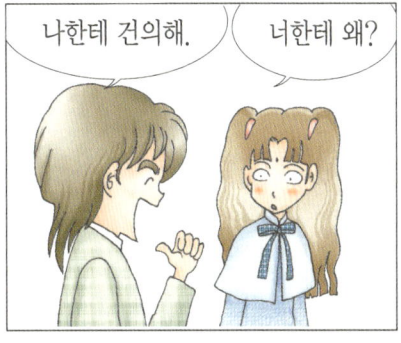
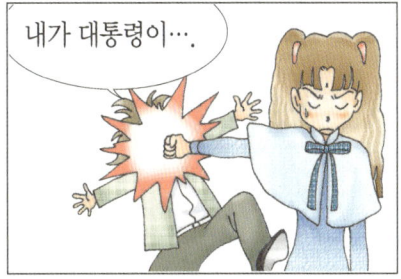

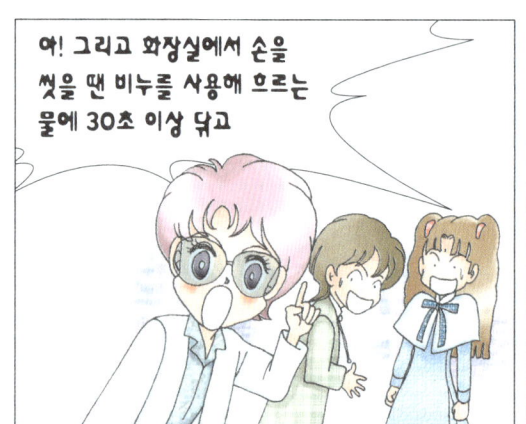
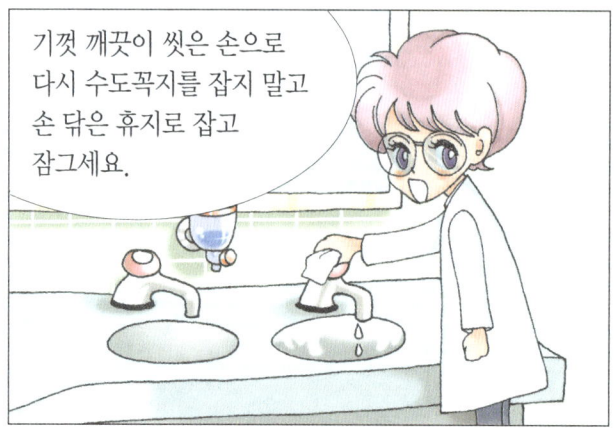
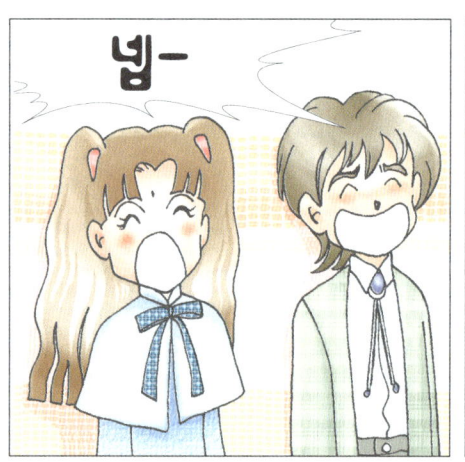
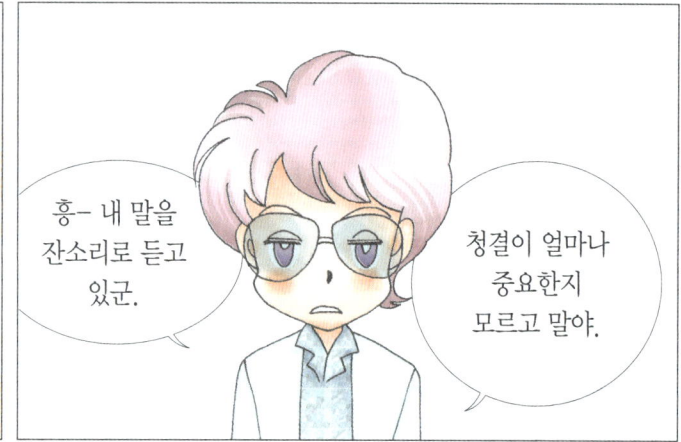
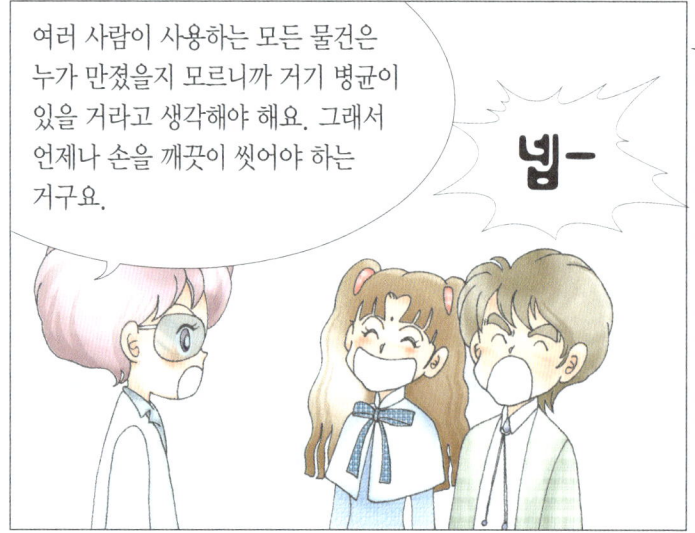
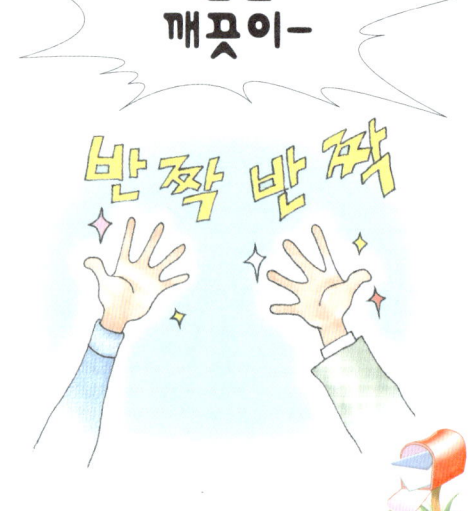

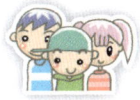   

보내는 이 : lunarena@urinara.co.kr
받는 이 : chinguu@urinara.co.kr
제목 : **생리대는 어떤 게 좋을까?**

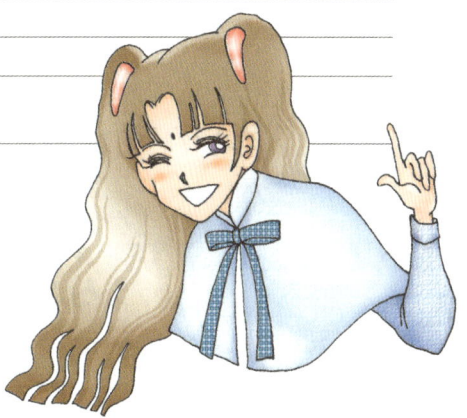

친구야 추카추카~ 헤헤. ^^
너도 드디어 나처럼 여자가 됐구나.
엄마가 될 수도 있고 말야.
우리 있잖니, 우리 몸을 굉장히 소중하게 다뤄야
될 거 같지 않니? 아기를 가질 수 있는
귀한 몸이잖아. 세상의 모든 사람들은 바로
우리 같은 여자들의 생리가 없었으면 태어나지도
못했을 거 아냐~ 안 그러니?

오늘 난 생리대를 어떤 걸 쓰는 게 좋을지 몰라서 엄마랑 함께
마트에 갔었어. 생리대에도 종류가 무지 많더라.

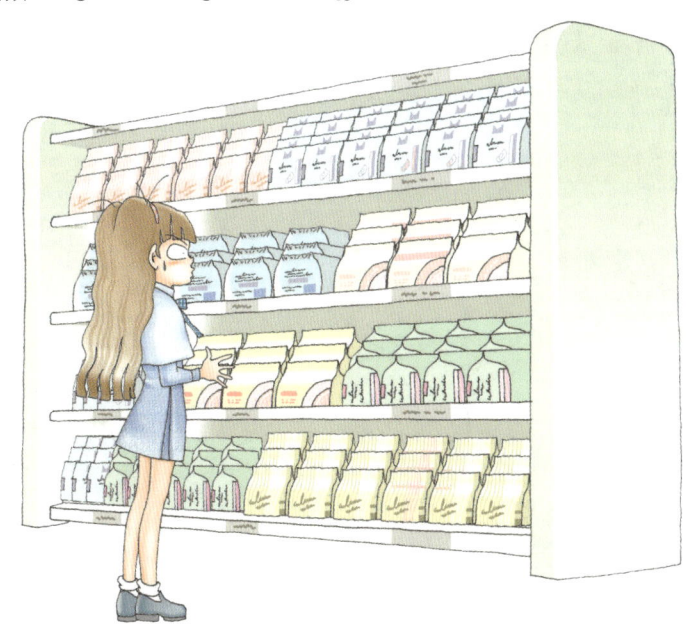

## 1. 생리대의 종류

너는 어떤 걸 쓰니? 나는 날개가 있는 게 맘이 편해. 히히 ^^;; 사실 다른 것도 다 편하더라 뭐. 모두 접착제가 있어서 팬티에 샥 붙잖아.

생긴 모습은 일반형, 날개형, 커브형이 있더라.
요즘은 커브형은 잘 나오지 않는다고 하지만 말야….

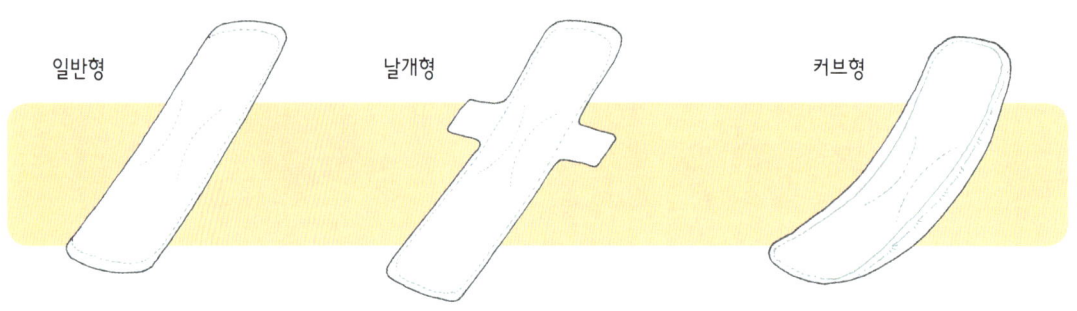

크기도 여러 종류가 있는데 작은 소형부터 중형, 대형 그리고 오버나이트라고 밤에 잘 때 하는 것도 있어.

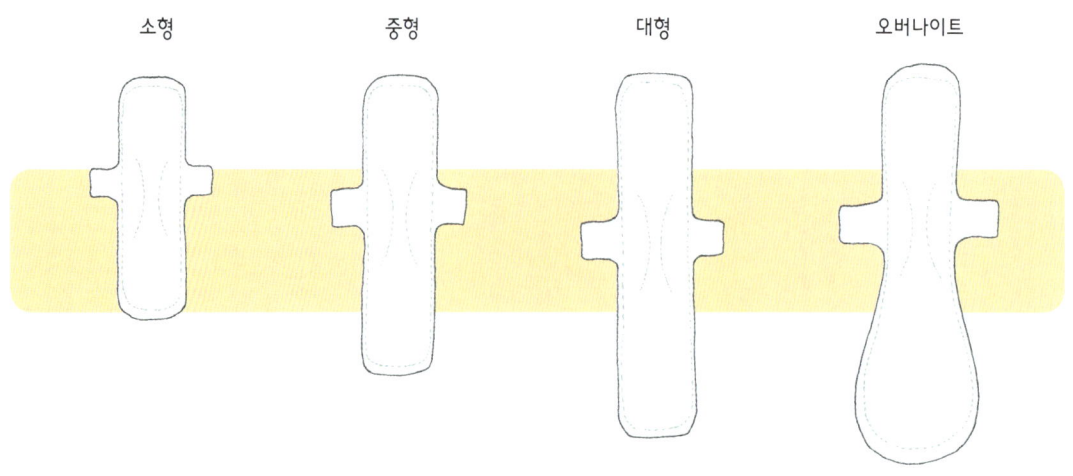

두께는 일반형이랑 슬림, 울트라 슬림이 있는데, 울트라 슬림이 제일 얇은 거야.
모두 겉포장에 써 있으니까 그걸 보고 고르면 돼.

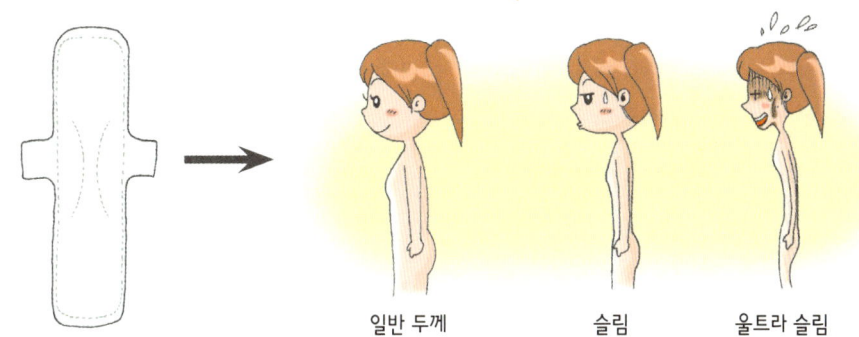

일반 두께   슬림   울트라 슬림

생리대 포장지에는 지금 내가 고른
생리대가 어떤 두께에 어떤 길이인지
다 표시돼 있으니까 그걸 보면 잘
알 수가 있을 거야.

| 필요에 따라 적절한 두께와 길이의 패드를 사용하세요. | | | | |
|---|---|---|---|---|
| | 울트라슬림 | | 슬림 | |
| 용도 | 날개형 | 일반형 | 날개형 | 일반형 |
| 소형 | 22cm | | | 21cm |
| 중형 | 24cm | 22cm | 24cm | 26cm |
| 대형 | 28cm | | 28cm | 28cm |
| 오버나이트 | 32cm | | 32cm | |

*제조사에 따라 차이가 있음

처음엔 생리대가 왜 이렇게 여러 종류가 있는지
좀 이상하다고 생각했어. 근데 생리는 시작할 때랑 중간이랑
끝날 때 모두 양이 다르잖아.
그러니까 그때그때 맞춰서 두께나 길이를 다른 걸 쓰라고
여러 가지 종류가 있나 봐.
그래서 나도 이것저것 그날 상태에 맞는 걸 골라서
쓰려고 해. 또 밤에는 오랫동안 하나로 버텨야(?) 하니까
조금 두껍고 긴 게 편할 것 같아. ^^

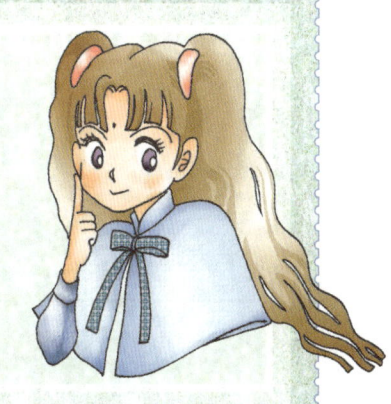

## 2. 사용한 생리대는 이렇게 처리해요

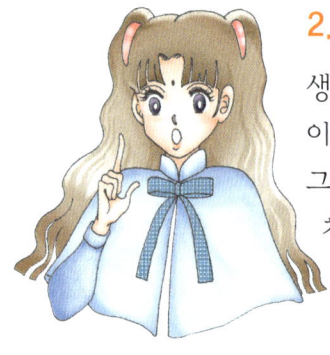

생리대는 자주 갈아줘야 한다는 것쯤은 알지? 너무 오래되면 이상한 냄새가 나기도 하고, 위생적으로도 좋지 않으니까.
그런데, 버릴 때도 아주 조심해야겠더라. 잘 싸서 버리지 않으면 청소부나 환경미화원들이 우리 몸속에서 나온 빨간 생리피를 보실 수 있잖아.

너도 다른 사람이 쓰고 버린 생리대를 본 기억 있을 거야. 혹시 불쾌하지 않았니?
나는 무지 불쾌했거든.
그러니까 내가 쓴 생리대를 다른 사람이 본다고 생각하면 너무 끔찍한 거 있지. ^^;;
그리고 또 화장실에서 나올 땐 꼭 혹시 변기나 바닥에 생리피가 떨어지지 않았는지 살펴봐야 해. 다른 사람이 보면 그렇잖아.

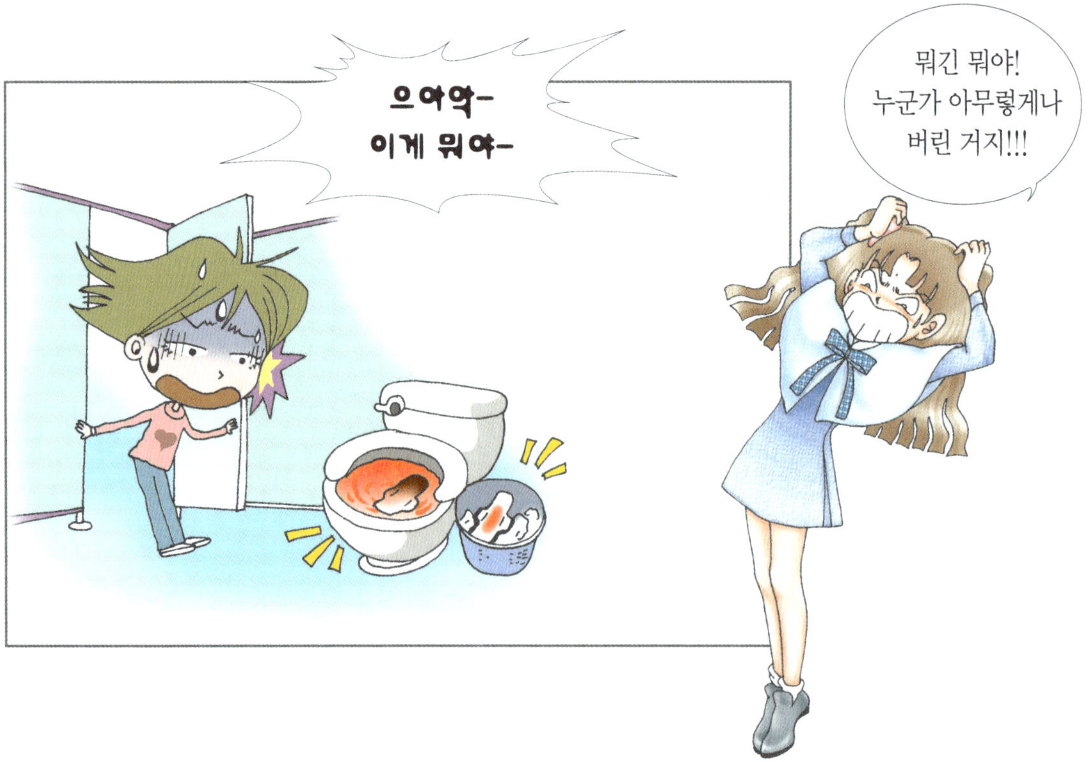

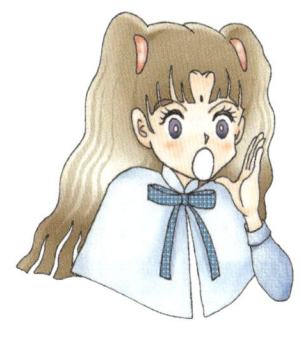
요즘 나오는 생리대는 대부분 생리대를 싸서 버릴 수 있게 커버가 만들어져서 나오잖아. 그러니까 사용한 생리대는 새로 갈아준 생리대의 커버에 싸서 버리면 깔끔하고 편하잖아. 그게 안 되면 휴지로라도 깨끗하게 싸서 버리고 말야.

잘 모르겠다구? 좋아. 내가 그림으로 설명해줄게. 내가 이래 봬도 한 그림 하거덩. ^^

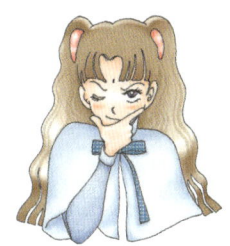

### 생리대 싸서 버리기

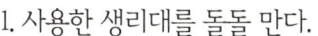

1. 일반적인 커버일 때

1. 사용한 생리대를 돌돌 만다.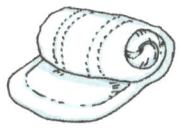

2. 새 생리대의 접착띠를 보호하는 종이를 뒤집어서 붙인다.

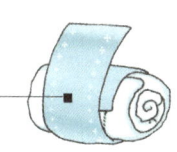
이 면이 접착 부분에 붙었던 매끄러운 면

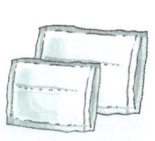

왜 뒤집어서 붙이냐 하면 접착 부분에 붙이던 면은 잘 떨어지게 하려고 매끄럽잖아. 그런데 버릴 때는 떨어지면 안 되니까 매끄럽지 않은 면이 접착 부분에 닿게 해야지. ^^

3. 새 생리대의 커버에 넣는다.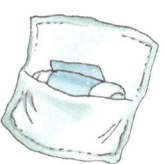

4. 휴지통에 버리면 끝!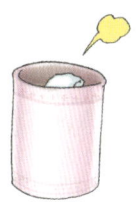

## 2. 일체형 커버일 때

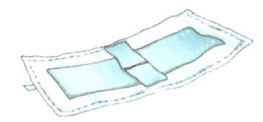

일체형 커버란 생리대를 떼어내고 나면 커버랑 테이프들이
하나로 붙어 있는 것을 말하는 거야.

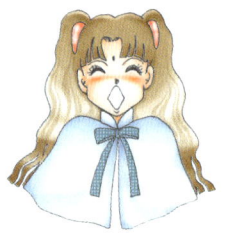

1. 커버 위에 사용한 생리대를 돌돌
말거나 그대로 펼친 채 얹는다.

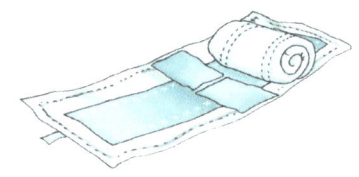

2. 커버와 함께 돌돌 만다.

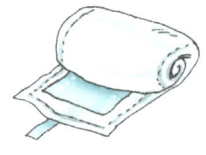

3. 커버 끝에 있는 테이프를 붙인다.

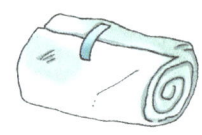

4. 역시 휴지통에 버리면 끝!

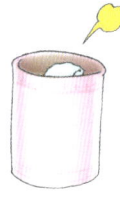

---

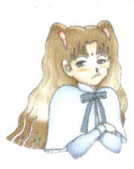
어때? 뭐라구? 별로라구? 쳇- 이 정도면 열심히 그린 거잖아.

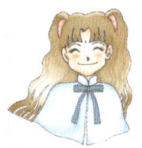
너도 한번 그려서 보내봐. 기왕이면 네 얼굴도.
아! 사진도 괜찮아. 헤헤. ^^

그리고 또 한 가지. 쓰고 난 생리대는 변기에 버리면 안 돼. 변기가 막히거든. 그러니까 생리대는 반드시 깨끗하게 싸서 휴지통에 버려야 돼. 알았지?

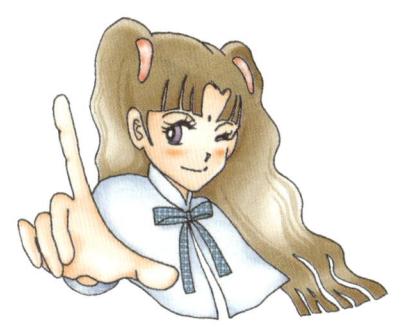

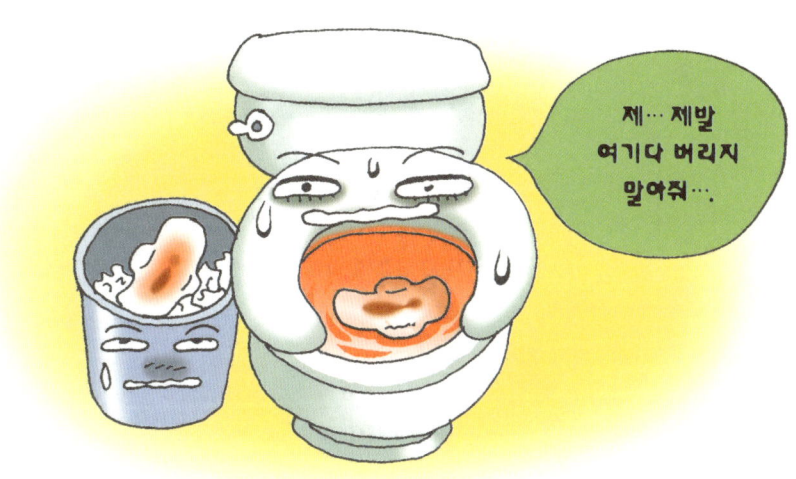

제… 제발 여기다 버리지 말아줘….

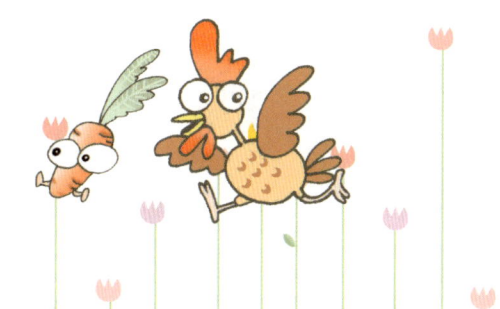

### 3. 탐폰이 뭘까?

그런데 있잖아, 무지 희한한 게 있어. 탐폰이라는 건데 그건 팬티에 붙이는 게 아니고 우리 질 안에 넣는 거래. 그러면 안에서 밖으로 흘러나갈 피를 미리 흡수한다나? 신기하지 않니? ^^;;

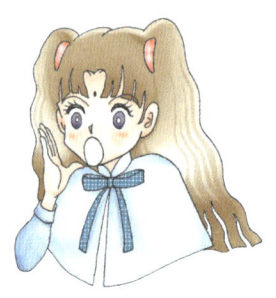

근데 그걸 어떻게 넣는지 궁금했는데 울 엄마가 가르쳐주셨어. 그거 동영상 메일로 보내줄게. 너도 한번 봐봐. 아참, 우리는 아직 자라나는 중이기 때문에 사용하지 말라고 하시더라. 그래도 뭔지 알기나 하라고 보내주는 거야. ^^

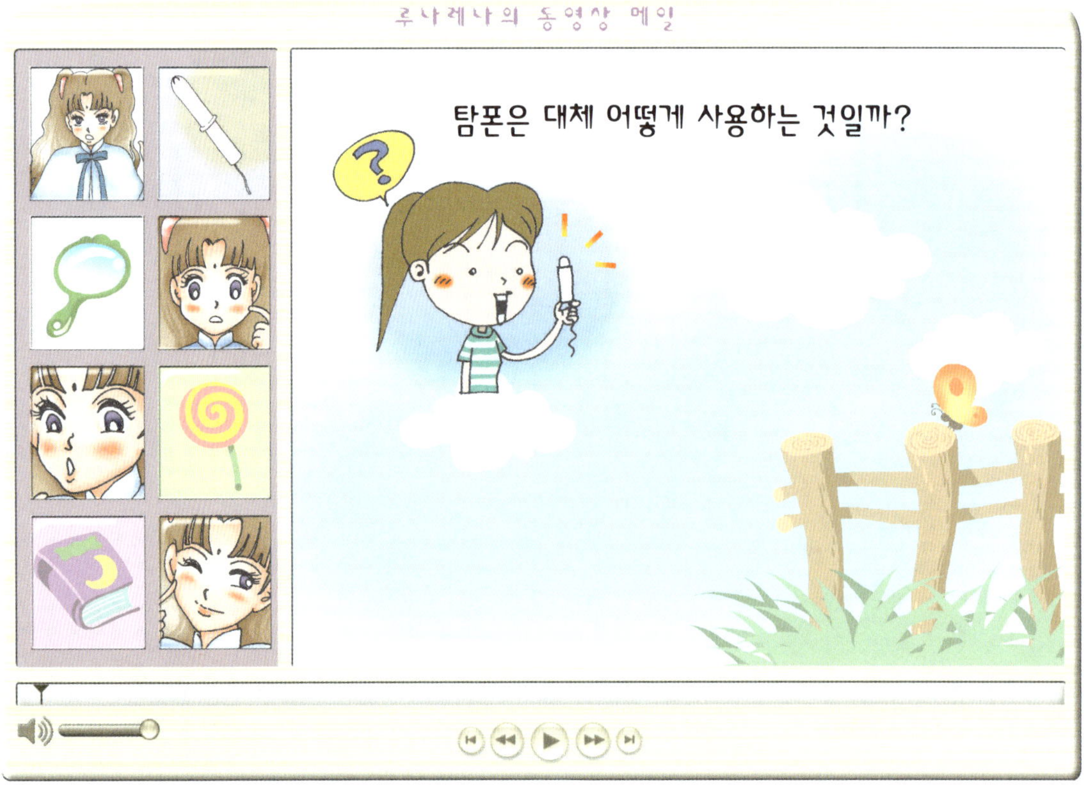

루나레나의 동영상 메일

탐폰은 대체 어떻게 사용하는 것일까?

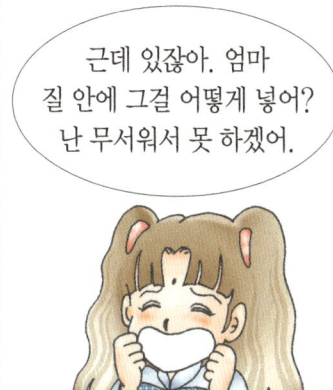
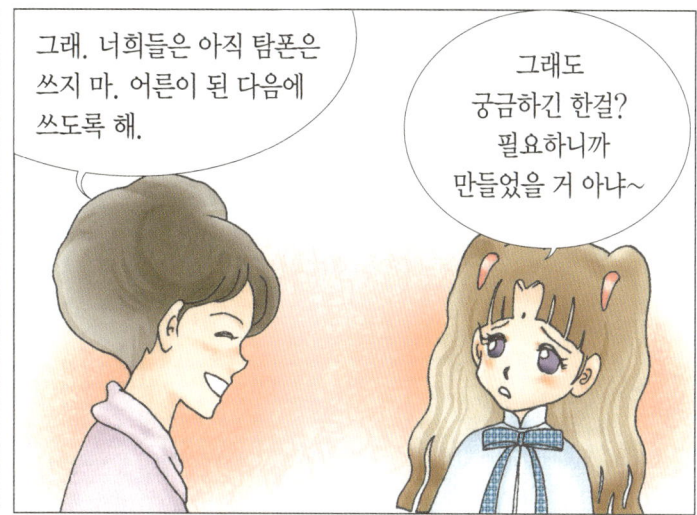
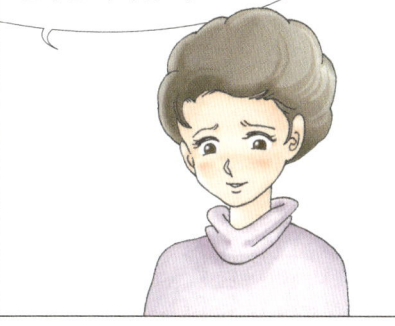

그럼 우선 탐폰이 어떻게 생겼는지 볼래?
탐폰은 이렇게 종이나 플라스틱에 들어 있는 것도 있고,
그냥 손가락으로 넣는 것도 있어.

대롱에 들어 있는 것     손가락으로 넣는 것

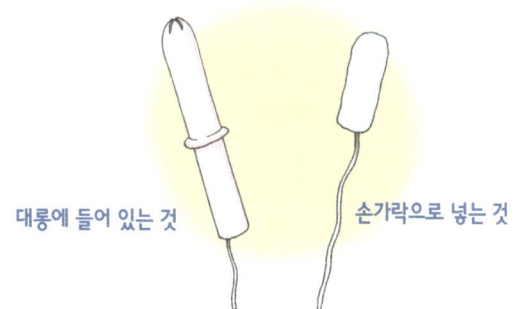

우선 한 다리를 변기나 그 정도 높이에 올려놓고 허리를 약간 구부린 다음,
손으로 탐폰을 쥐고 질 입구에 넣는 거야.

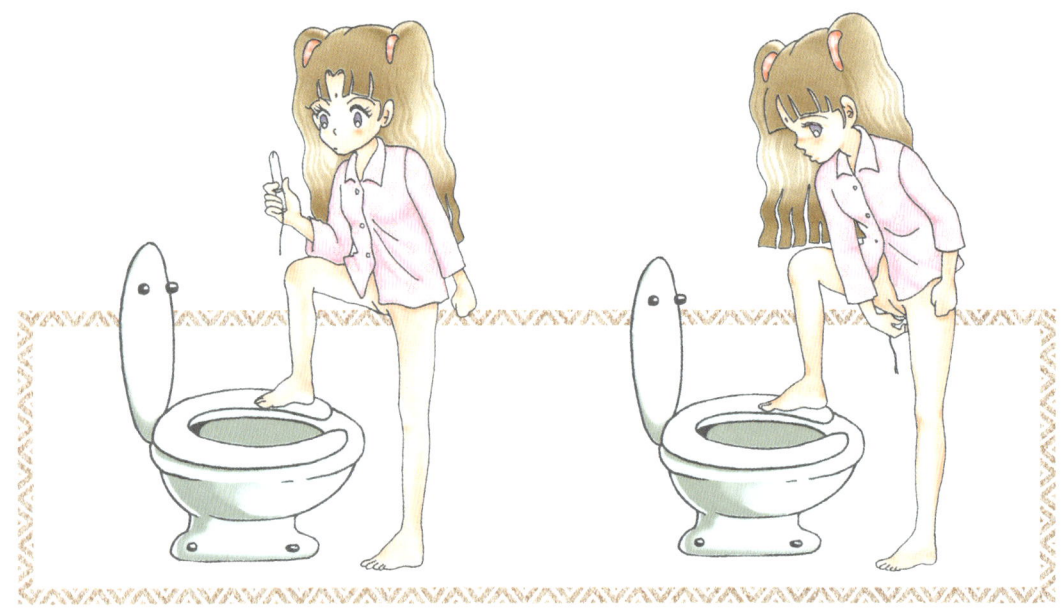

손가락으로 넣는 탐폰의 경우는 손가락으로 밀어 넣으니까 넣은 뒤 손가락만 빼면 되지만,
종이나 플라스틱 대롱에 들어 있는 것은 끝이 둥근 겉 대롱을 질 안에 넣은 뒤 뒤쪽에 있던
속 대롱을 밀어 넣어서 탐폰을 질 안에 들어가게 하고 대롱은 빼내야 돼.

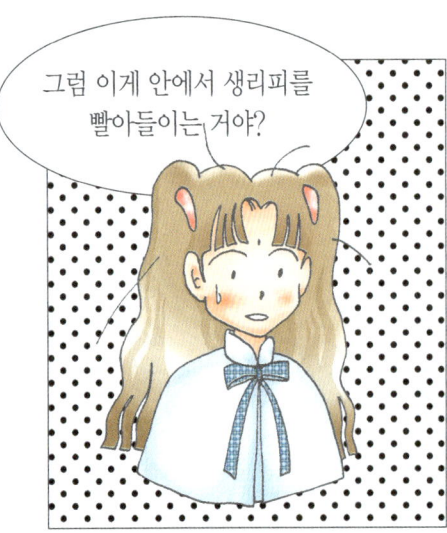

그럼 이게 안에서 생리피를
빨아들이는 거야?

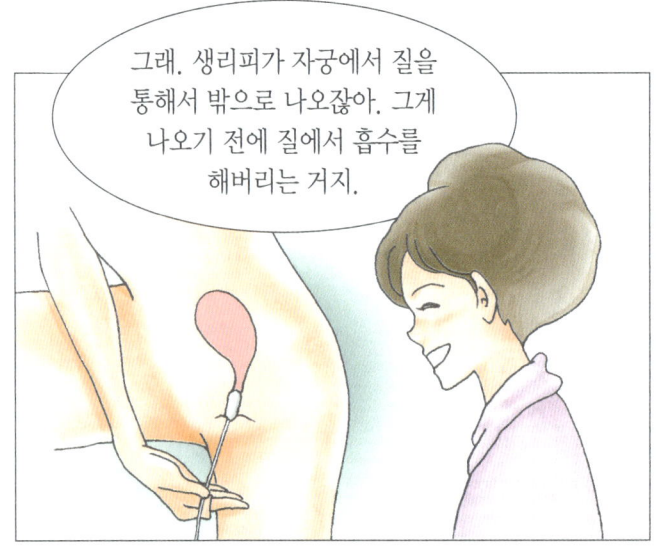

그래. 생리피가 자궁에서 질을
통해서 밖으로 나오잖아. 그게
나오기 전에 질에서 흡수를
해버리는 거지.

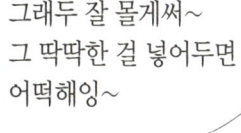
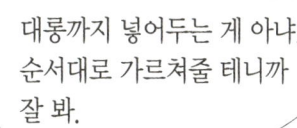
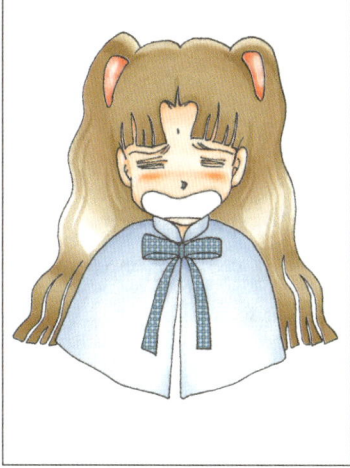
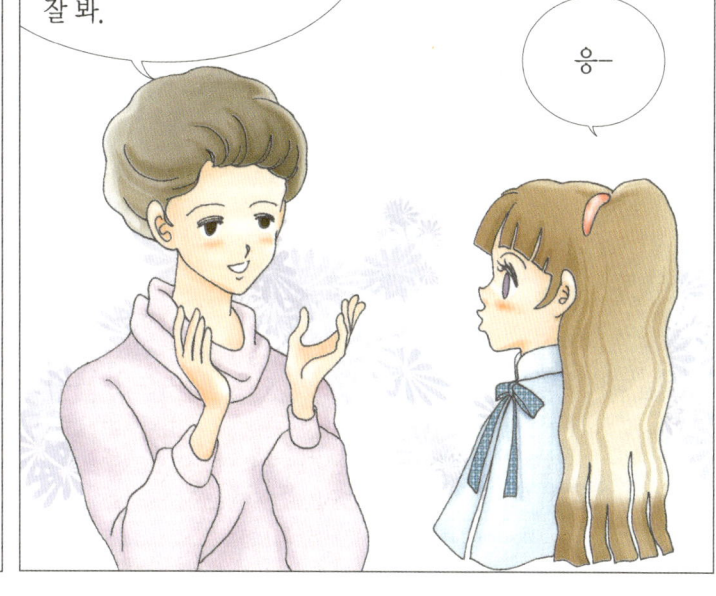

1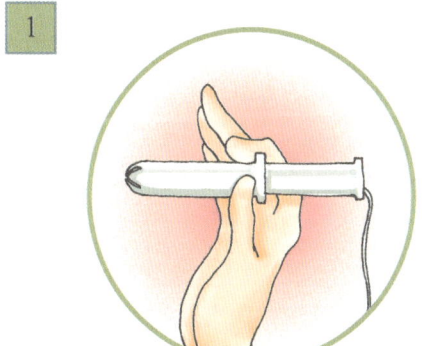

우선 탐폰을 잡을 때는 반드시 겉 대롱 끝을 잡아야 해. 그래야 딱 맞는 자리에 들어가고 대롱을 빼내기 편하니까.

2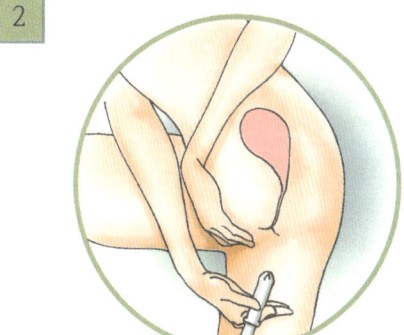

그리고 아까 말한 것처럼 다리를 어딘가에 올려놓고 한 손으로는 탐폰을 쥐고 다른 한 손으로는 질 입구를 살짝 벌려서 탐폰이 잘 들어가게 해주는 거야.

3

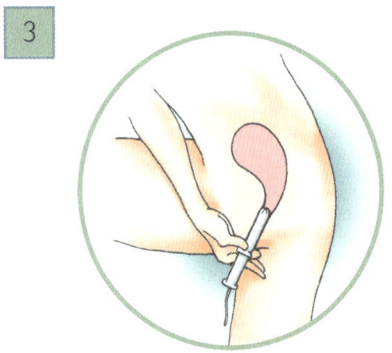

그리고 탐폰을 질 입구에 대고 탐폰을
잡은 손이 질 입구에 닿을 때까지
대롱을 밀어 넣어.

4

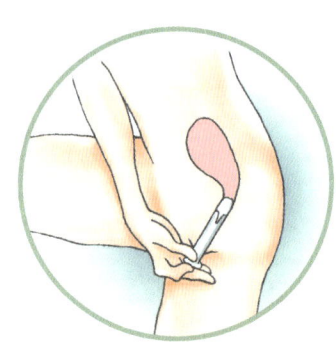

겉 대롱 끝이 질 입구까지 들어간 뒤
속 대롱을 겉 대롱 끝까지 주사기처럼
밀어 넣으면 겉 대롱 안에 있던 탐폰이
질 속으로 밀려 들어가게 되지.

5

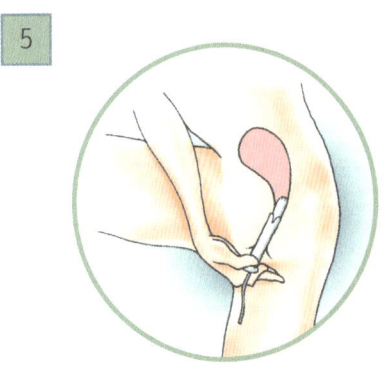

속 대롱이 겉 대롱 끝까지 다 밀려 들어갔으면
두 개의 대롱을 같이 잡고

6

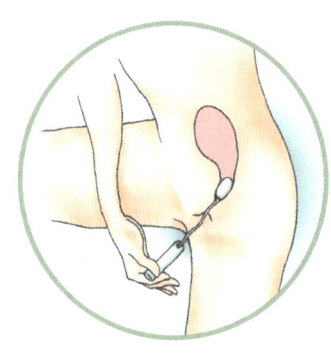

대롱만 뽑아내는 거야. 그럼 질 안에 있는
탐폰이 생리피를 흡수하게 되지.

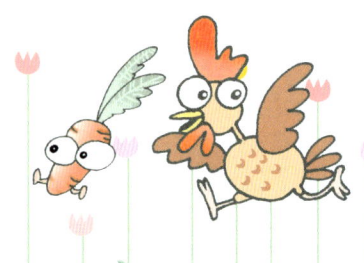

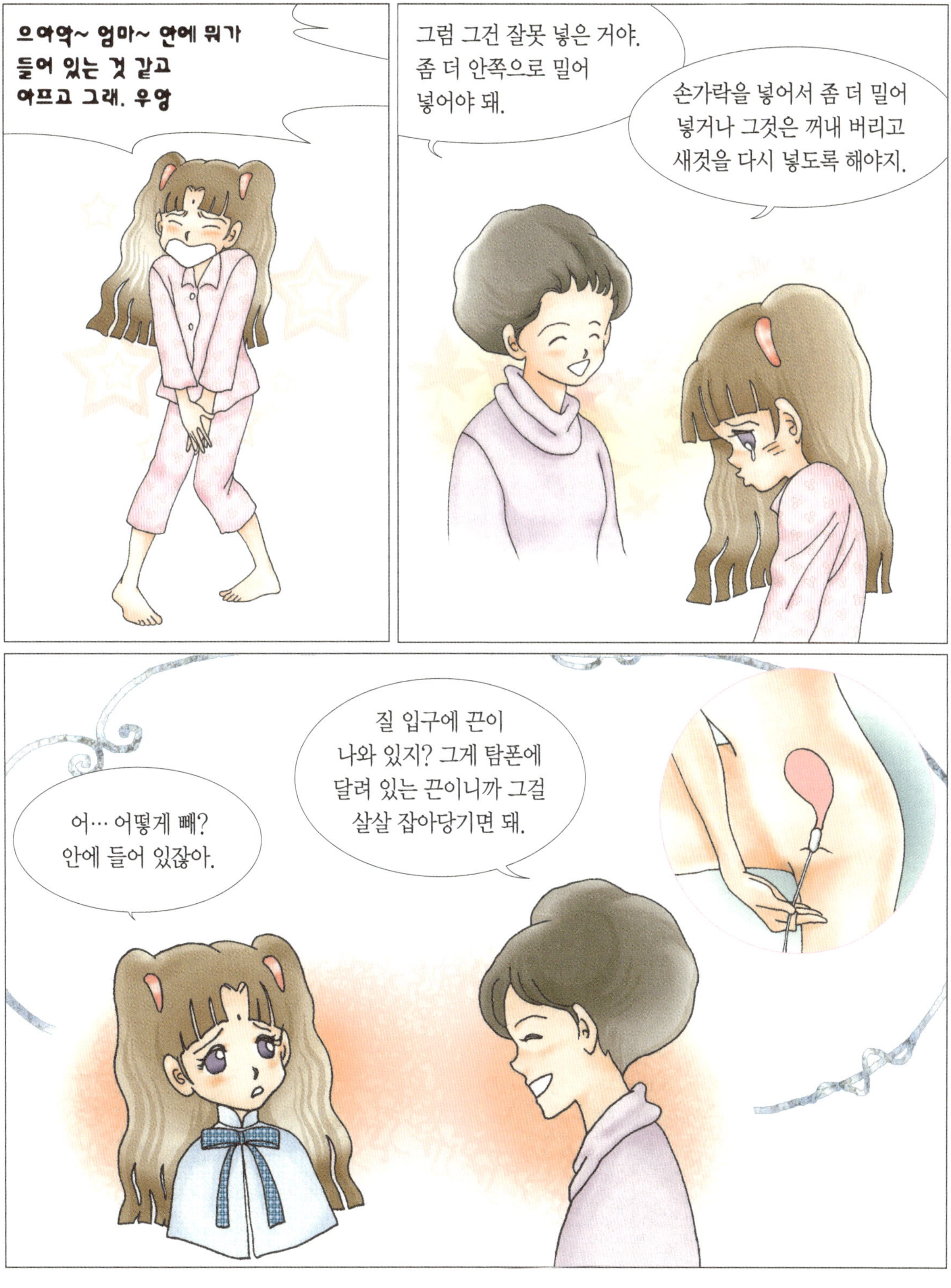

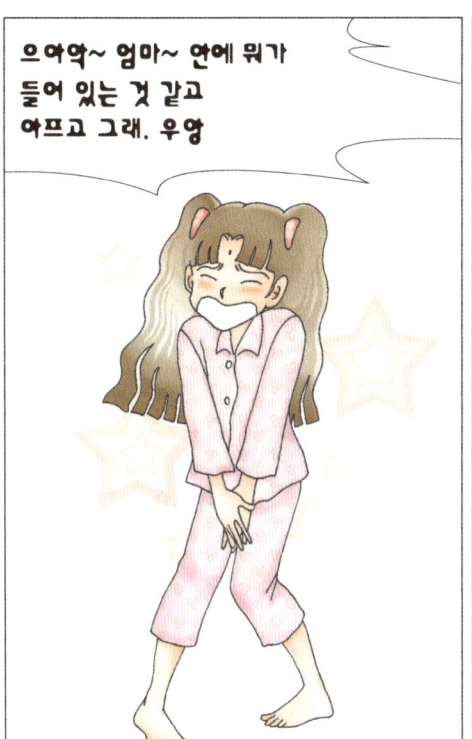
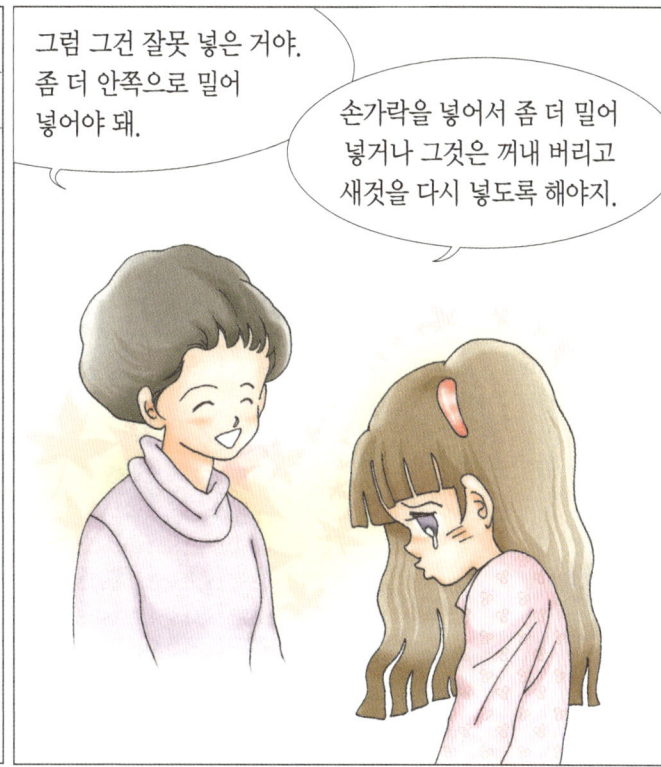

근데 몸에 힘을 주면 질이 좁아지기 때문에
잘 나오지 않고, 너무 빠르고 세게 팍 잡아당겨도
안 좋아. 아주 드물지만 끈만 나오는 경우도 있어.
이럴 땐 얼른 병원에 가서 빼야 돼.

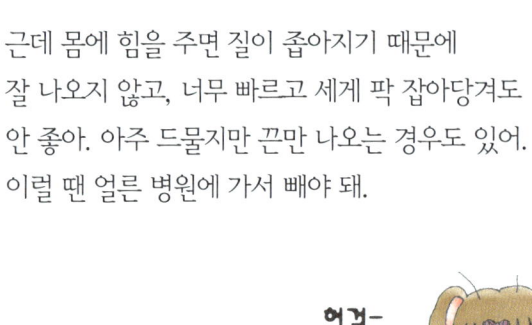

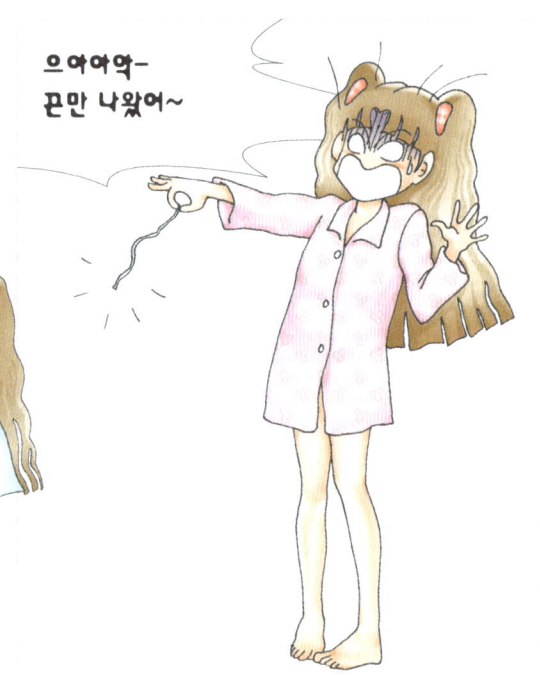

그러니까 탐폰을 뺄 때엔
몸에 힘을 빼고 끈을 살살
부드럽게 잡아당겨야
안전하게 빠지지.

거 봐. 역시 무섭잖아.

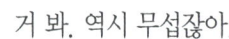

탐폰을 넣는 것 자체는 크게 겁낼 필요는 없어.
아직까지 탐폰을 넣다가 다친 사람은 없으니까.
단지 탐폰을 넣은 걸 잊어버리고 또 넣는다거나
빼지 않는다거나 하는 실수를 하면 위험해지는 거지.

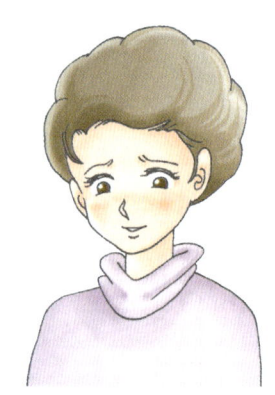

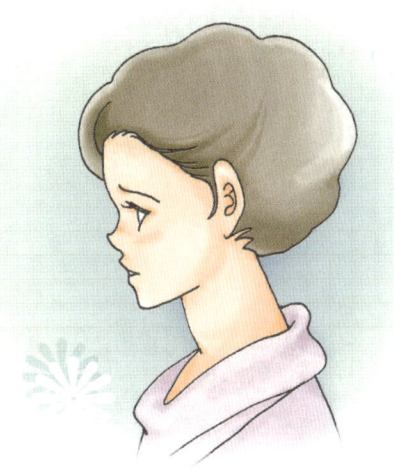

사람마다 혹은 그때 상황에 따라 양이 다르니까 탐폰 하나로 얼마나 오래 쓸 수 있는지는 정확히 알 수가 없지. 게다가 볼 수도 없으니까.

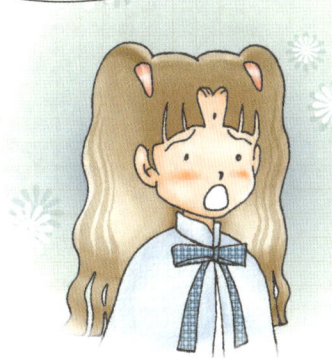

그럼 이건 얼마나 오랫동안 쓸 수 있어?

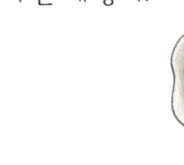

그러니까 생리대보다 자주자주 갈아 줘야 해. 한두 시간 안에 한 번씩 갈아 주는 게 좋아.

게다가 탐폰은 액체는 모두 흡수하니까 생리피뿐 아니라 질 속의 습기까지 다 빨아들이기 때문에 곰팡이나 박테리아가 살기에 아주 좋은 상태를 만들어주거든? 그러니까 생리대를 했을 때보다 더 신경을 써서 자주자주 갈아줘야 해.

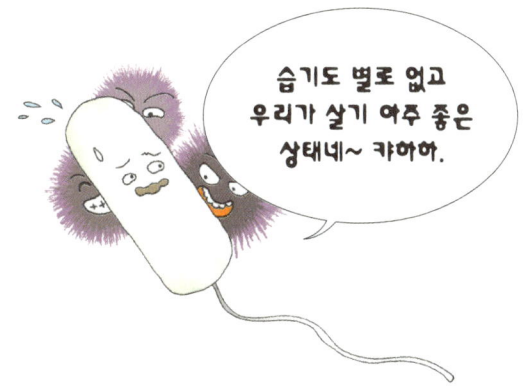

습기도 별로 없고 우리가 살기 아주 좋은 상태네~ 캬하하.

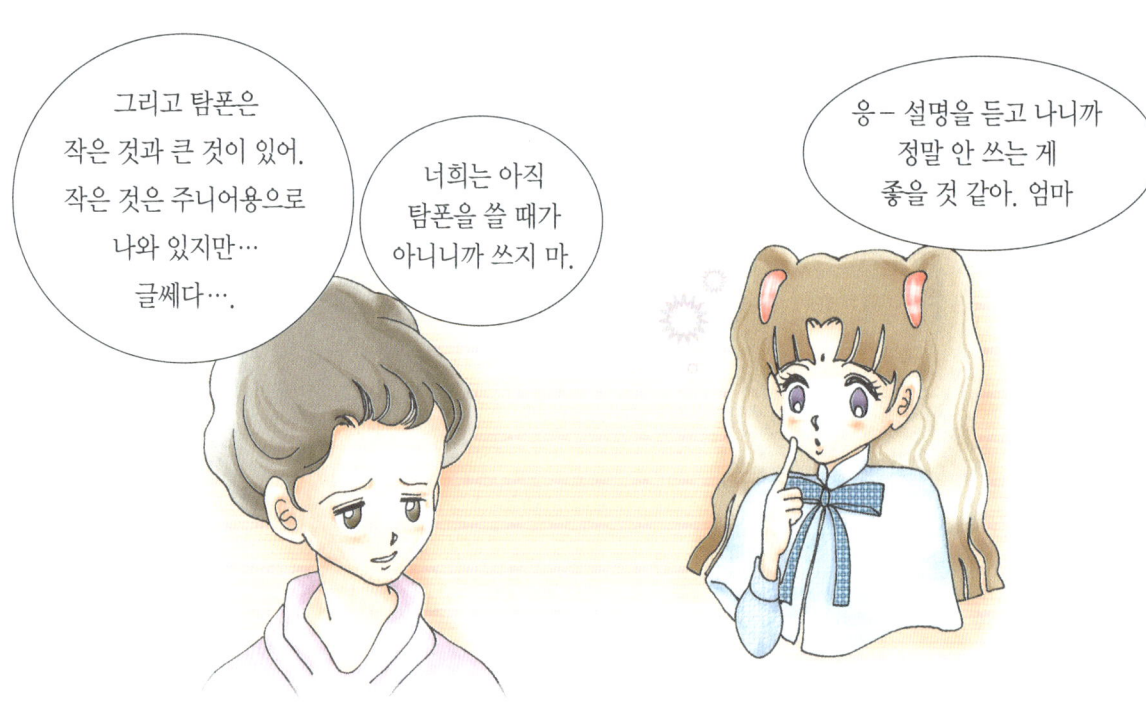

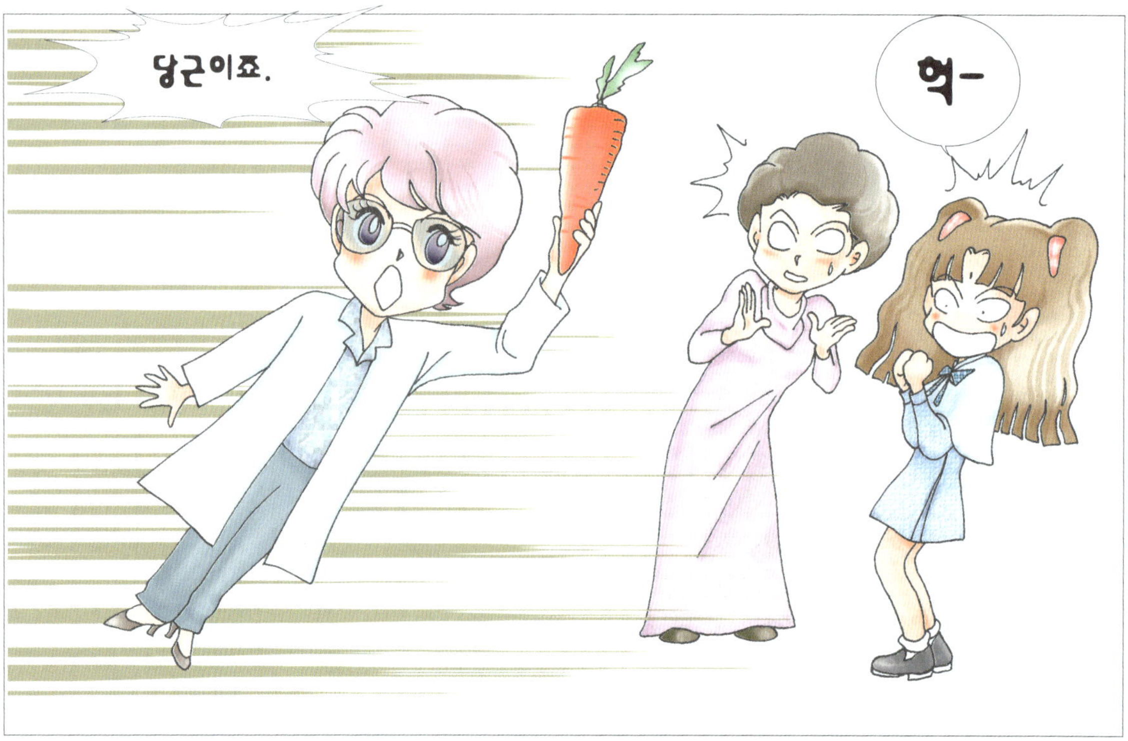

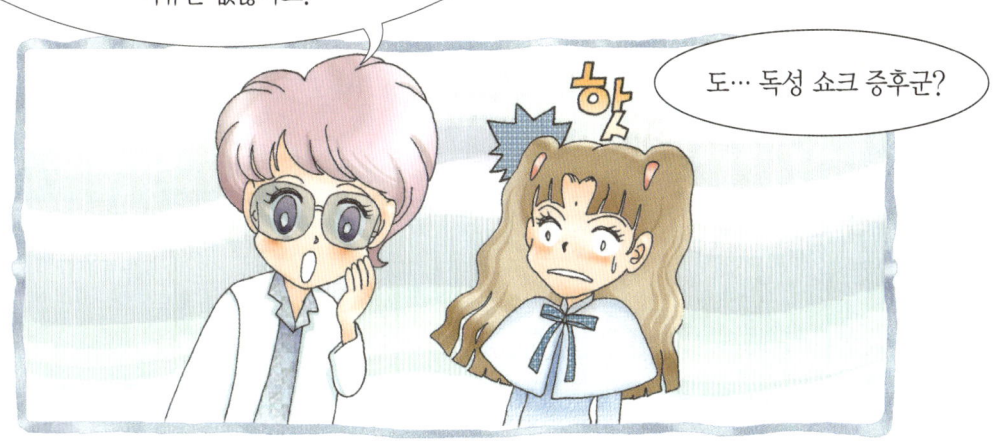

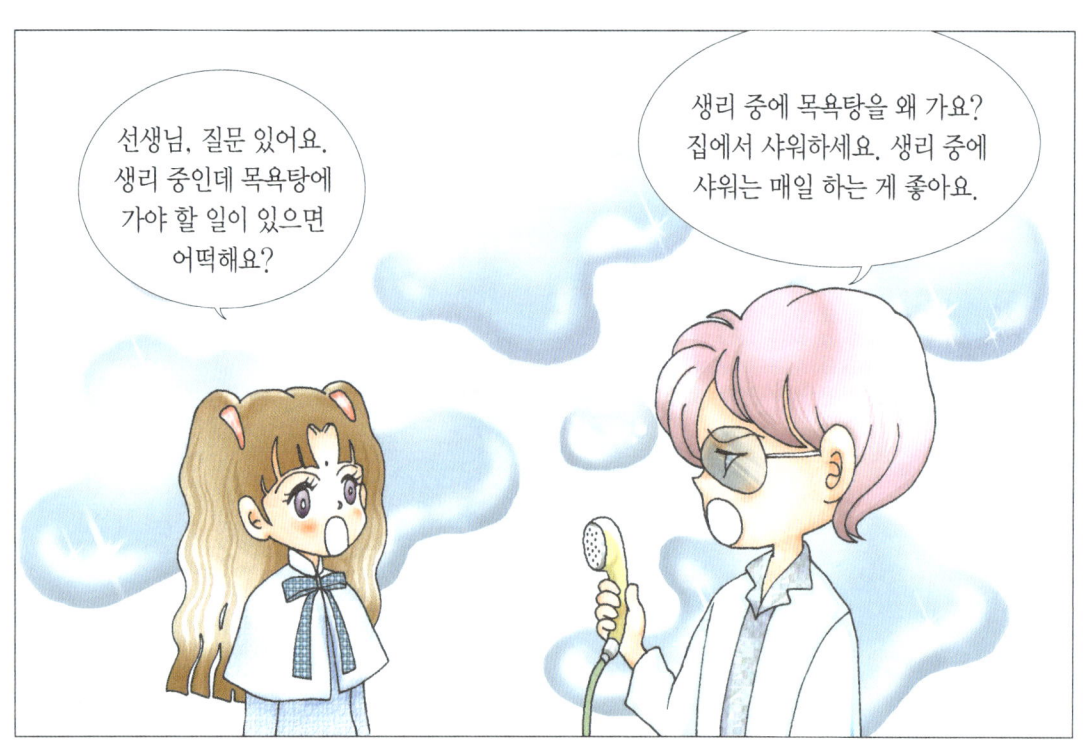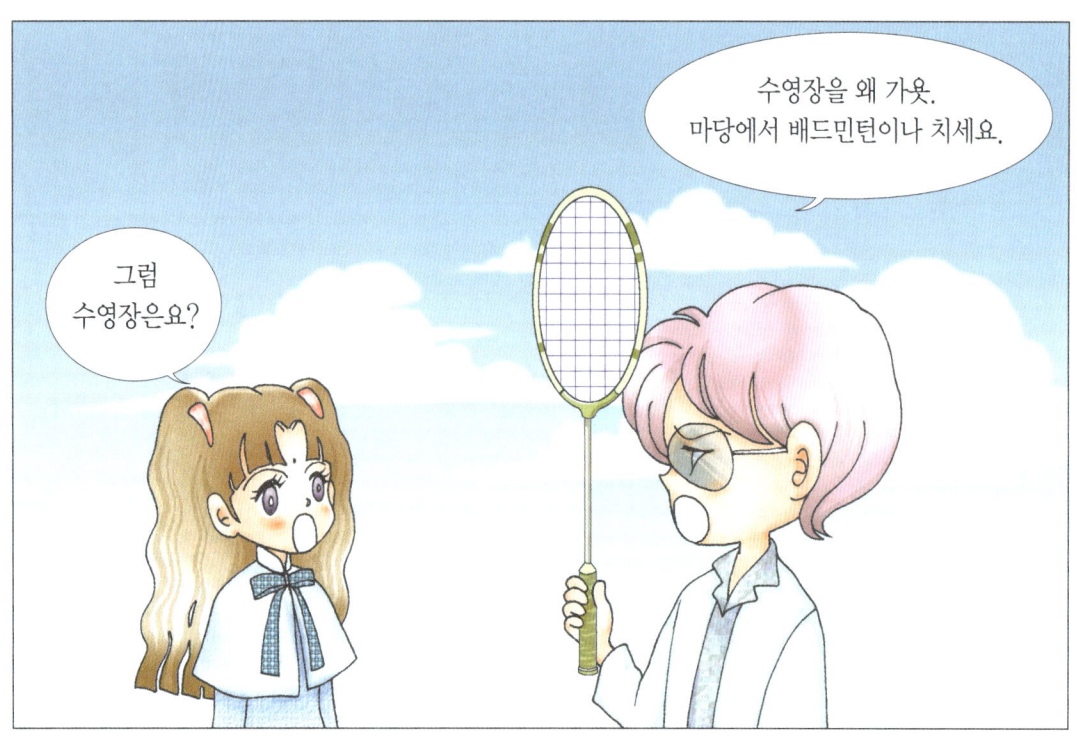

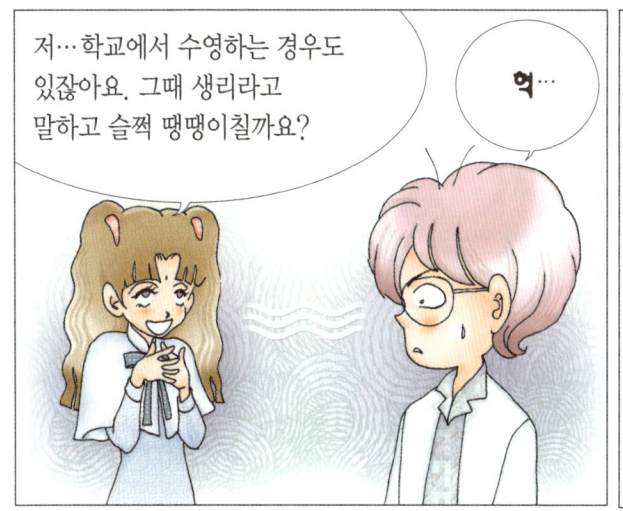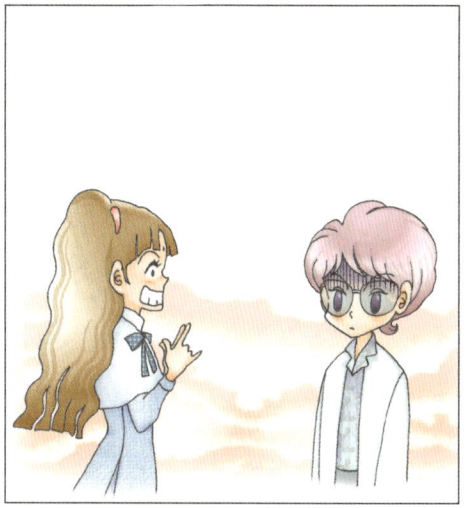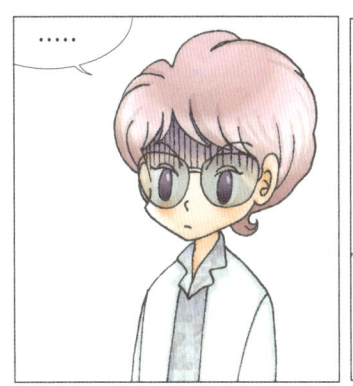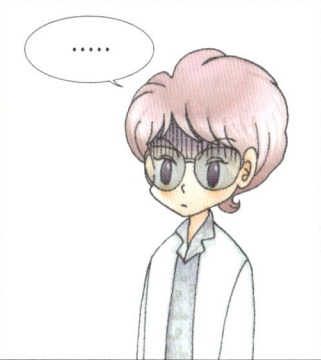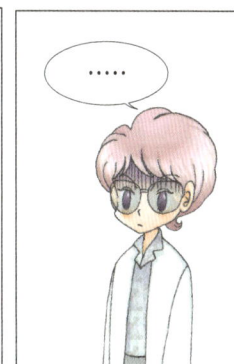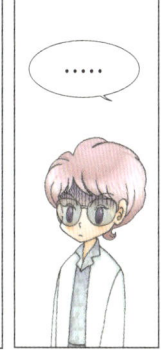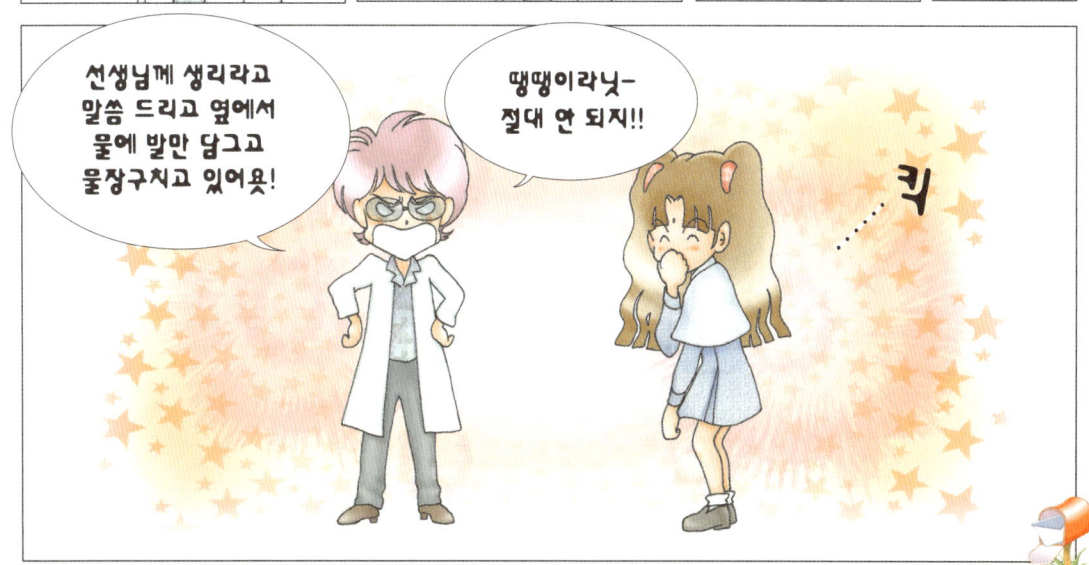

열두 번째 메일

 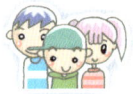   

보내는 이 : lunarena@urinara.co.kr
받는 이 : chinguu@urinara.co.kr
제목 : **내 남친이 옆집으로 이사 왔어 ^^**

친구야 있잖아~ 기쁜 소식 하나. ^^
내 남친 필라르네가 우리 옆집으로 이사 왔당. ^^
물론 닥터 아모께서도 함께 오셨쥐!!!!
넘 넘 좋은 거 있지?

게다가 필라르 어머님은 아는 것도 무지 많으신 데다
내가 딸 같고 이쁘다고 무지하게 잘 해주시거든? ^^
사실 생리를 시작하긴 했지만, 뭐 제대로 아는 게 하나도 없잖아.
엄마가 알려준 짤막한 지식 외엔 아는 게 별로 없어서 자세히 알고 싶긴 했는데,
닥터 아모랑 필라르 어머님이 옆에 계시니까 많이 배울 수 있을 것 같아.

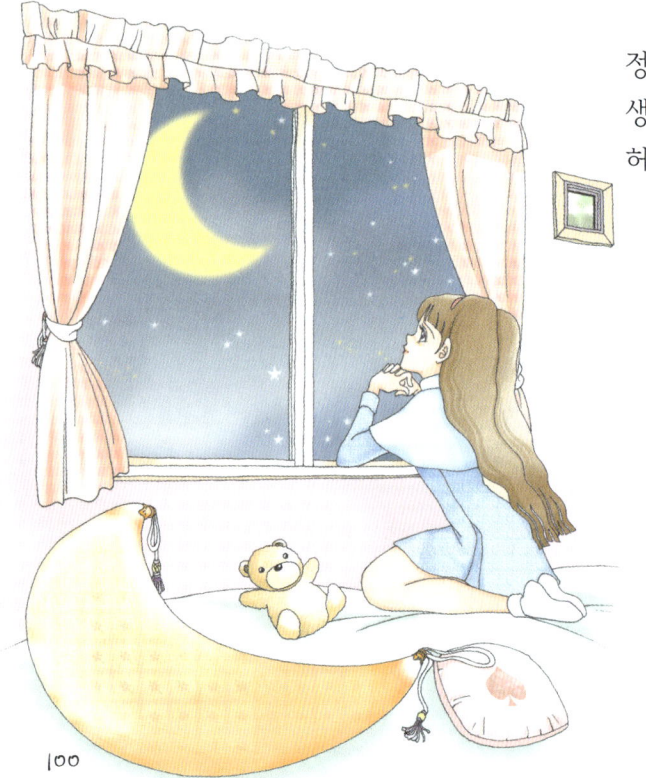

정자랑 난자는 구체적으로 어떻게 만나는 건지,
생리를 할 때엔 왜 가슴이 더 아프고 배도 아프고
허리도 아픈 건지, 생리는 언제까지 해야 하는 건지…

너무너무 궁금한 게 많아. 헤헤.
너도 솔직히 알고 싶지? ^^ 내가 닥터 아모께
많이 많이 배워서 너한테도 알려줄게.
우리 많이 많이 배워서 다른 친구들한테도
알려주고 그러자, 응?

 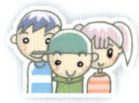   

보내는 이 : lunarena@urinara.co.kr
받는 이 : chinguu@urinara.co.kr
제목 : **생리대가 없었을 땐 어떡했을까?**

아우우우웅~ 생리대를 사러 가야 하는데… 사러 가기 귀찮아.
좀 창피하기도 하고…. 넌 안 그러니?

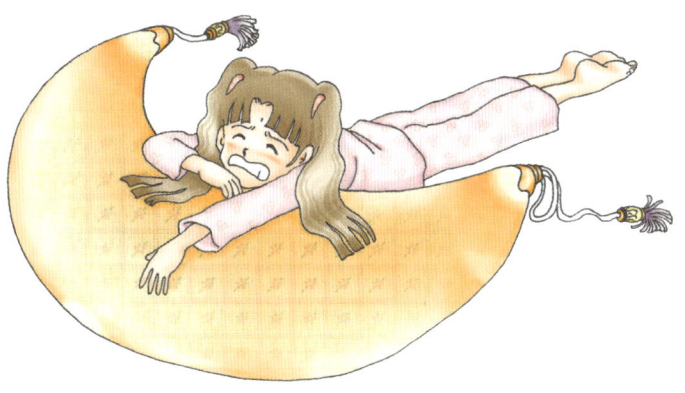

생리대 사러 갔을 때 아저씨가 있음 곤란한데… 어떡하지…. ㅠ,.ㅠ

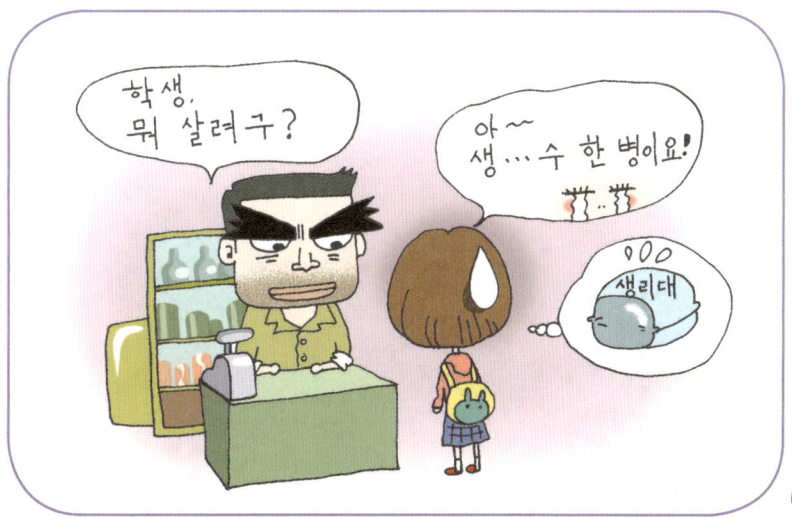

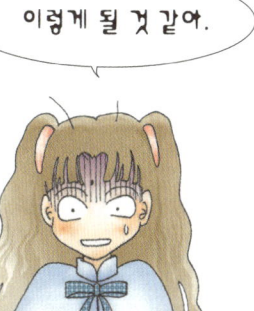

그래도 생리대가 없었으면 어떡했을까 생각하면 끔찍해.
엄마가 그러시는데 옛날에 생리대가 없었을 때엔 소창이라는
헝겊을 아기 기저귀처럼 만들어서 사용했대. 으으으윽~
그거 방수도 안 됐을 텐데…

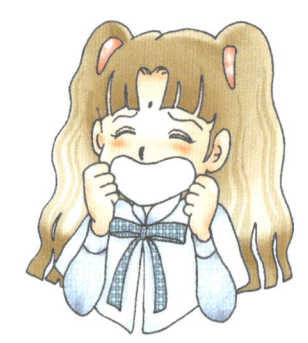

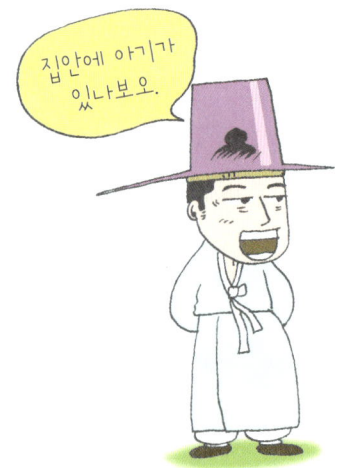

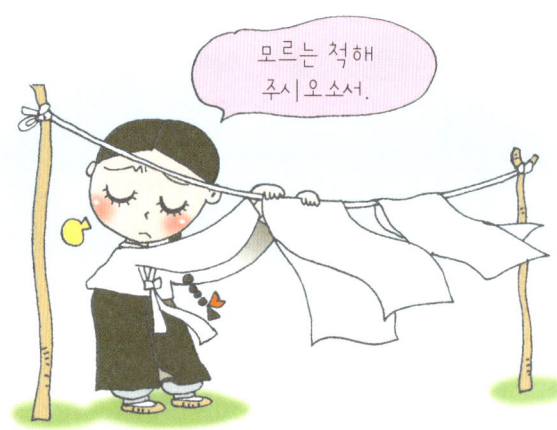

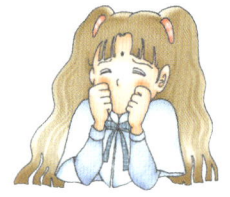
게다가 그걸 일일이 빨아서 썼다는 거 있지? 팬티에 묻은 걸 빠는
일만 해도 장난이 아닌데. ㅡ,.ㅡ 만일 생리대를 매일 빨아서 써야
한다면… 으으으윽~ 생각만 해도 끔찍해. 누가 생리대를 만들었는지
정말 너무 고마운 거 있지? 만나면 과자 좀 사드릴까 봐. ^^;;

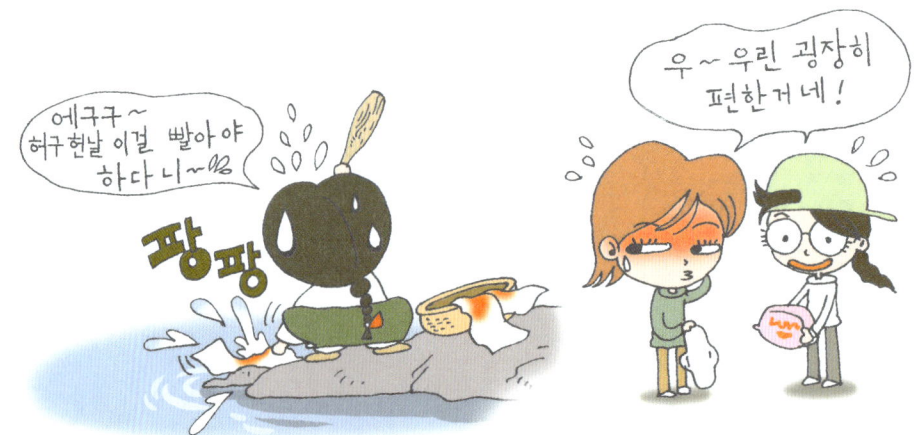

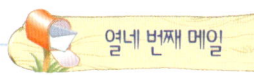

보내는 이 : lunarena@urinara.co.kr
받는 이 : chinguu@urinara.co.kr
제목 : **생리대의 발명**

이야아아아아 친구야~ 너 대단하다~ 생리대 만든 사람을 어떻게 알아냈어?
그러니까 움~ 옛날 제1차 세계대전 때 병원에서 간호사들이
밀려드는 환자들로 너무너무 바빠서 헝겊 생리대를 빨아서
쓸 시간이 없어지자 약솜으로 쓰던 걸 거즈로 싸서 썼다고?
우흠~ 대단한 간호사들이군. 자세히 읽어봐야지.

 친구의 메일

세계 최초의 제대로 된 생리대가 탄생한 것은 1920년이었어.
제1차 세계대전 알지? 전쟁이 났으니까 다치는 사람은 얼마나 많았겠니.
그래서 병원에 환자가 무지하게 많이 늘어나구…. 그러니 간호사 언니들은
얼마나 바빴겠어?

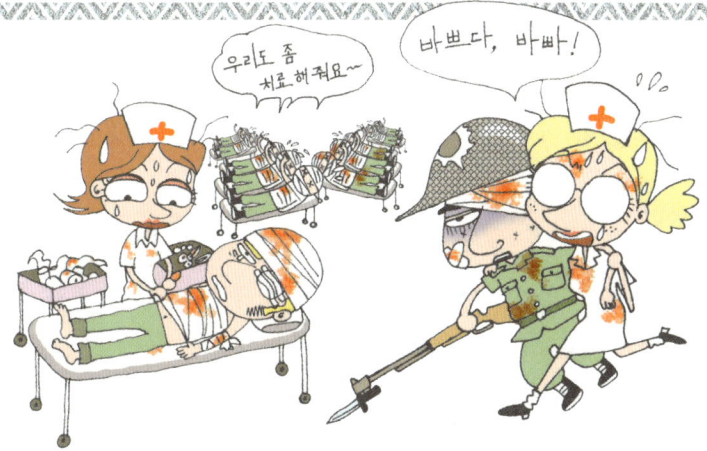

바쁘다고 알아서 생리가 건너뛰어주는 것도 아니고,
환자들은 죽어가는데 생리대 빤다고 시간 보낼 수도 없었을 거고….
그래서 간호사들이 아이디어를 냈지.

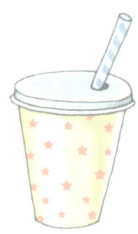

병원에서는 탈지면이라는 약솜을 쓰잖아. 근데 그때 병원에서는 탈지면보다 흡수력이 더 좋은 '셀루코튼'이라는 걸 탈지면 대신 쓰고 있었대. 그걸 거즈에 싸서 생리대 대용으로 사용한 거지. 여기에 착안해서 최초의 생리대 '코텍스'가 탄생한 거구 말야.

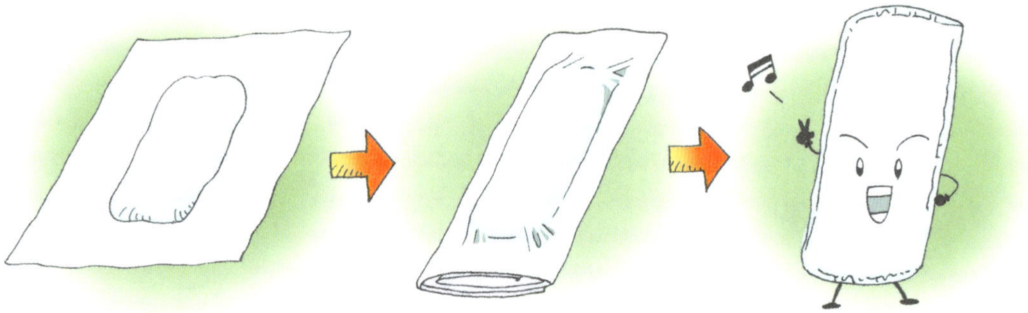

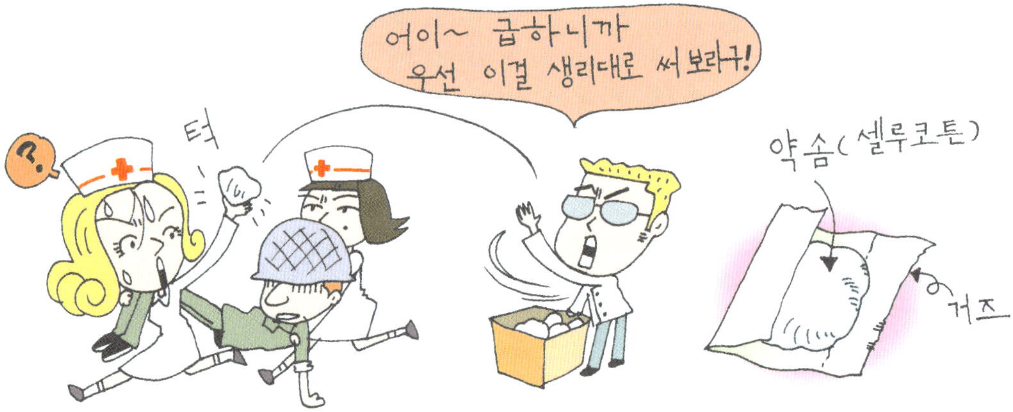

삽입식 생리대 탐폰은 1930년대 초반, 미국에서 어떤 의사가 아내를 좀 더 편안하게 해주려고 압축된 면사와 삽입관, 제거용 끈 등을 이용해서 만든 것이 현대적 탐폰의 시초래.

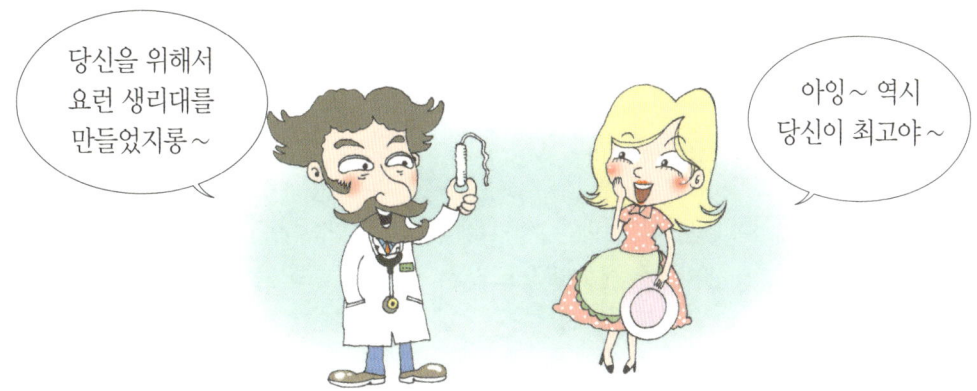

우리나라에는 1971년 처음 생리대를 만들었다고 하는구나. 그 뒤 여러 사람들의 아이디어가 더해졌고, 그래서 현재 우리는 모양과 용도가 다양한 수십 종의 생리대를 사용할 수 있게 된 거지.

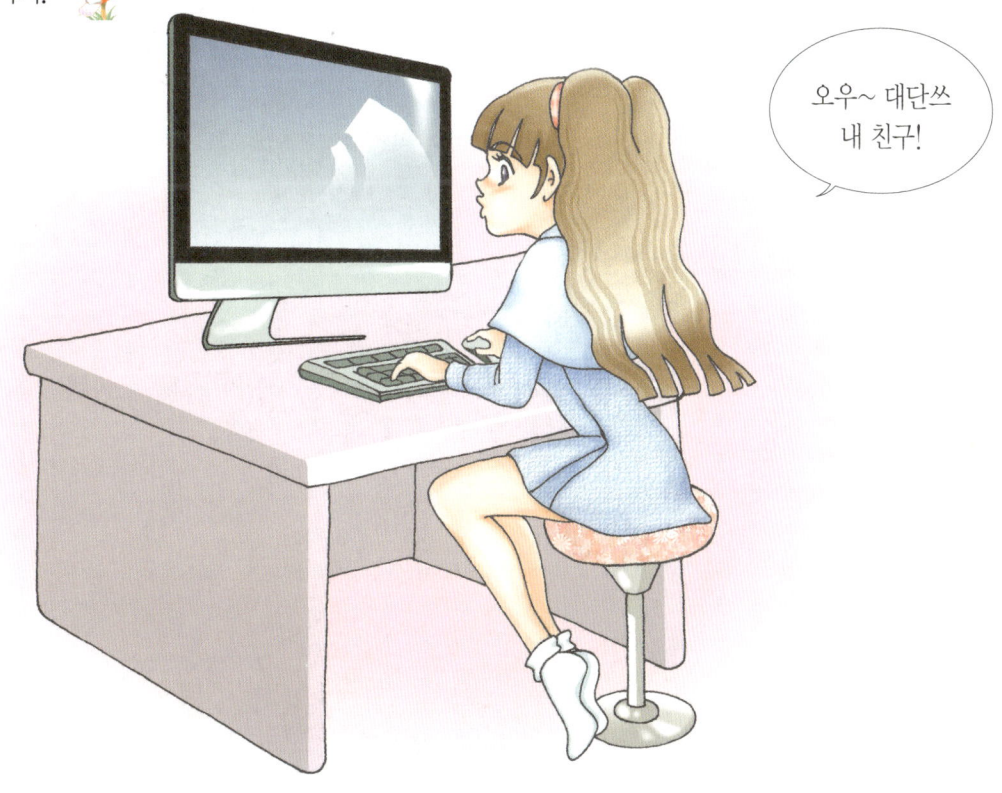

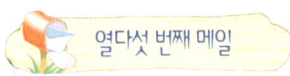

 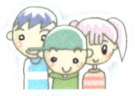   

보내는 이 : lunarena@urinara.co.kr
받는 이 : chinguu@urinara.co.kr
제목 : **생리 양이 많을 땐 이렇게~ ㅆ**

친구야~ 메일 잘 받았어. 근데 너 밤에 생리피가 많이 나온다면서? 그래서 잠잘 때 쓰는 긴 생리대를 해도 밖으로 새서 잠옷에도 묻고 침대에도 묻고 그랬다면서? 밥팅~ 진작에 물어보쥐~

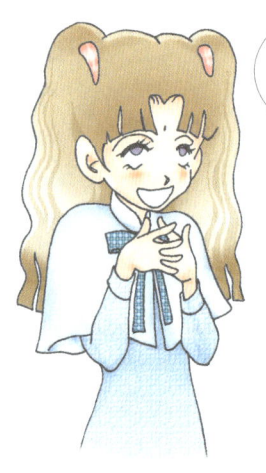
너두 이렇게 됐구나? 나도 그런뎅….

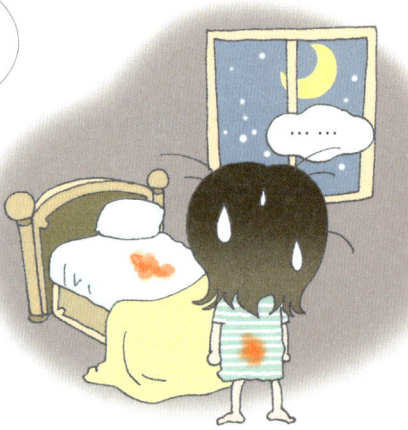

나도 밤에 어떡해야 하나 걱정하다가 개발한 방법이 있쥐~ 아주 간단해. 잘 때 쓰는 긴 생리대를 두 개 붙여서 하는 거야.

그럼 진짜 안심이거든. ^^

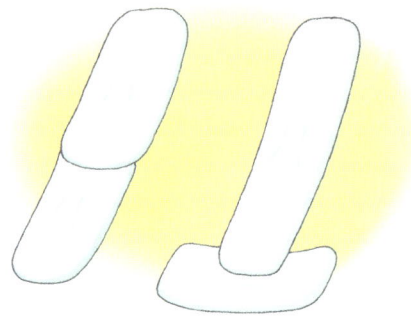 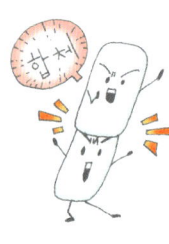

근데 닥터 아모께서 나한테 그러셨는데,
생리피가 너무 많이 나오면 병원에 가봐야 한다는구나.
어느 정도 많이 나오는 건 상관이 없는데, 생리대 하나가 한 시간도
안 돼서 다 젖어버리는 정도로 지나치게 많이 나오면 병원에 가보는 게 좋대.
무슨 이상이 있을 수도 있고, 아닐 수도 있으니까 병원에서
검사 받아야 한다네. ㅡ..ㅡ 이상이 있으면 치료하면 되는 거고,
이상이 없으면 마음이 편해지잖아.

생리가 시작되고 나니까 불편한 점이 꽤 많이 생기지 않니? 생리하기 전에는 몰랐던 문제들
말야. 그치? 일단 생리피 때문에 불결한 느낌이 들고, 생리 때 기분도 좀
좋지 않고, 냄새가 나는 것 같기도 하고….

움… 나만 냄새가 나는 걸까?
너는 괜찮니?

아무래도 닥터 아모께 여쭤봐야겠어.
이런 건 역시 닥터 아모가 최고얌. ^^

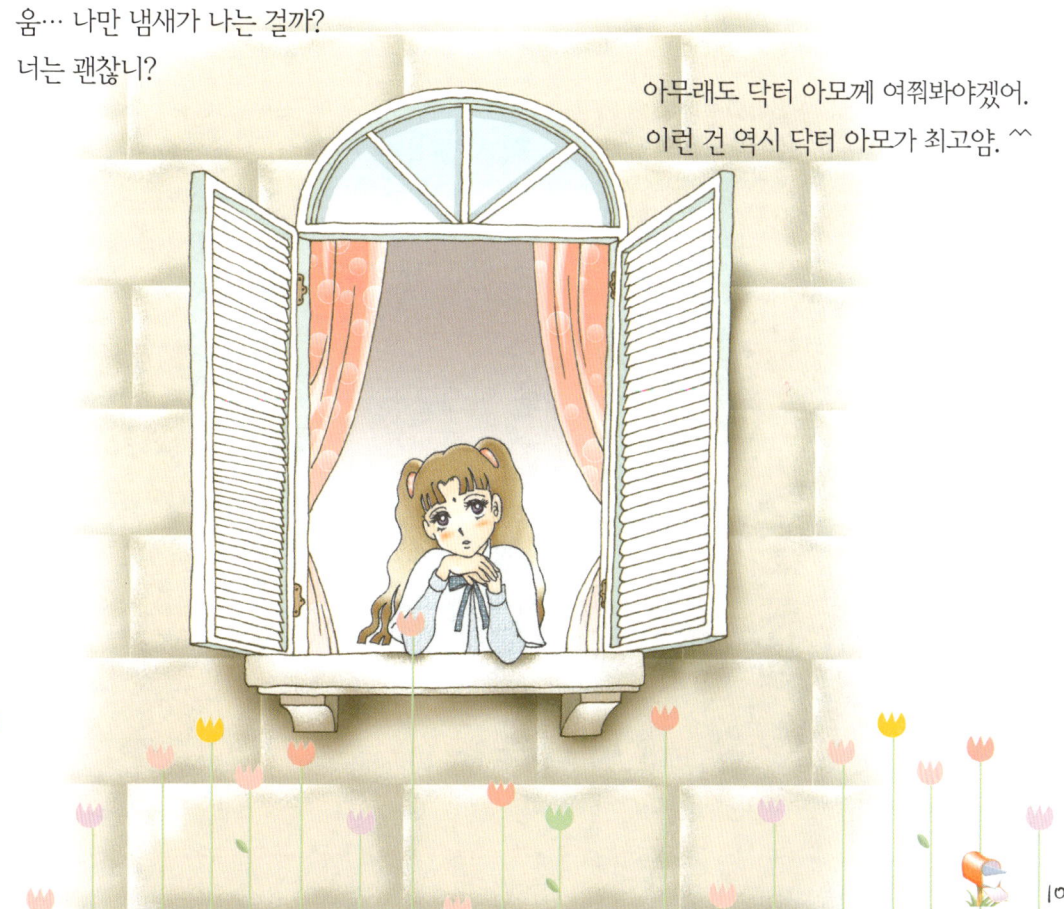

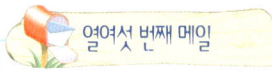

 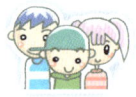   

보내는 이 : lunarena@urinara.co.kr
받는 이 : chinguu@urinara.co.kr

제목 : **생리 중엔 이런 것들을 주의해야 해**

친구야. 너도 역시 냄새가 나서 걱정하는구나. 그런데 걱정 안 해도 돼. 우리가 생각하는 것만큼 냄새가 나는 건 아니래. 생리대를 자주 갈아만 준다면 말야. 생리 중에 매일 샤워도 하지 않고 생리대도 갈아주지 않으면 진짜 냄새 나는 거지. 그리고…

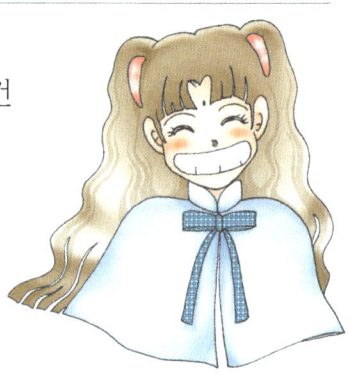

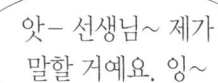

당근이죠. 화장실 갈 때마다 생리대를 바꿔주는 것이 가장 좋아요. 산뜻한 기분은 물론이고 청결을 위해서도…

앗- 선생님~ 제가 말할 거예요. 잉~

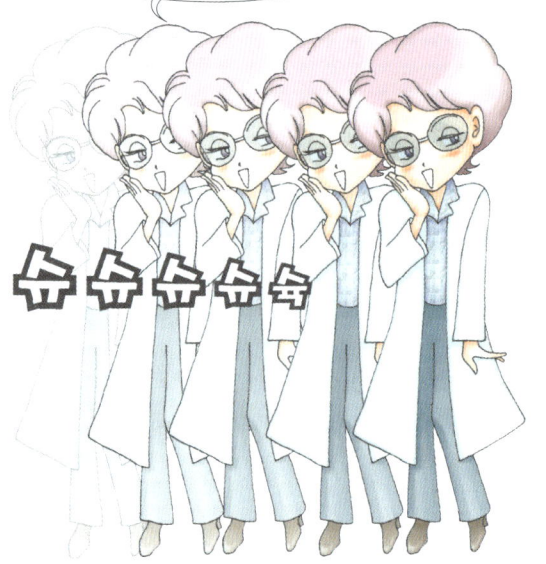

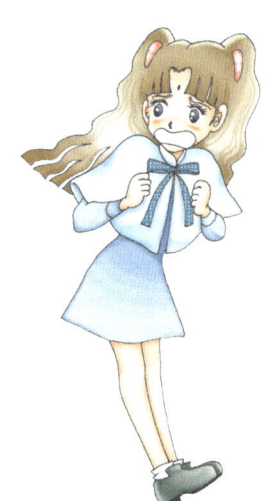

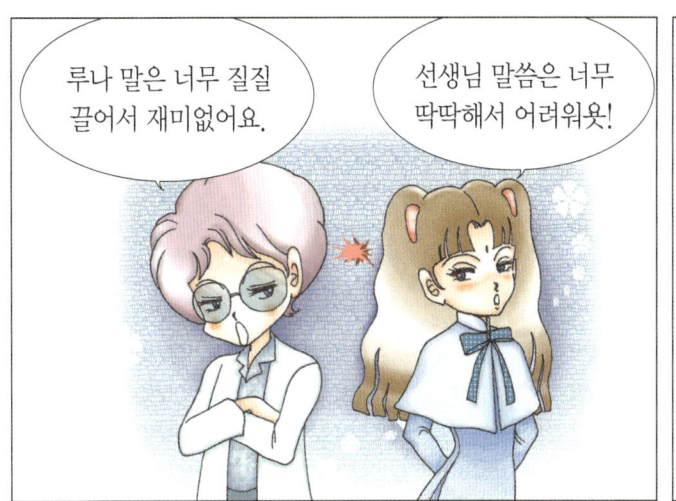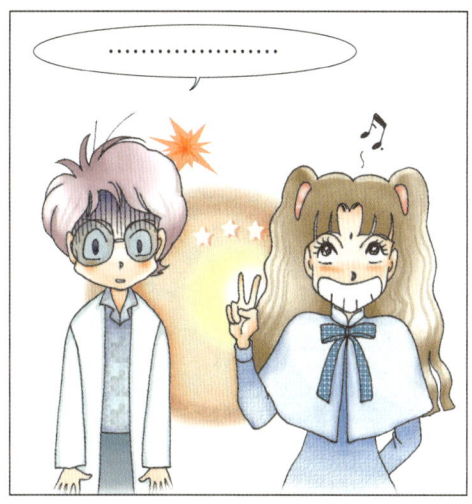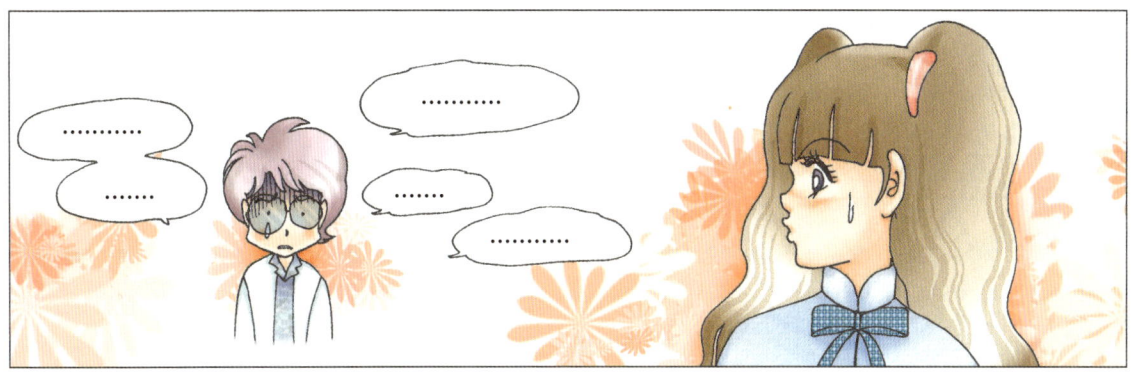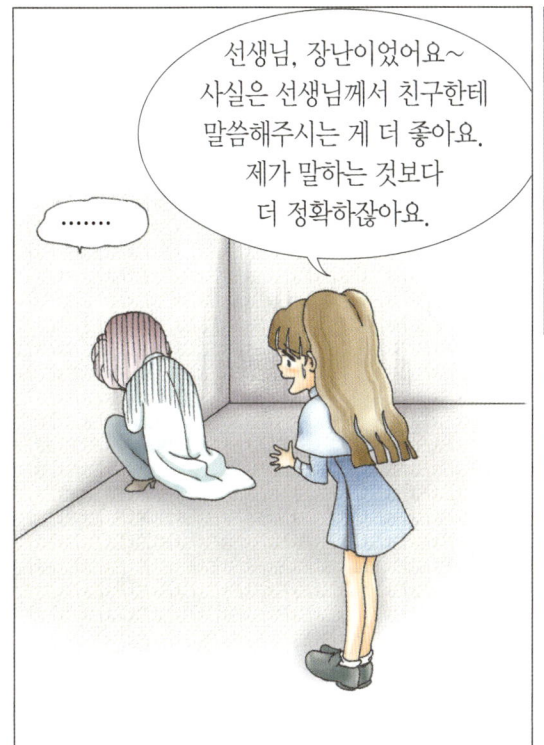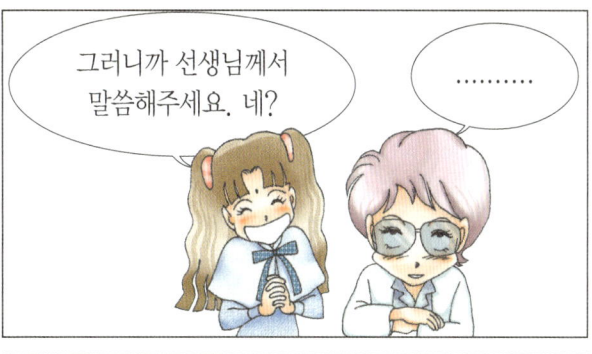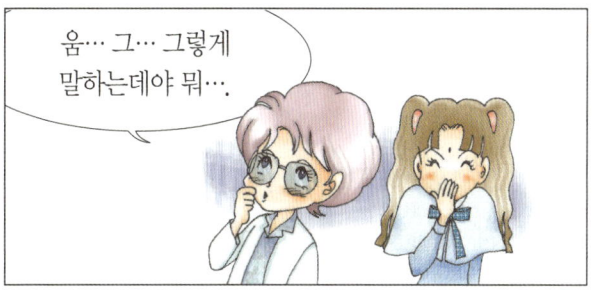

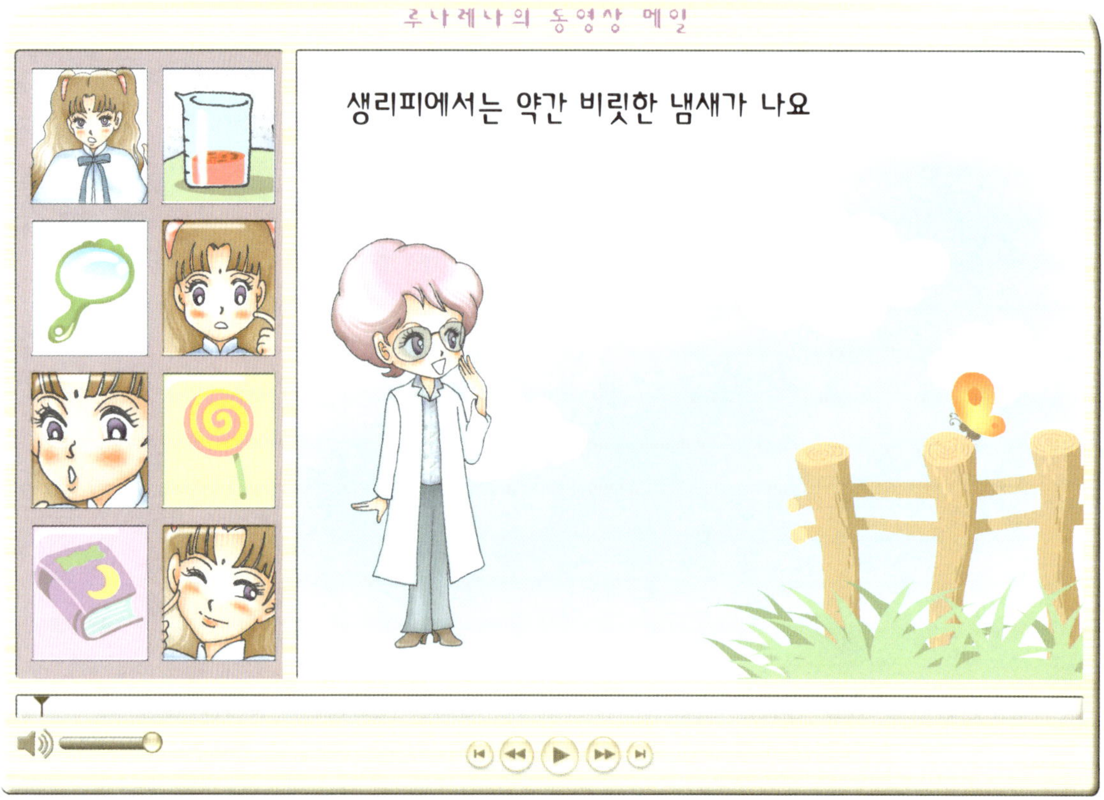

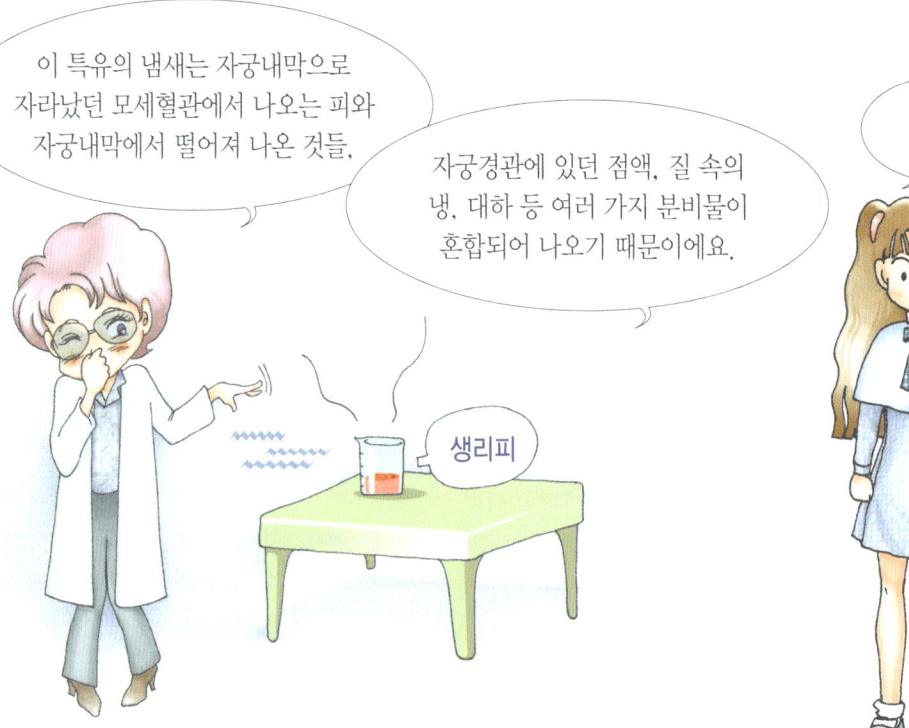

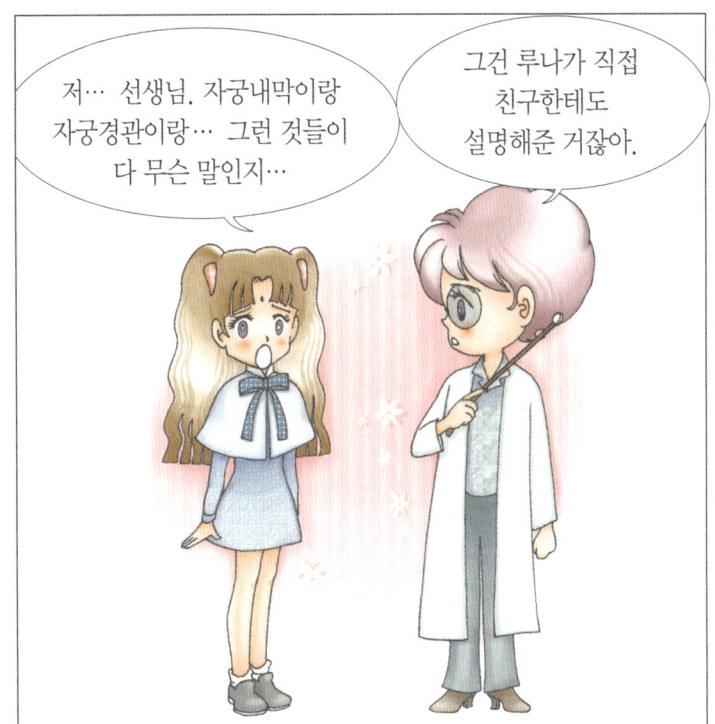
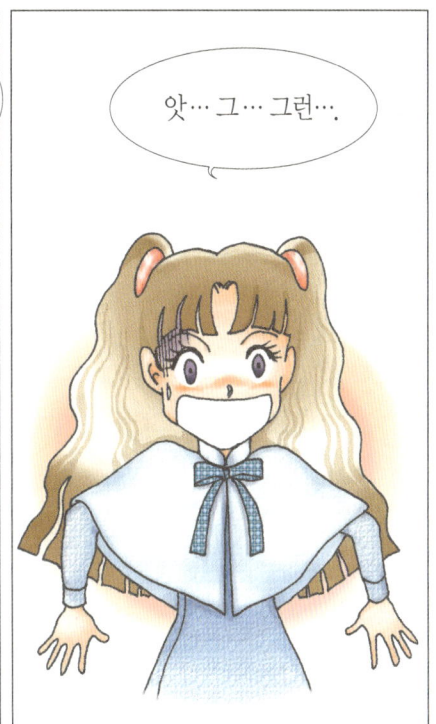
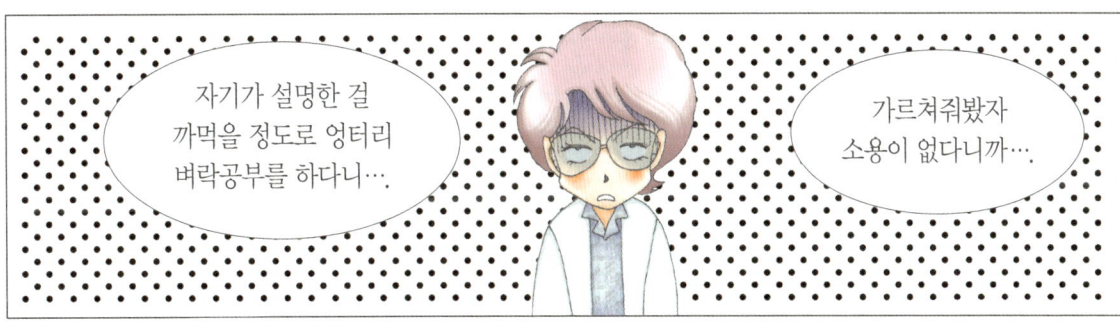
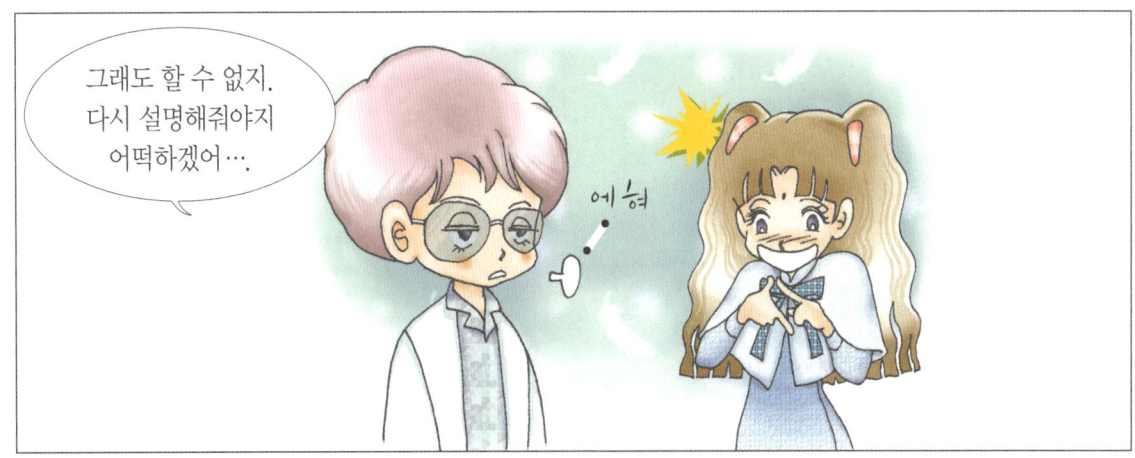

자궁내막은 자궁의 안쪽에 있는 한 겹의 층이에요.
그러니까 쉽게 말해서 자궁 안쪽의 벽인 거죠.
거기에 아기를 잘 키우기 위해 호르몬이 벽을
부드럽고 튼튼하게 만든다고 했잖아요?

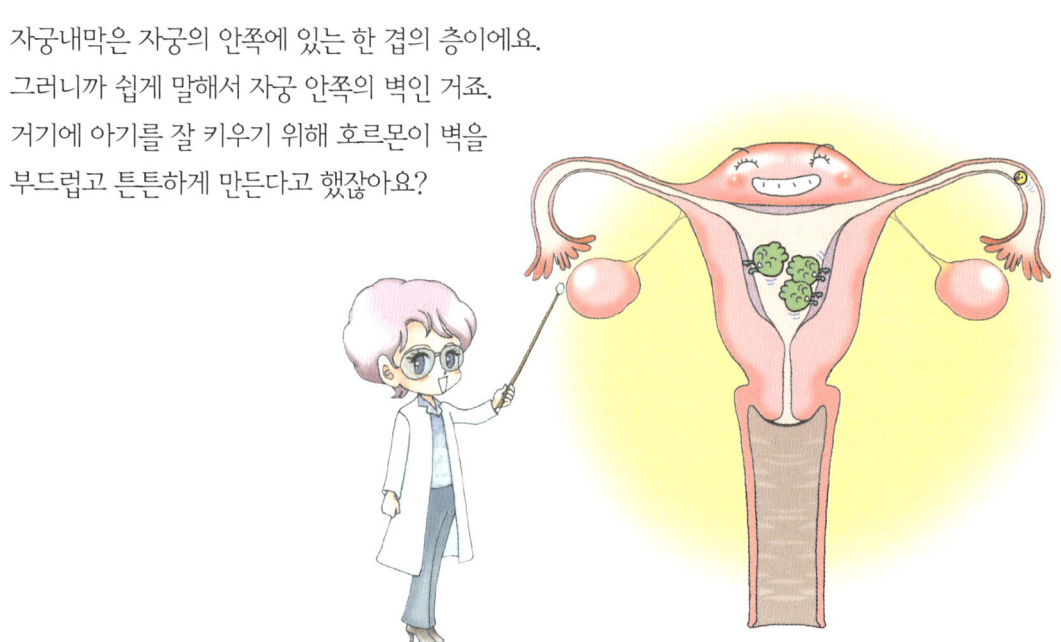

그때 벽이 두툼해지니까 모세혈관도 같이 커지겠죠?
그러니까 모세혈관에 있던 피랑 튼튼하게 만들어졌던 벽이
떨어져 나오는 게 바로 생리예요.
우선은 이 정도만 알아도 돼요.

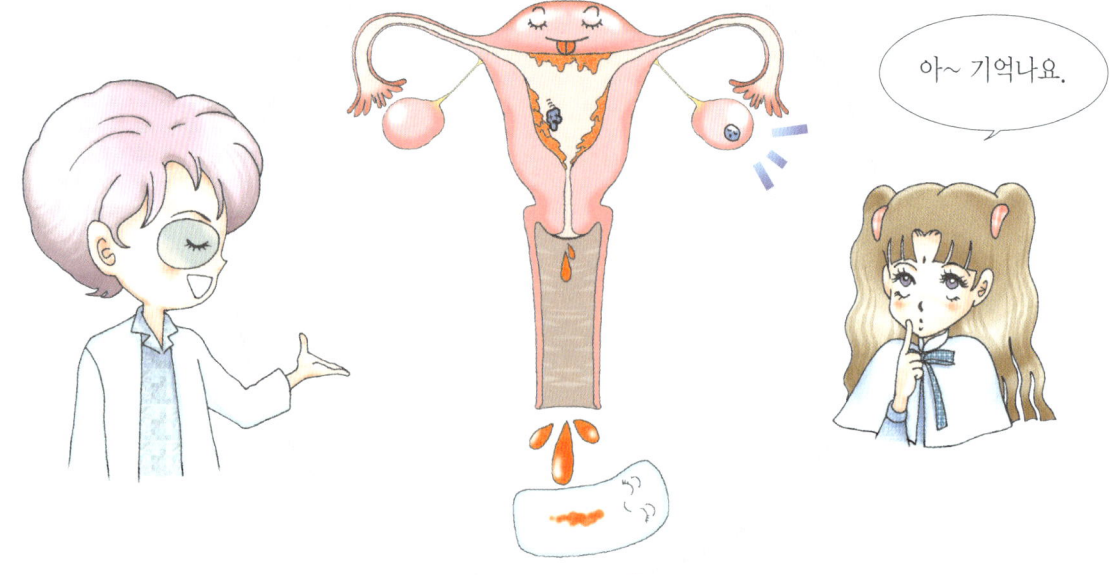

아~ 기억나요.

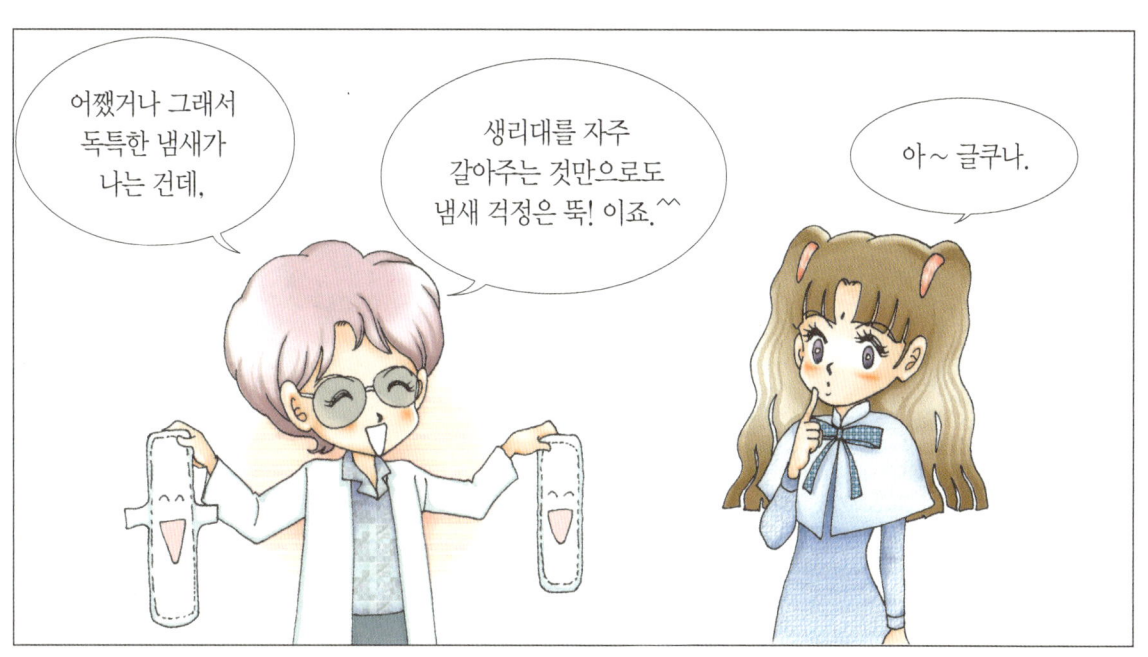

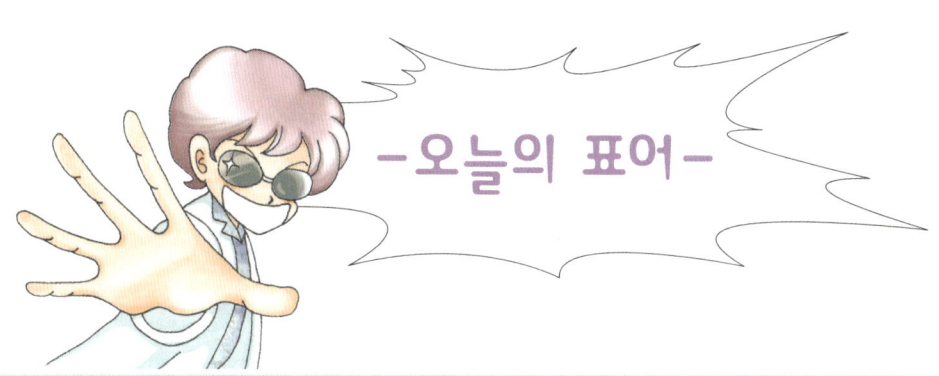

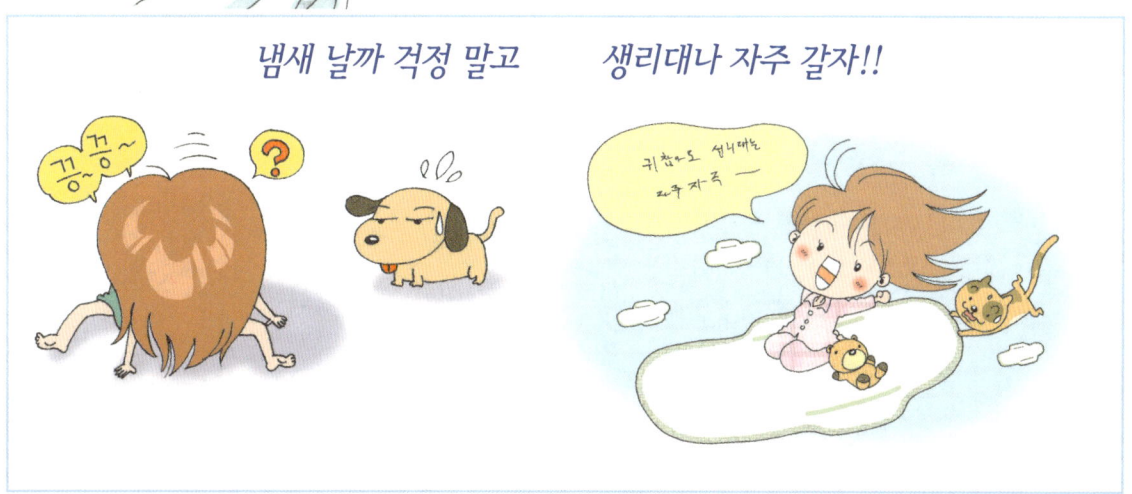

우리가 생리할 때는 생리대를 바꿀 때마다 냄새를 직접 맡기 때문에 냄새에 대해 아주 민감해지죠. 특히 땀을 많이 흘리는 여름철에는 냄새가 더 심한 것 같아서 신경이 곤두서고 그럴 거예요. 하지만 본인이 냄새를 맡는 것처럼 주위 사람들에게도 냄새가 느껴지는 건 아니에요.

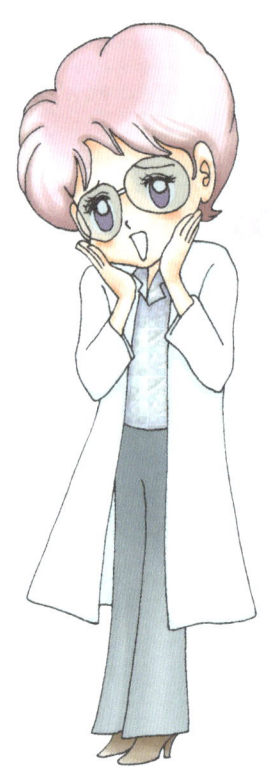
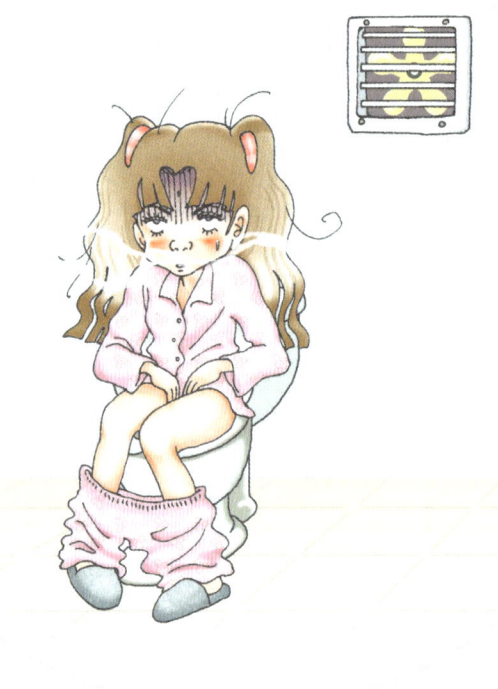

다만 여름에는 다른 계절에 비해서 피부가 짓무르기 쉽고, 습기 때문에 냄새가 좀 더 심해지기는 하니까 생리대를 더욱더 자주 갈아줘야 하죠. 적어도 3~4시간마다요.

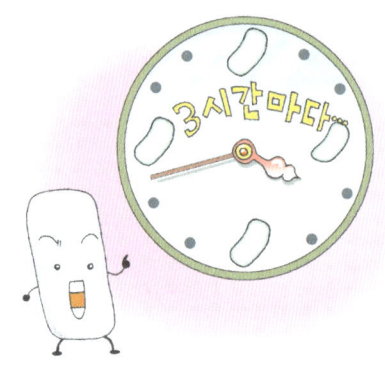

그러니까 외출할 때는 생리대를 좀 더
넉넉히 준비하는 게 좋겠지요?

### 평상시에는

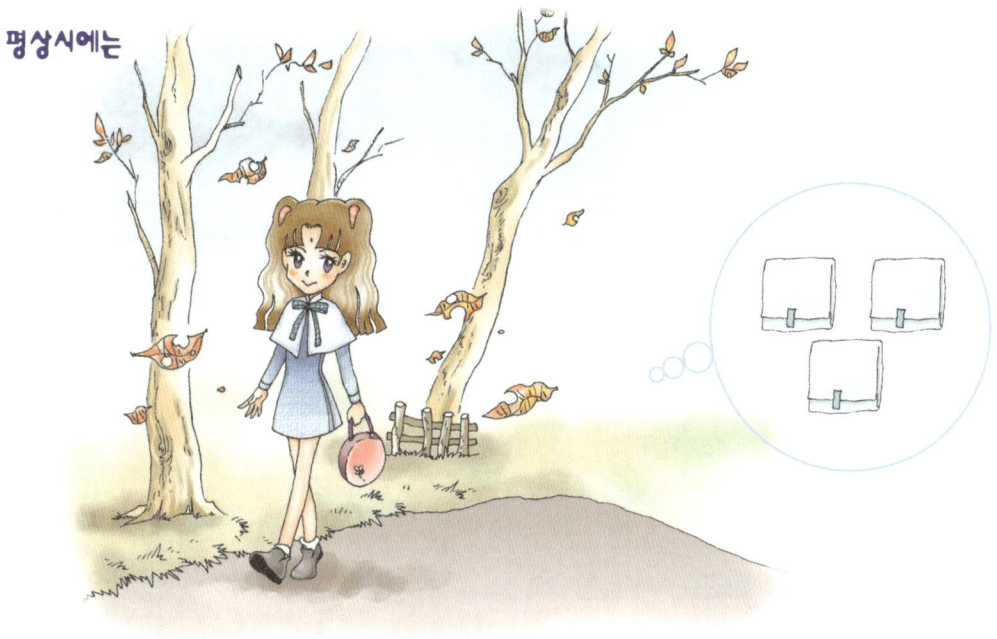

### 더운 여름에는

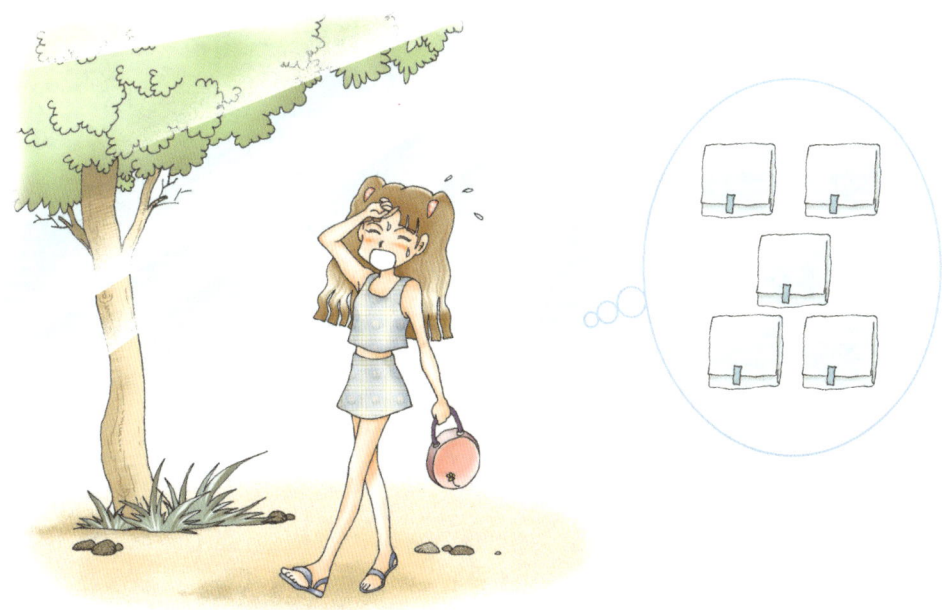

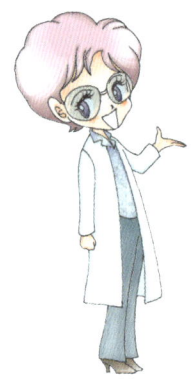
그리고 여행을 갈 때에도 생리대는 넉넉하게 챙겨 가는 것이 좋아요. 생리를 하지 않더라도 만일을 대비해서 가져가는 것이 좋겠죠?

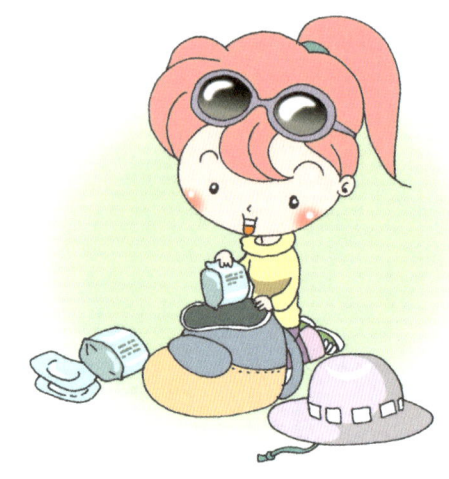

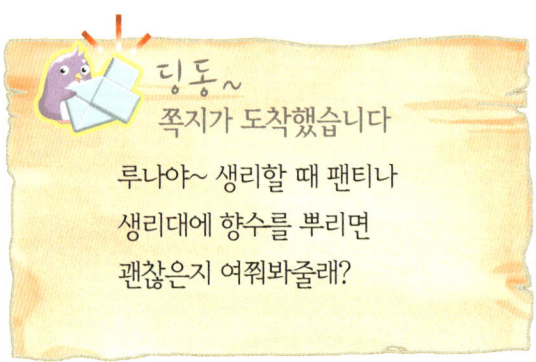

딩동~
쪽지가 도착했습니다
루나야~ 생리할 때 팬티나 생리대에 향수를 뿌리면 괜찮은지 여쭤봐줄래?

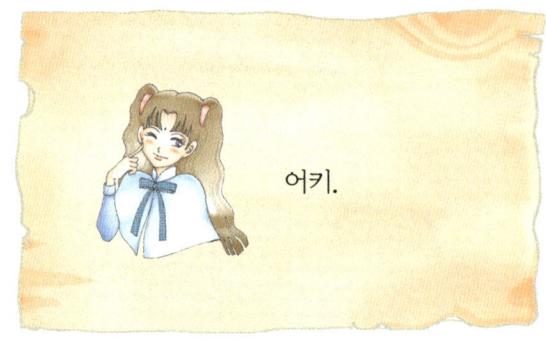

어키.

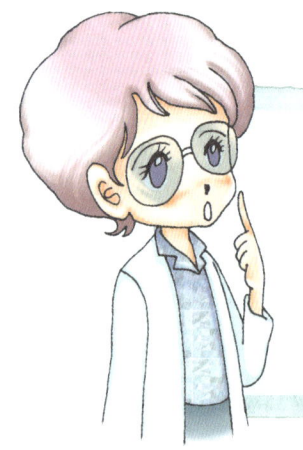

그건 바람직하지 않은데….
향수가 직접 외부생식기에 닿으면 염증이 생길 수도 있고, 향수 냄새와 생리 냄새가 섞이면 더 이상한 냄새가 되기도 해요.

그래도 계속 신경 쓰인다면 손목, 발목, 귀 뒤 등
속옷 이외의 다른 부분에 조금만 뿌려주세요. ^^

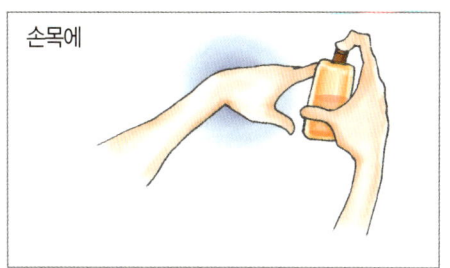

손목에

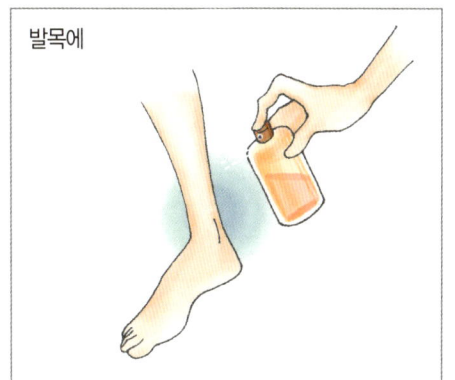

발목에

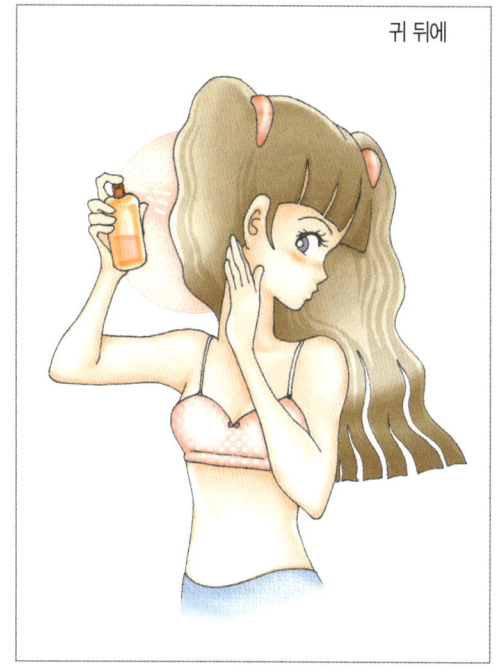

귀 뒤에

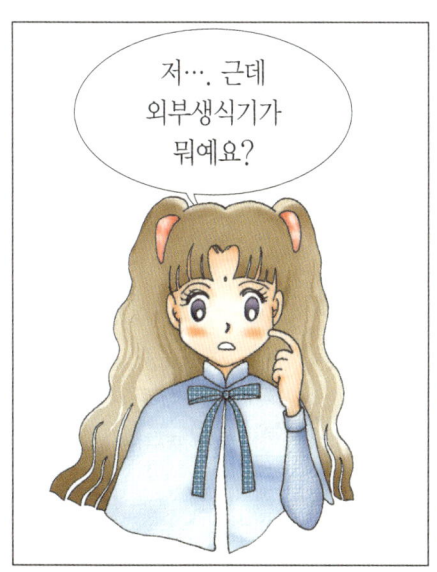

저…. 근데 외부생식기가 뭐예요?

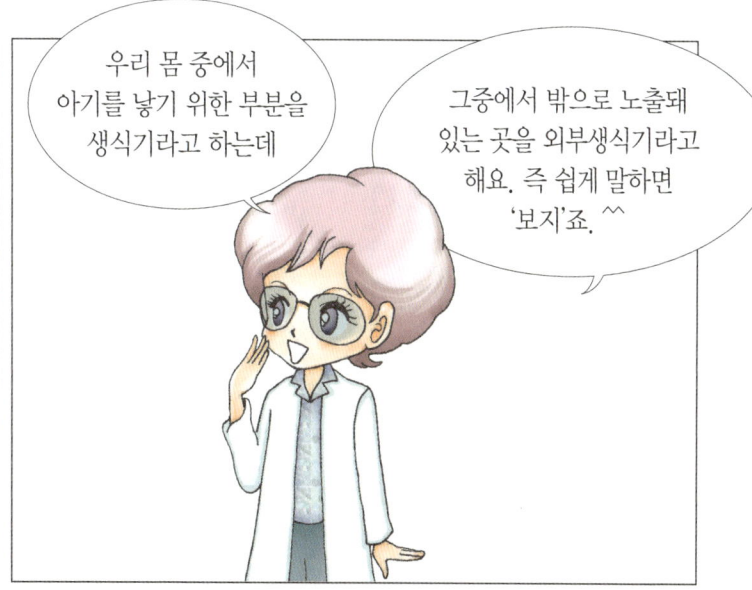

우리 몸 중에서 아기를 낳기 위한 부분을 생식기라고 하는데

그중에서 밖으로 노출돼 있는 곳을 외부생식기라고 해요. 즉 쉽게 말하면 '보지'죠. ^^

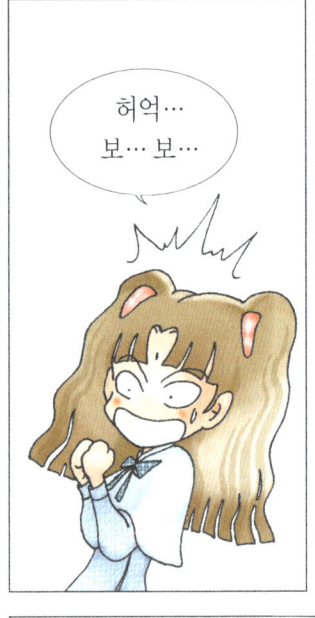
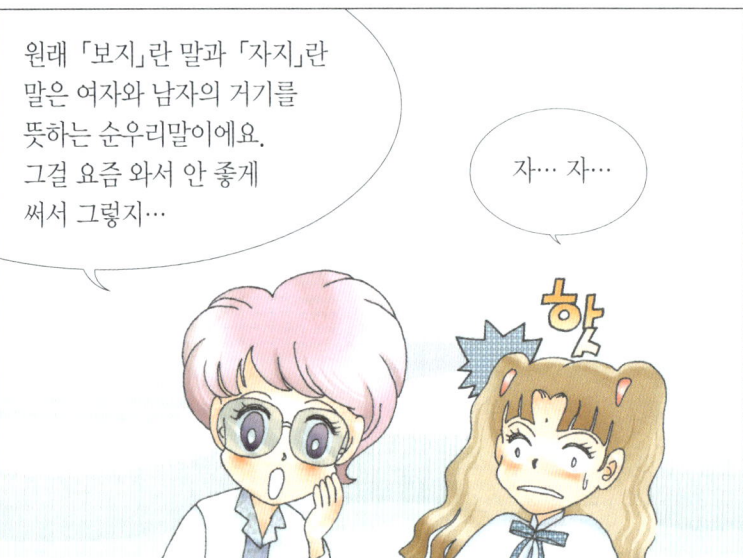

허억… 보… 보…

원래 「보지」란 말과 「자지」란 말은 여자와 남자의 거기를 뜻하는 순우리말이에요. 그걸 요즘 와서 안 좋게 써서 그렇지…

자… 자…

우리에게는 외국 것은 좋은 것이고 우리나라 것은 안 좋은 것이라는 나쁜 인식이 있어요.

잘 생각해봐요. 우리가 고기나 야채를 살 때 쓰는 '근'이라는 단위는 순수한 우리나라의 단위예요. 근데 요즘 와서는 몸무게를 잴 때는 'kg'을 쓰고 고기나 야채를 살 때만 '근'을 쓰죠.

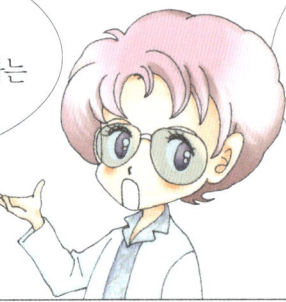

외국에서는 몸무게를 재는 단위와 고기나 야채를 재는 단위가 모두 같아요.

예를 들면 몸무게도 몇 파운드 고기도 몇 파운드… 이런 식으로 쓰죠.

그런데 우리는 몸무게는 'kg'을 쓰고 고기나 야채만 순수 우리 단위인 '근'을 쓰면서 마치 'kg'이 '근'보다 고급스럽다는 인식을 하고 있어요.

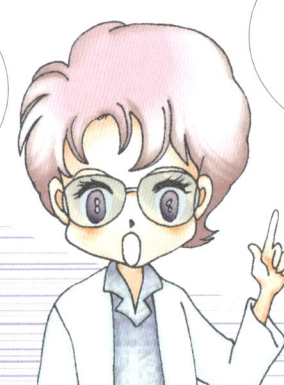

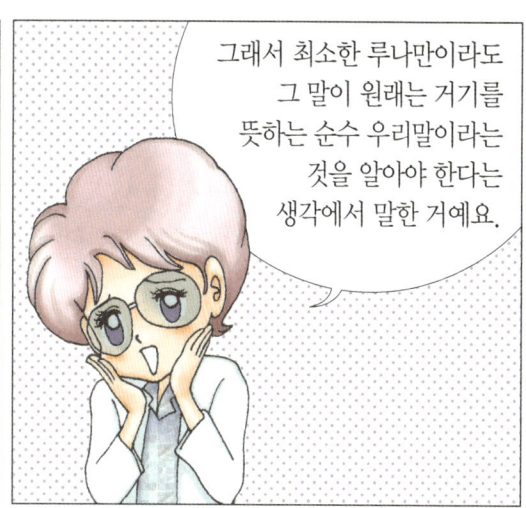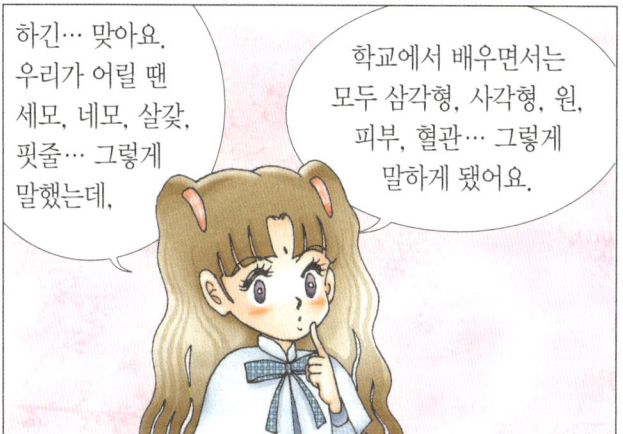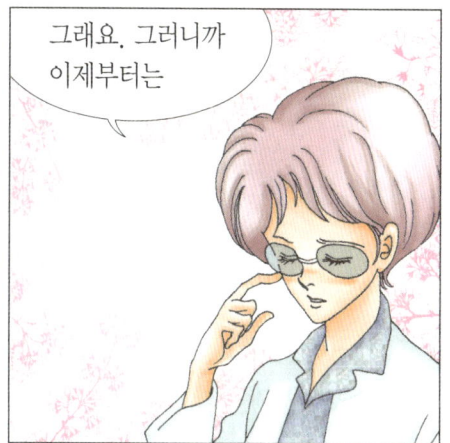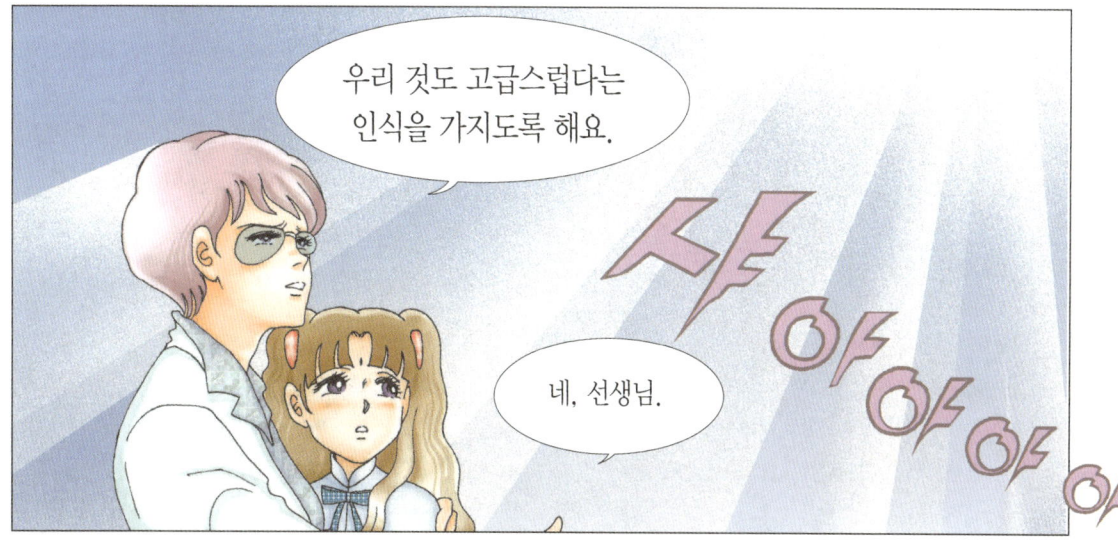

다시 생리에 대한 설명을 계속하죠.
생리 중에는 기지개를 켜는 등의 간단한 스트레칭을 하거나 음악에 맞춰 잠깐
춤을 추거나 상쾌한 자연을 벗 삼아서 산책하는 것이 좋아요. 가벼운 운동은
생리통도 진정시켜주고 몸과 마음도 편안하게 해주니까요.

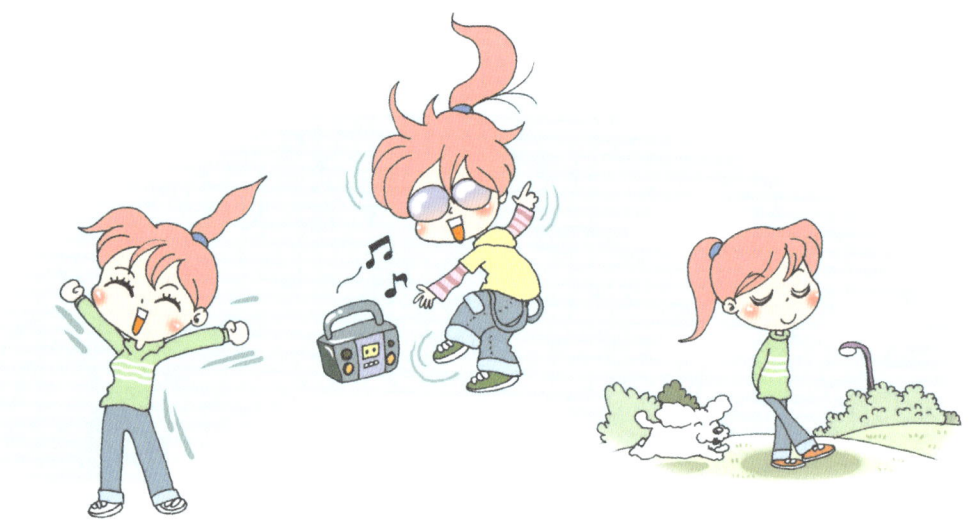

생리 중에 매일 샤워하는 것은 기본이에요. 간단한 샤워는 몸속 피의 흐름을 좋게
하기 때문에 피로를 풀어주지요. 하지만 탕에 들어가는 목욕은 하면 안 돼요. 생리피가
몸 밖으로 나오느라 자궁문이 열려 있어서 탕 속 물에 있던 세균이 질을 통해서
우리 몸속까지 들어올 수 있으니까요.

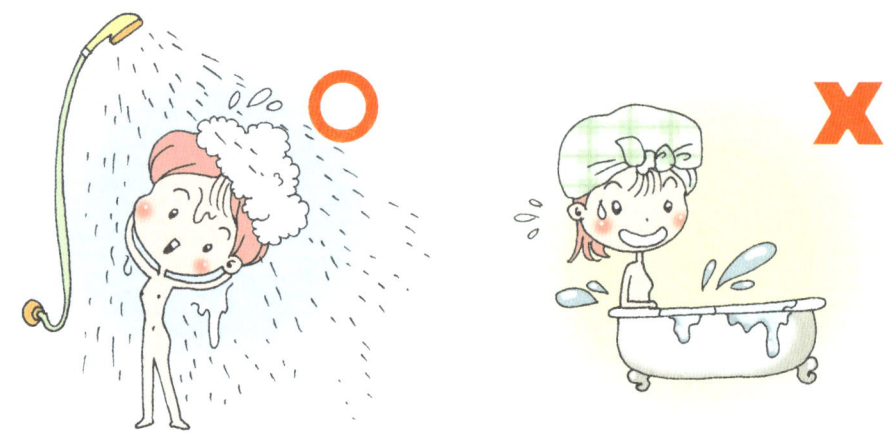

특히 여러 사람들이 함께 사용하는 대중 목욕탕이나 수영장은 감염의 확률도 높을 뿐 아니라 생리피가 나오는데 대중탕이나 수영장에 들어간다는 것은 다른 사람들에 대한 예의로도 해서는 안 될 일이겠죠?

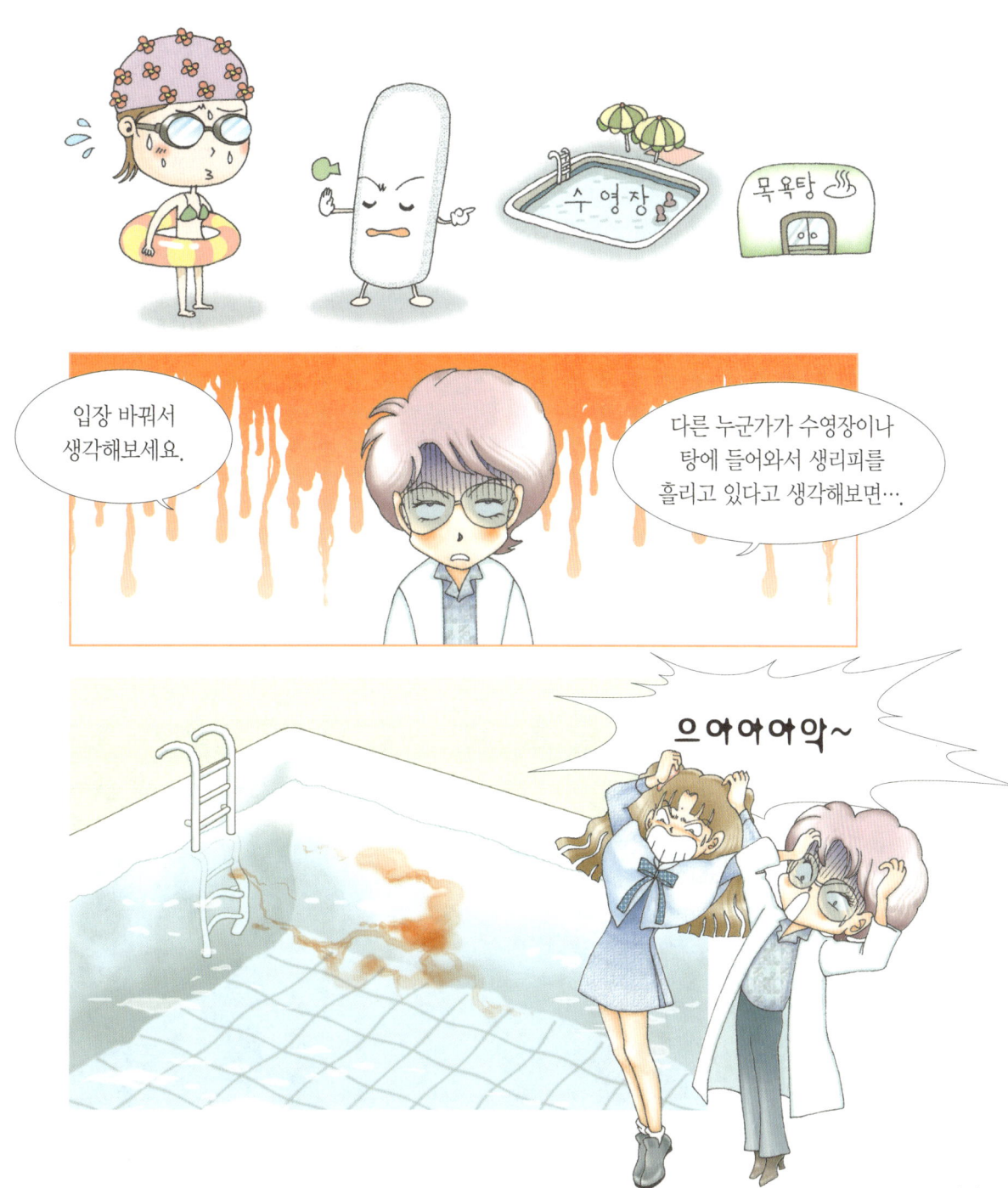

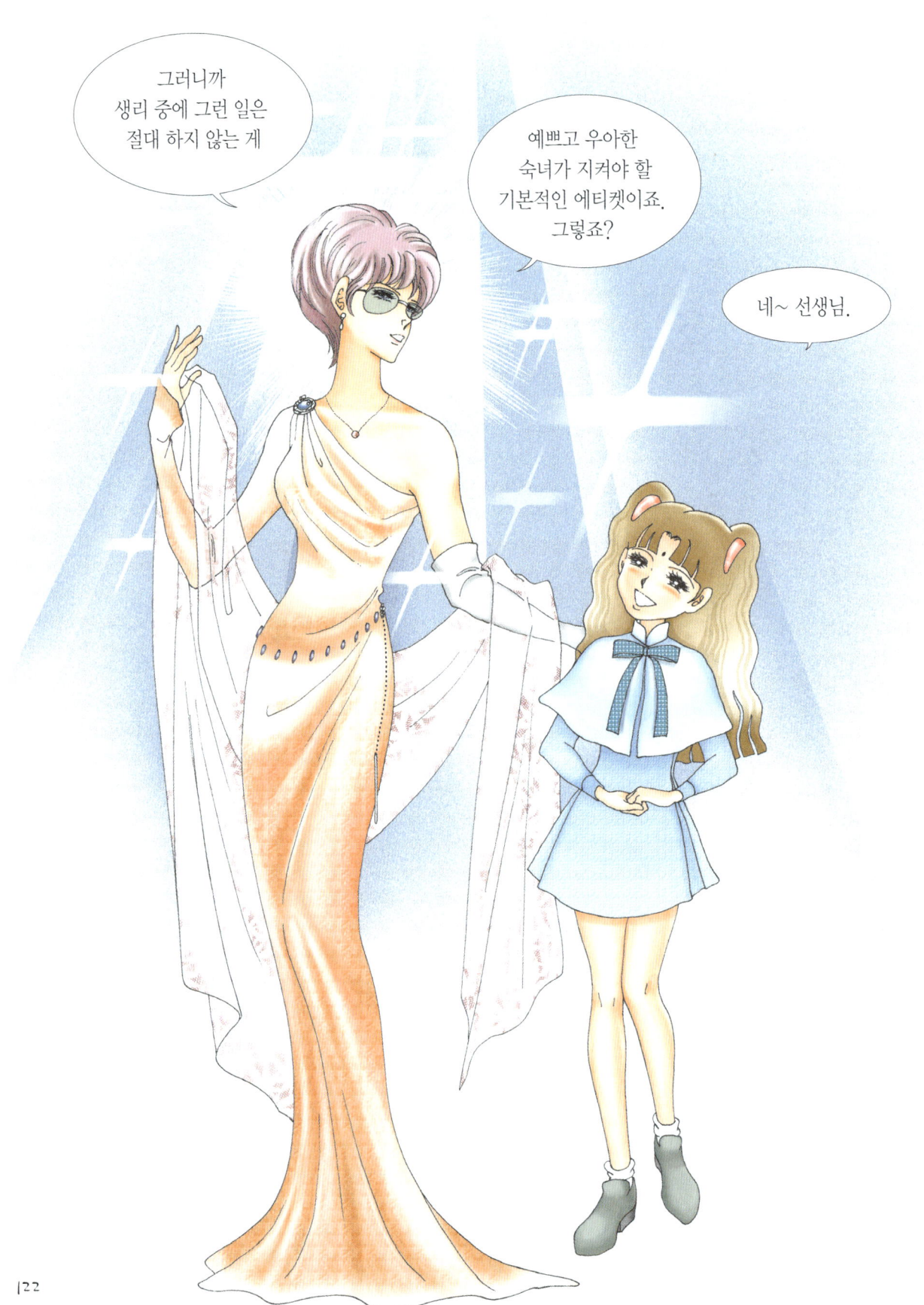

### 아참! 참고로-!

혹시 어떤 분은 평소에는 괜찮은데 꼭 생리 전이나 생리 후만 되면 여드름이 더 심해지거나 뾰루지가 입 주위나 이마에 나는 경우도 있을 거예요. 이런 증상은 생리가 끝나면서 괜찮아지는 것이 보통이죠. 하지만 생리 시작 5~10일 전에 두드러기, 물집, 반점 등이 나타났다가 생리 후에 없어지고, 다음 생리 때 또 나타나고 사라지고… 그럴 수도 있어요. 만일 그런 증상이 계속된다면 얼른 피부과로 달려가세요. 알았죠?

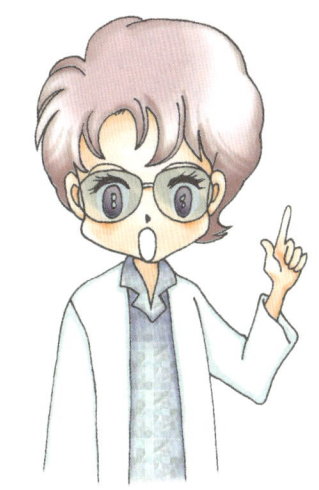

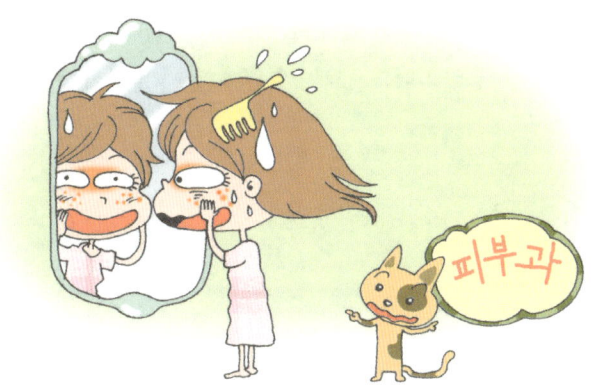

그리고 생리 중에 생리대가 움직이지 않게 하려고 몸에 꽉 조이는 거들 같은 것을 입는 분들이 많은데 그건 좋지 않아요. 위생팬티 정도만 입고 옷은 통풍이 잘되는 편한 걸 입도록 하세요.

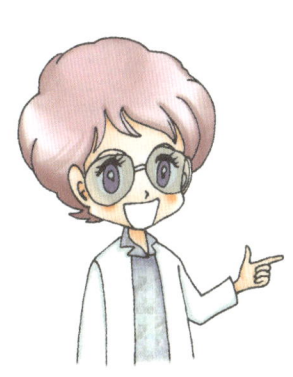
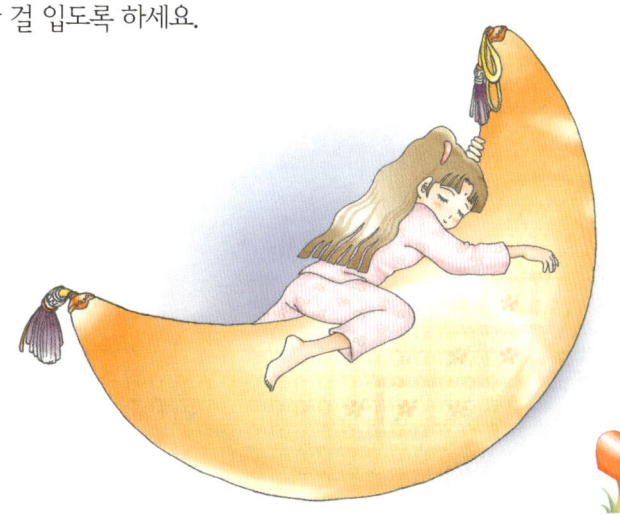

 어때? 잘 알았어?

 응. 생리 때 주의해야 할 게 꽤 많구나. 청바지가 꽉 끼니까 생리대가 안 움직일 거 같아서 입으려고 했거든? 근데 입지 말아야겠당 그치?

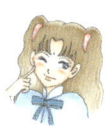 그래~ 나두 그랬어. ^^;; 이제 편한 거 입어야쥐.

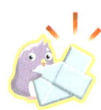 앙~ 그럼 담에 또 배운 거 있으면 메일이나 쪽지 줘. 빠이 ^^

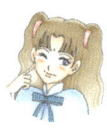 응. 빠이 ^^

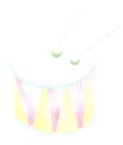
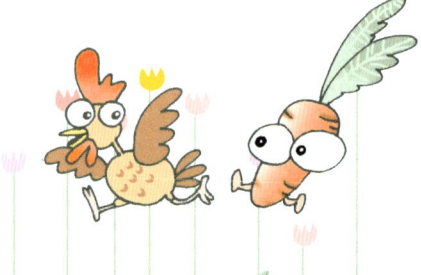

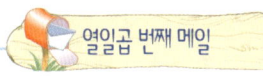

 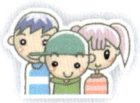   

보내는 이 : lunarena@urinara.co.kr
받는 이 : chinguu@urinara.co.kr
제목 : **팬티라이너**

있잖아. 나 생리가 끝나고 난 뒤에도 왠지 팬티가 좀 지저분하게 뭔가 묻는 것 같아. 너도 좀 그렇지 않니?

그래서 팬티라이너라는 걸 사서 붙였거든? 너도 팬티라이너라는 건 들어봤지? 근데 닥터 아모께서 그러시는데, 팬티라이너는 원래 그렇게 쓰는 게 아니래.

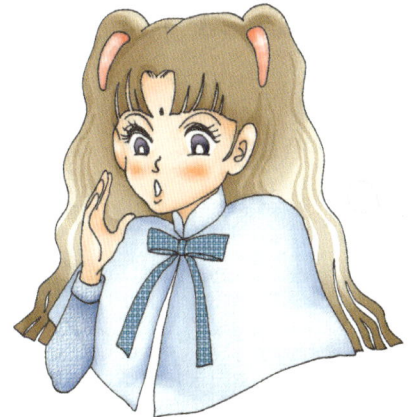
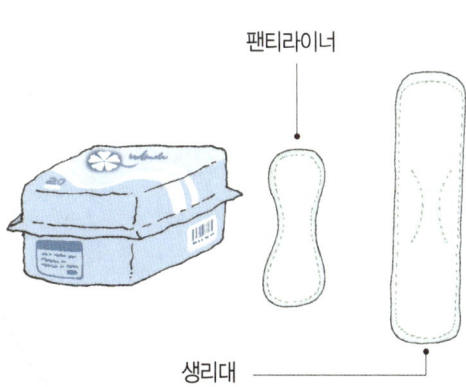

팬티라이너

생리대

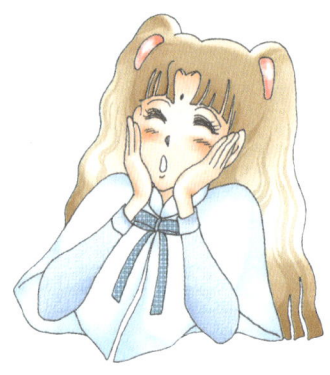

팬티라이너는 원래 서양에서 여자들이 팬티 스타킹만 신고 팬티를 안 입을 때나, 청바지 입을 때 팬티 자국이 보이지 않게 하려고 팬티를 안 입고 청바지만 입거나 할 때, 팬티 대신 사용하던 거래.

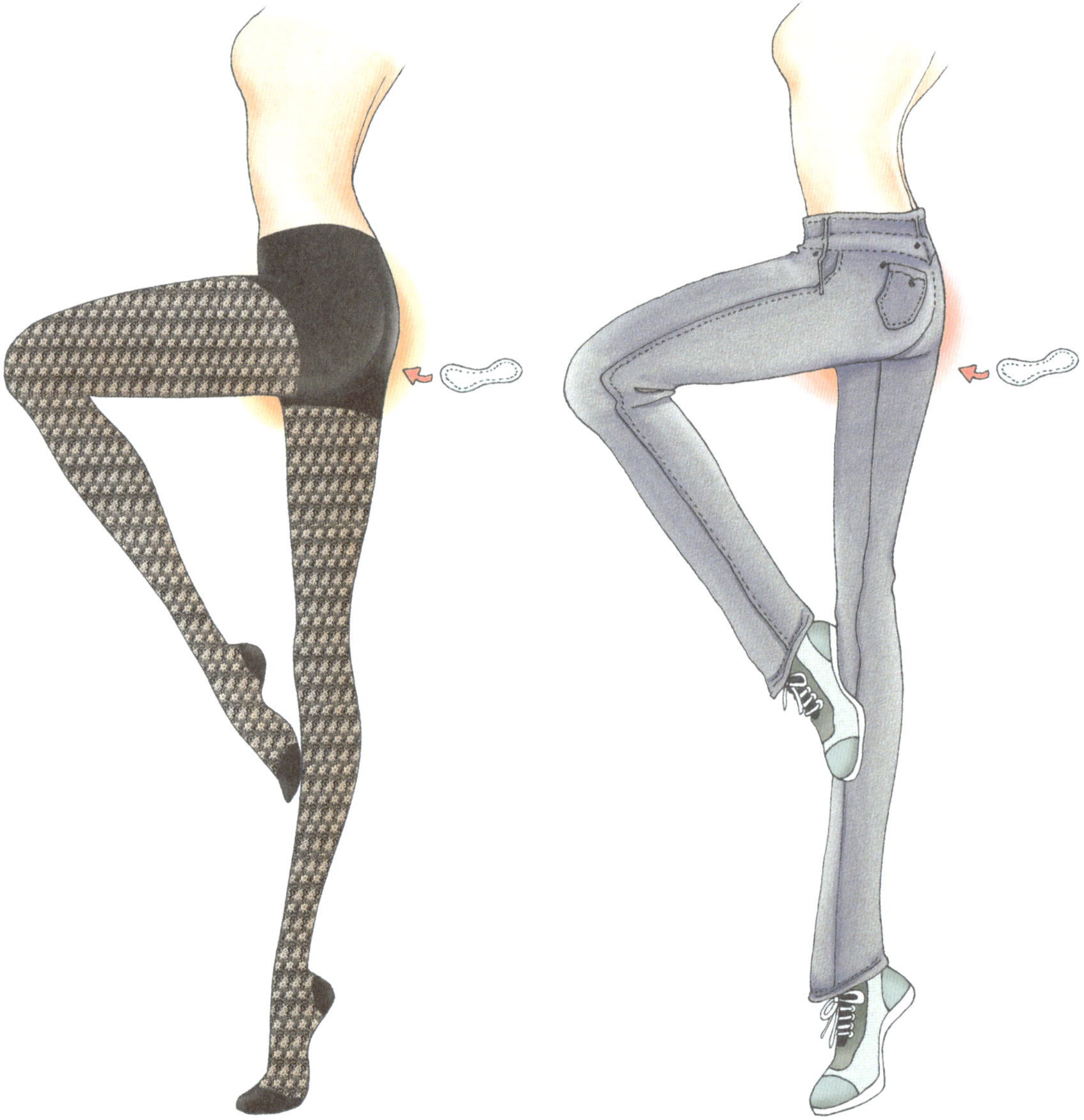

근데, 팬티라이너를 하면 공기가 잘 통하지 않아서 팬티를 입은 것보다는 안 좋을 수도 있대. 가뜩이나 우리는 팬티를 입고 또 팬티라이너를 하잖아. 그러니까 꼭 하지 말아야 할 건 아니지만 매일 쓸 필요까지야 없지 않겠니? 우리는 팬티 스타킹만 신는다든지 청바지만 입는다든지 그럴 일이 별로 없잖아. 뭐든지 건강을 우선으로 생각하자구. ^^

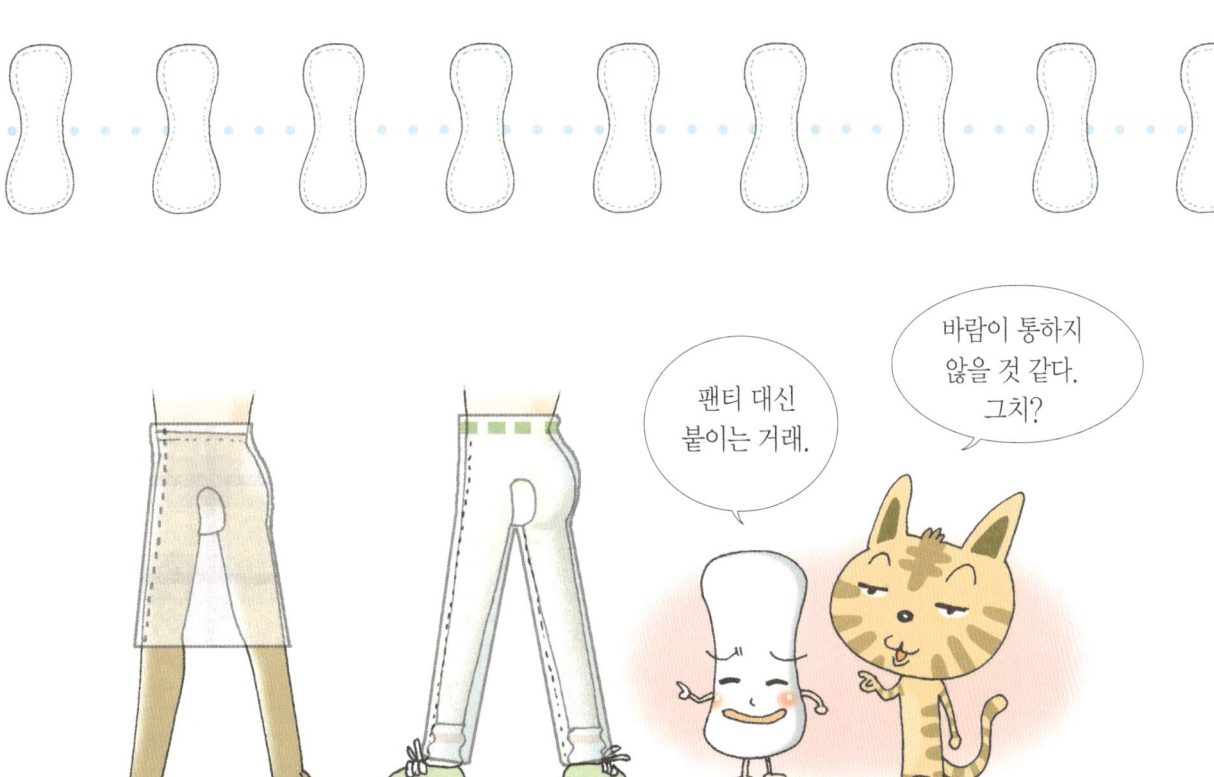

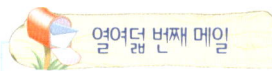

 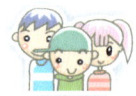   

보내는 이 : lunarena@urinara.co.kr
받는 이 : chinguu@urinara.co.kr

제목 : **팬티에 노란 것이?**

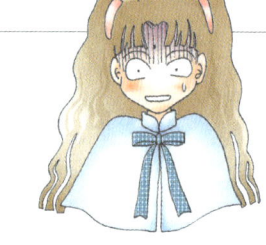

친구야. 너 팬티에 노란 게 묻는다고? 어떡하니?
예전에는 그렇지 않았는데 초경 후에 그런 일이
생기는 것 같단 말이지?

그렇다고 팬티라이너를 붙이면 어떡하니?
내가 지난번 메일에서 팬티라이너는 공기가
통하지 않아서 안 좋을 수도 있다고 했잖아.
가뜩이나 노란 게 나오는데 공기까지 안 통해서 더 나빠지면 어떡해~
팬티라이너는 당장 떼고 좀만 기다려봐. 내가 닥터 아모께 여쭤볼게.

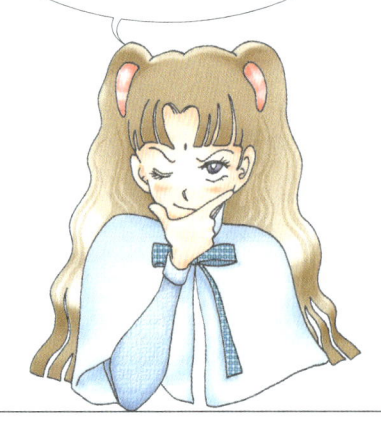
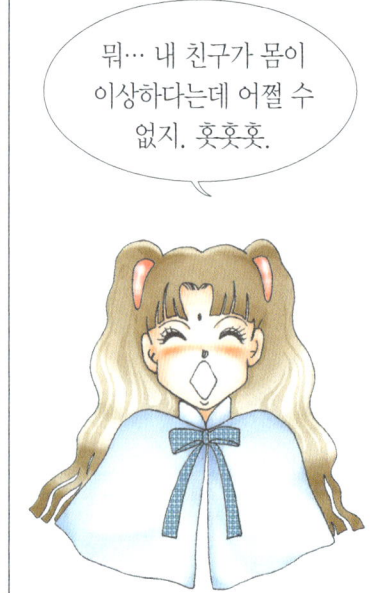
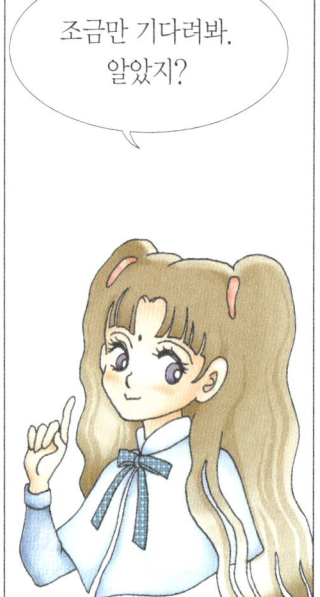

보내는 이 : lunarena@urinara.co.kr
받는 이 : chinguu@urinara.co.kr
제목 : **냉**

친구야. 내가 닥터 아모한테 네 팬티에 노란 거 묻는 걸 여쭤봤어. 그랬더니 선생님께서 팬티라이너는 당근 떼어내라고 하시면서 그건 병원에 가보는 게 좋을 거라고 하셨어. 그게 뭐냐하면 냉이라는 건데 노란색이면 안 좋은 거래.

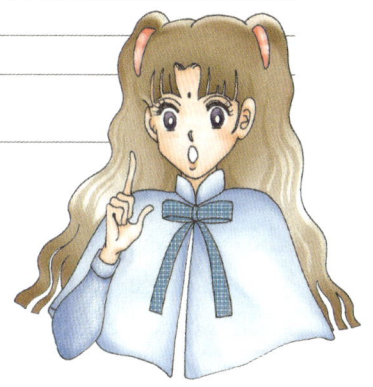

하얀색이거나 색이 없는 냉은 건강한 사람한테서는 다 나오는 건데 생리 직전이나 배란기에는 그 양이 많아지기도 한대. 그리고 가끔은 화장실에서 볼일 보고 난 뒤에 보면 하얀 게 똑 떨어져 있는 것도 있는데 그런 건 정상이라고 하시더라.

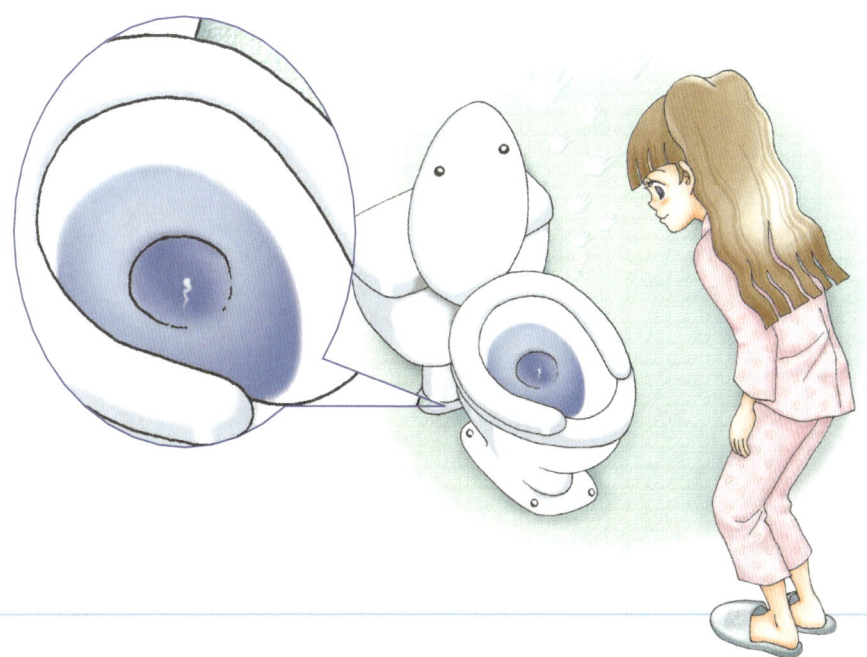

그치만 간혹 곰팡이균 때문에 생긴 질염에 걸리면 하얀 냉이긴 한데
부드러운 액체가 아니라 하얀 치즈 덩어리 같은 게 나오기도 한대.

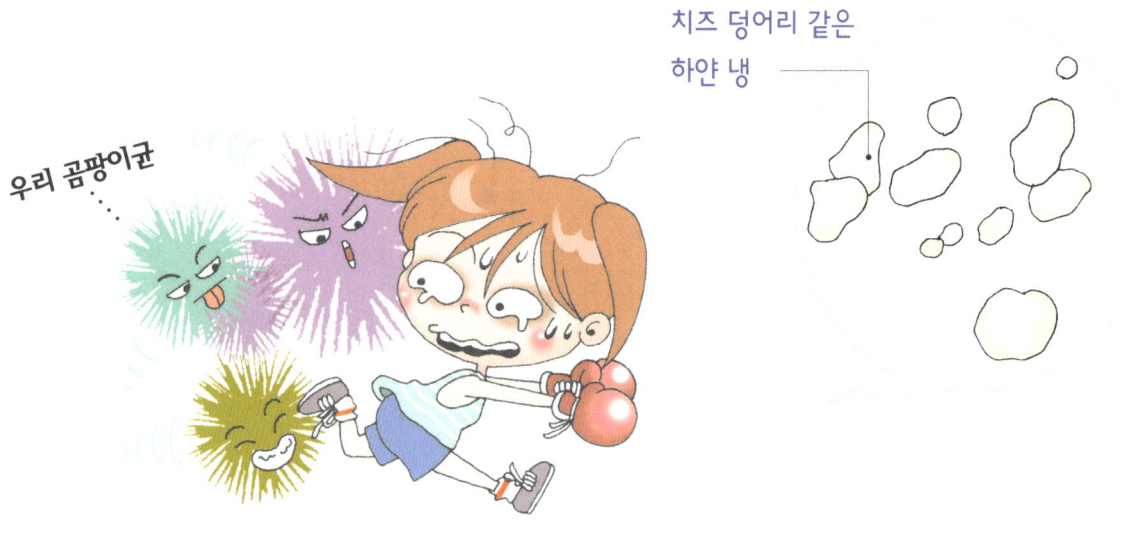

어떤 경우는 우리가 화장실에서 대변을 보고 나서 앞에서 뒤로
닦지 않고 뒤에서 앞으로 닦으면 대변이 질 안쪽으로 들어가서
냉이 노랗게 나올 수도 있다는구나. 으아악~~~ 끔찍해!!

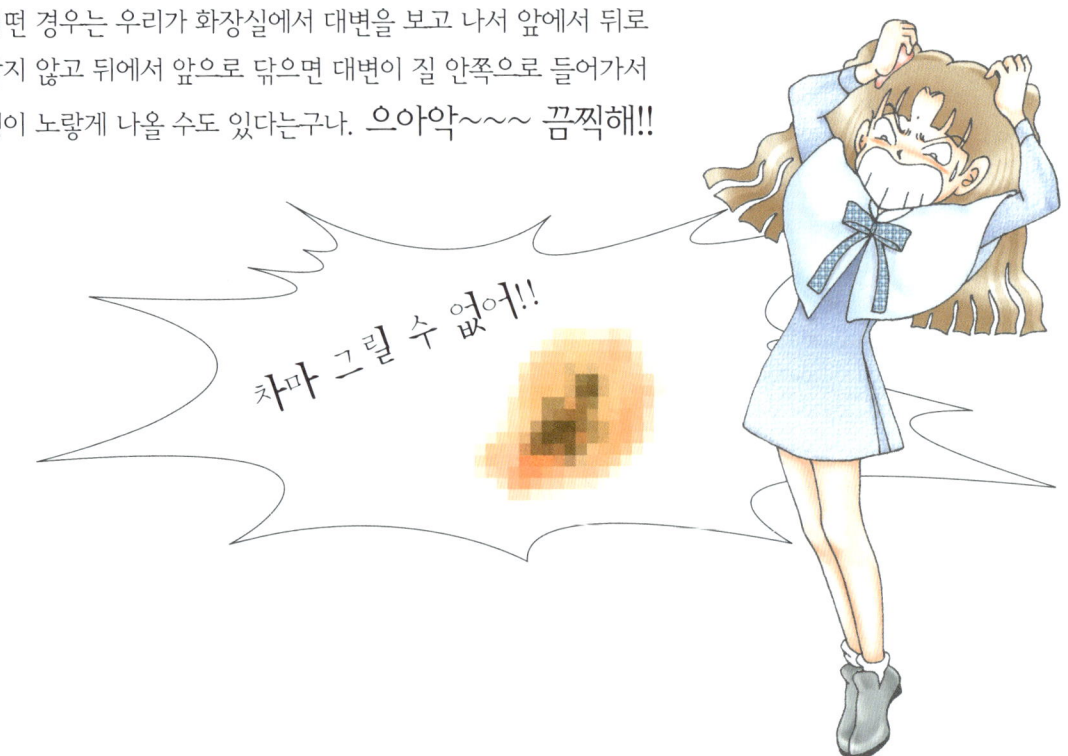

그러니까, 치즈 덩어리 같은 하얀 냉이 나오거나 노란색의
냉이 나오면 뭔가 병균이 있거나 문제가 있는 거야.
어떤 병균이 있는 건지, 무슨 이유로 노란 냉이 나오는 건지는 당근
진찰을 받아야 알 수 있는 거니까 망설이지 말고 빨리 엄마께
말씀 드리고 병원에 가봐.

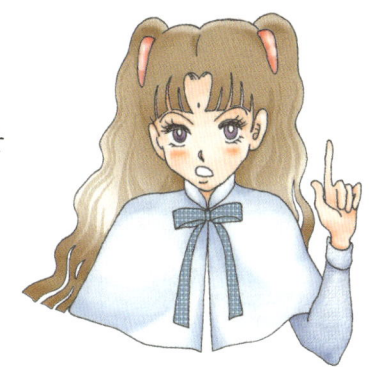

병원은 산부인과로 가야 하는 건 알지?
생리라든가 냉이라든가 하는 여자들만의 병은 산부인과에 가야 하는 거야.
그런데 왠지 산부인과라는 곳에 어린 우리들이 가는 건 좀 그렇지? 그래도 가야 돼. 엄마가
다니시는 산부인과에 가도 되고, 너무 쑥스럽다면 여자 선생님이 계신 곳으로 가면 되잖아.

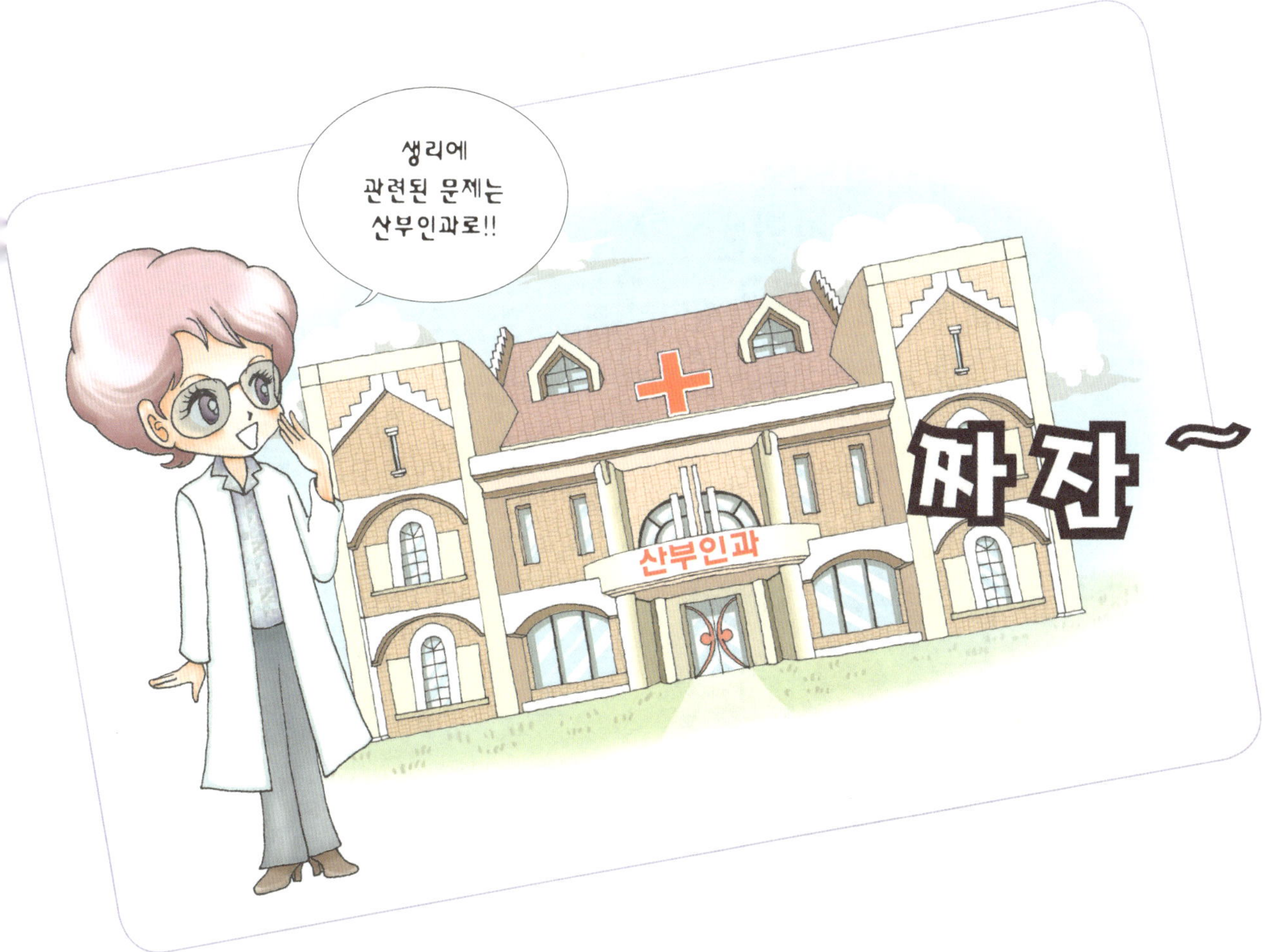

엄마나 언니처럼 좋은 의사 선생님을 만나게 되면, 네가 커서 어른이 되고,
또 아이의 엄마가 될 때까지 쭈욱 그 선생님께 찾아가면 되잖니?
그게 바로 주치의지 뭐겠어. ^^

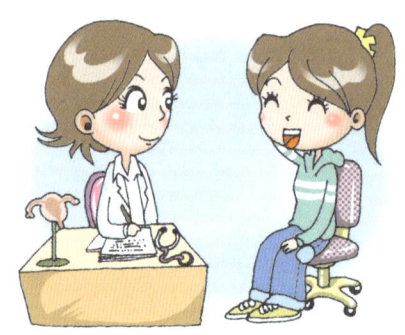

의사 선생님도 너를 계속 진료하시다 보면 네 몸 상태도 잘 알게 되실 거고,
네가 어떤 약에 알레르기가 있는지 주로 어디가 약한지 혹은 어디가 강한지
다 알게 되실 거 아냐. 그러니까 꼭 병원에 가봐야 해. 알았지?

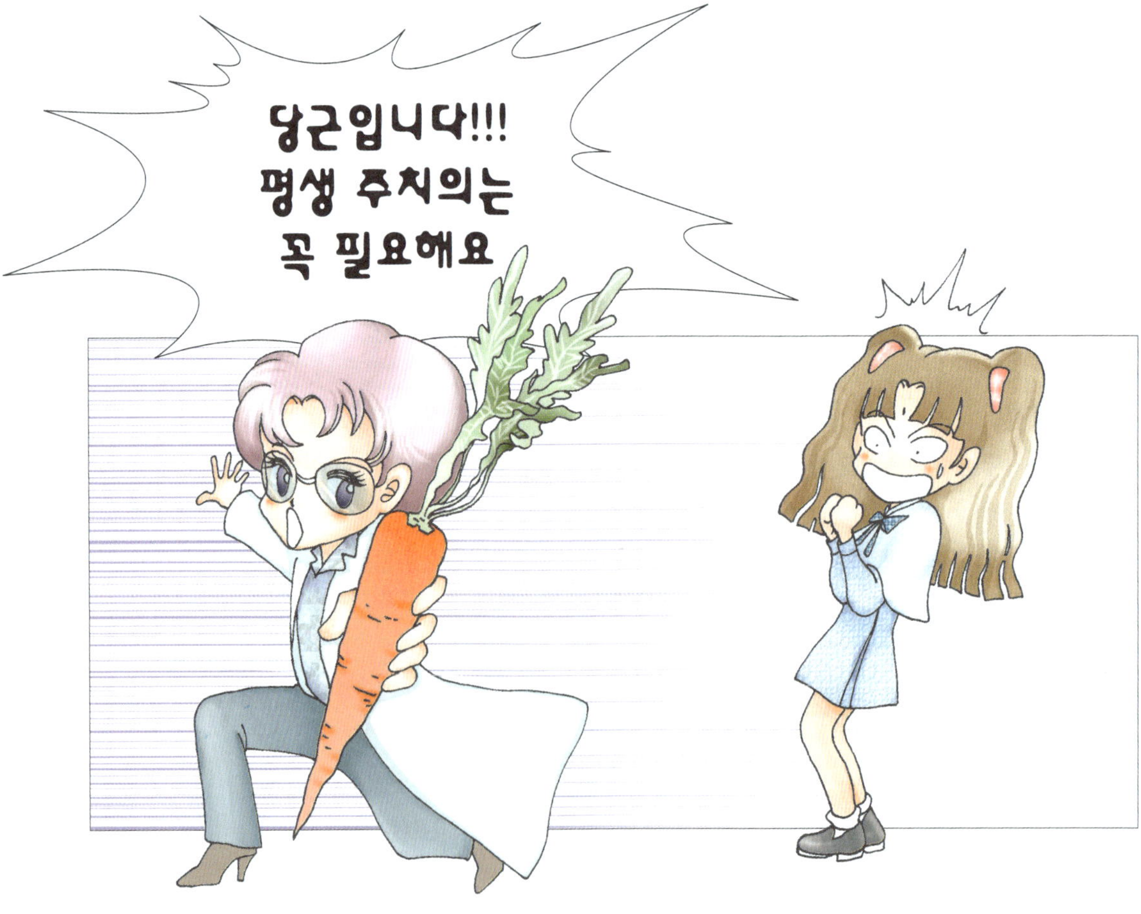

**당근입니다!!!
평생 주치의는
꼭 필요해요**

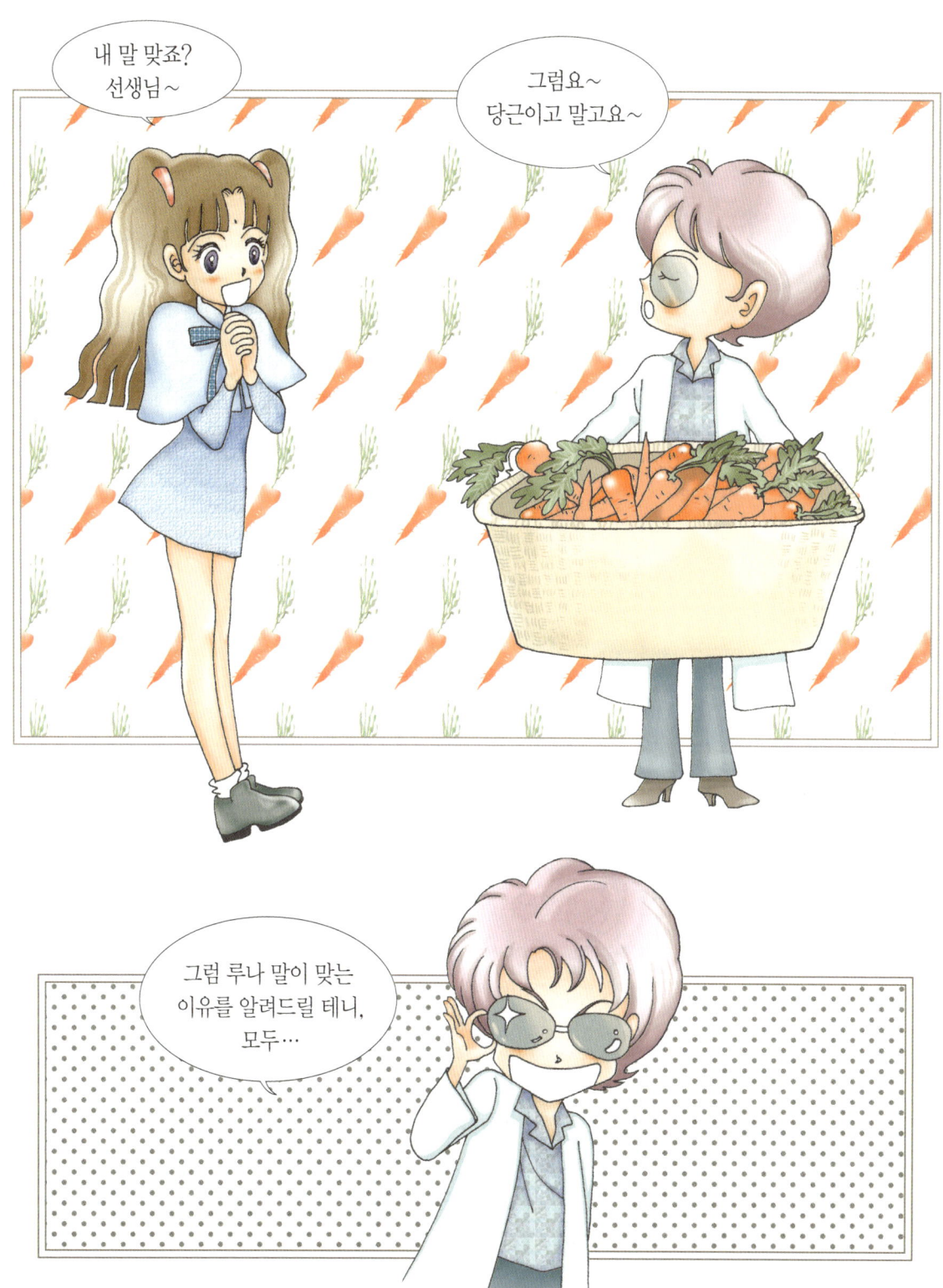

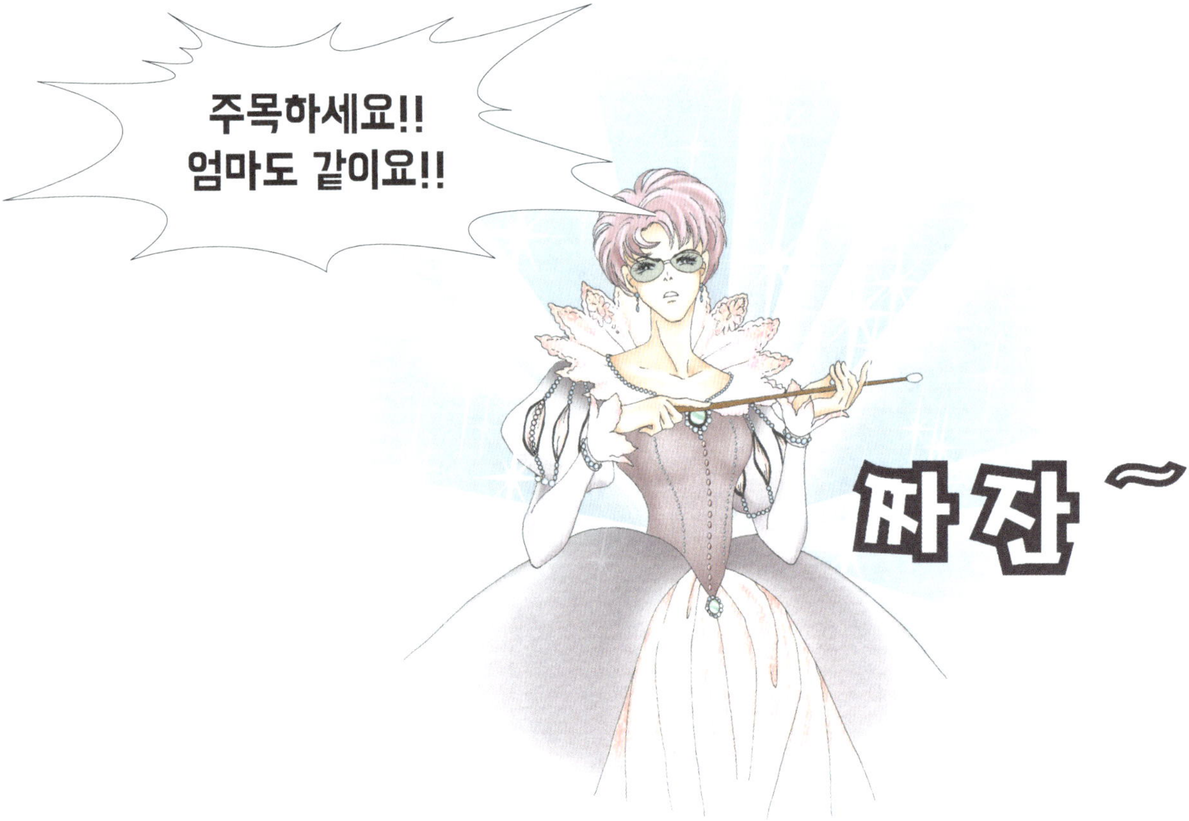

주목하세요!!
엄마도 같이요!!

짜잔~

혹시 친구가 산부인과에 다녀왔다고 하면 뭔가 큰 문제가 있어서 간 건 아닐까 하고 생각하시는 건 아닌지요?

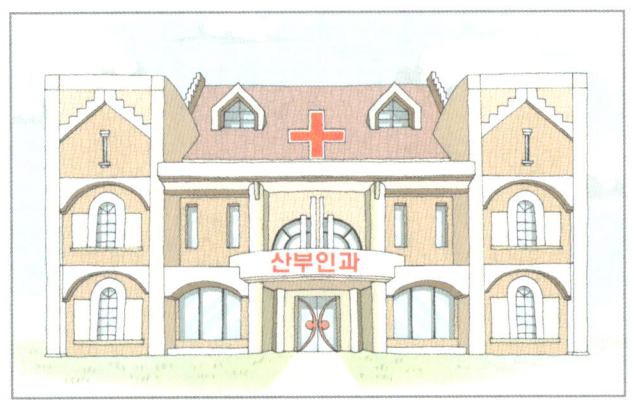

산부인과는 엄마 같은 어른들이 가는 곳이고, 문제 있는 아이들만 가는 곳이라고 생각했다면 이제부터는 생각을 싹 바꾸세요. 여러분 같은 소녀들이 산부인과에 가는 것은 내 평생 건강을 상담할 주치의 선생님을 만들러 가는 것입니다. 다시 말해 '소녀들의 산부인과'를 찾아가는 거예요.

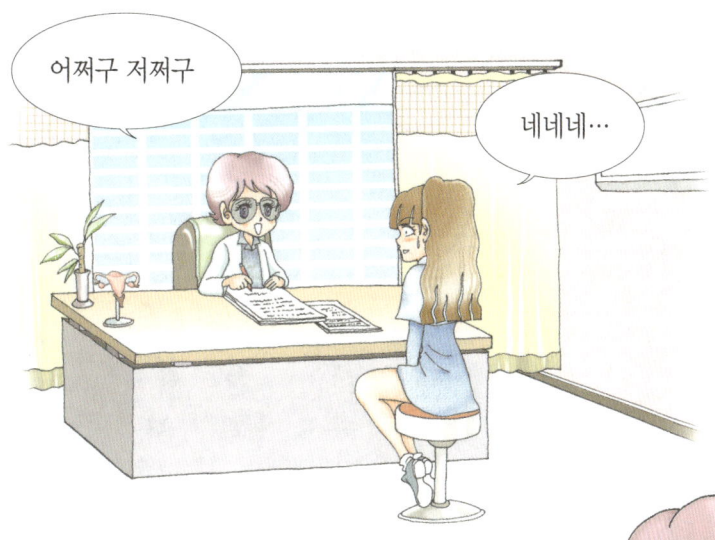

엄마도, 언니도 산부인과 주치의가 없는데, 소녀들이 웬 산부인과 주치의냐구요? 그건 여자들이 사춘기를 지나면서부터 의사 선생님의 진료와 상담을 받아야 할 만한 몸의 변화가 많이 일어나기 때문이죠. 생리라는 것 한 가지만으로도 여러 가지 건강상의 문제가 일어나는 게 바로 여자잖아요.

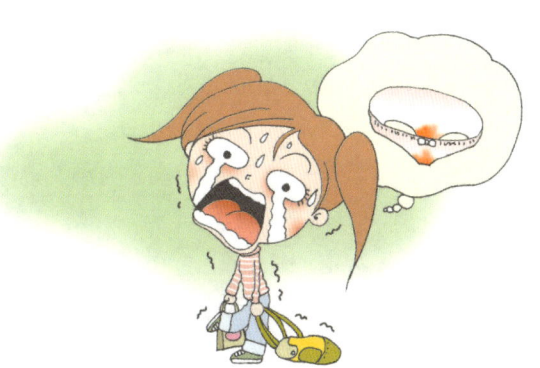

그렇기 때문에 여성으로서의 2차 성징이 나타나면서부터는- 쉽게 말하면 어른이 되어가는 여러 가지 몸의 변화가 생기면서부터는- 동네의 소아과를 찾듯 수시로 산부인과 전문의를 찾아 여성만의 건강 문제를 상담하고, 진찰 받고, 해결하는 적극적 건강관리가 필요한 거예요.

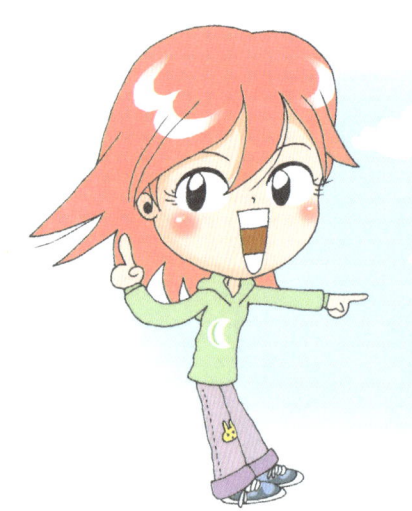
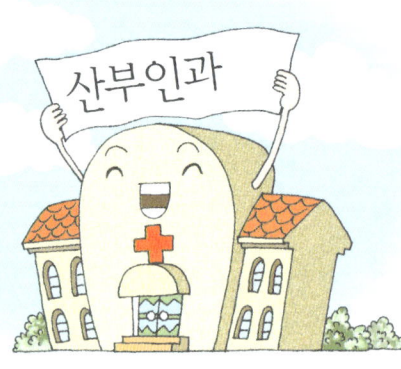

물론 더 어릴 때 가도 되겠지만, 초경을 시작한 후 엄마나 아빠가 여러분이 진정한 여자가 된 것을 축하하며 여러분의 몸에 관해 언제든지 찾아가 상담할 수 있는 산부인과 선생님을 정해주신다면 얼마나 신나겠어요?
물론 엄마, 아빠와도 의논할 수 있지만 전문가 의사 선생님께서 생리통이나 생리불순 등의 문제는 물론 성에 대해 궁금한 것까지 알려주신다면 정말 든든할 것 같지 않아요?
쓸데없는 걱정과 근심을 하지 않아도 될 테니까요.

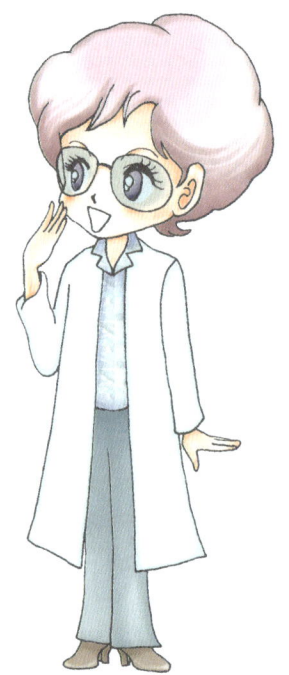
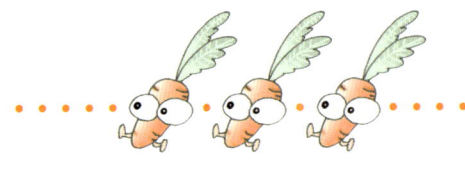

사실, 우리나라 소녀들은 성에 대해서 꼭 알아야 할 것도 알지 못한 채 학교 공부만 하고 있지요. 그러나 자신의 몸에 대해 잘 아는 것도 너무 중요해요. 성 고민이나 급격한 신체 변화로 당혹스러울 때 친구들이나 부모가 도와주는 데는 한계가 있죠. 이럴 때 전문가의 도움이 필요합니다. 병원은 문제가 생겼을 때, 병이 났을 때만 찾아가는 곳이 아니에요. 병원에는 누구에게도 말할 수 없는 우리의 고민을 함께 고민해주시는 선생님이 계시다는 것을 잊지 마세요.

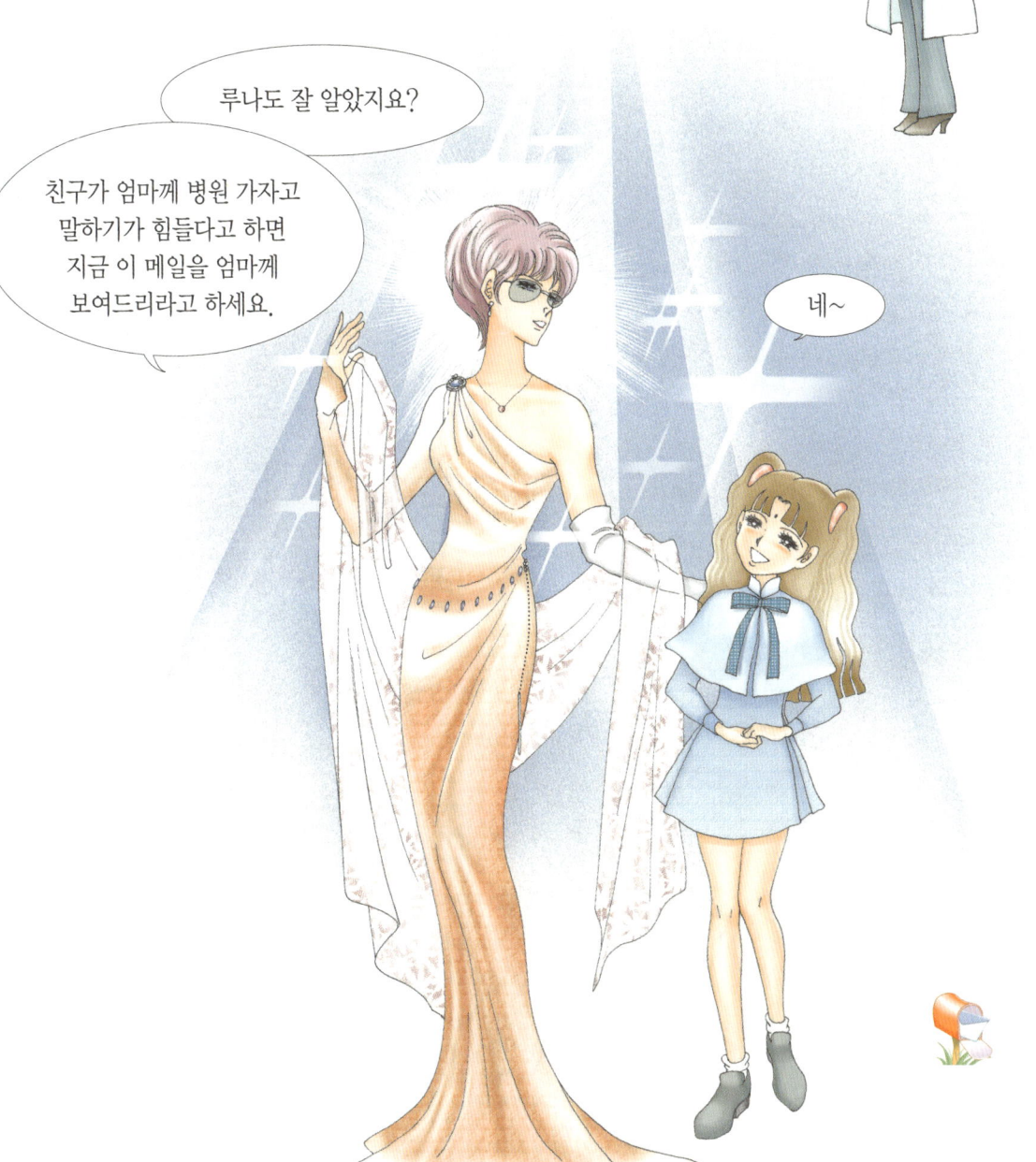

루나도 잘 알았지요?

친구가 엄마께 병원 가자고 말하기가 힘들다고 하면 지금 이 메일을 엄마께 보여드리라고 하세요.

네~

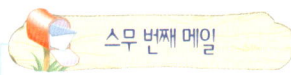

 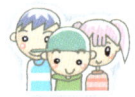   

보내는 이 : lunarena@urimara.co.kr
받는 이 : chinguu@urimara.co.kr
제목 : **배가 아파 친구야~**

배 아파·················
허리도 너무 아파············
나 지금 생리 중인데·········· 배랑 허리가··········
너무 너무 아파·······························
움직이지도 못하겠어·······················
메일도 잘 못 쓰겠어······················
미안해·········· 나중에 다시 쓸게············
아흑············ ㅠ,.ㅠ············

## 스물한 번째 메일

보내는 이 : lunarena@urinara.co.kr
받는 이 : chinguu@urinara.co.kr
제목 : **생리통**

친구야~ 안뇽~
휴우~ 나 지난번에 생리 중에 무지 아팠던 거 있잖아.
그게 생리통이란 거래. 너도 생리통 있다고 했지?
난 생리할 때마다 이렇게 아프면 어떡하나 걱정돼.
그래서 또 닥터 아모께 여쭤봤쥐. ^^

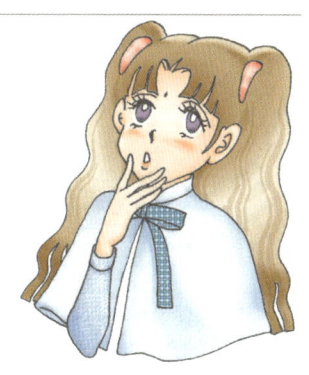

그랬더니 대부분의 여자들에게는 생리통이 있긴 한데 그건 치료하면
낫는다고 하시더라. 그래서 난 선생님께 치료 받기로 했어.
근데 엄마들이나 어른들은 그걸 모르고 무조건 참으면서 살았대.
생리할 땐 당연히 생리통이 있다고 하면서 말야. 근데 왜 생리 때마다
매번 그렇게 아프면서 살아야 돼? 치료해서 안 아플 수 있으면
안 아프고 살아야지. 안 그래? 그래서 내가 닥터 아모한테 생리통에 대해서
좀 물어봤거든? 그걸 동영상 메일로 보내줄게. 너도 생리통
있다고 했잖아. 그니까 보면 도움이 될 거야. ^^

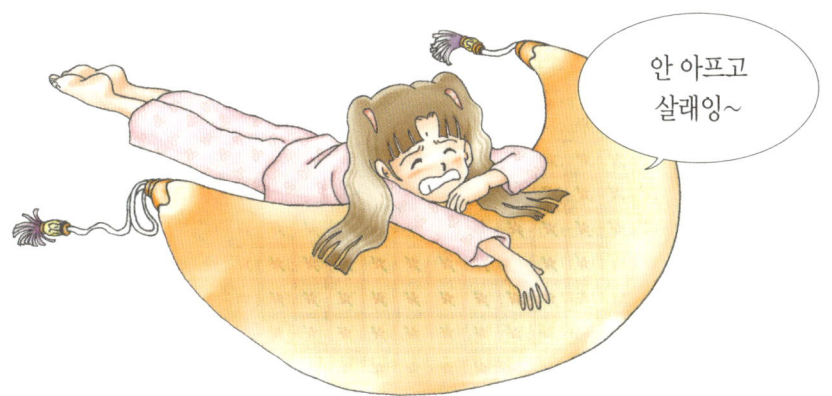

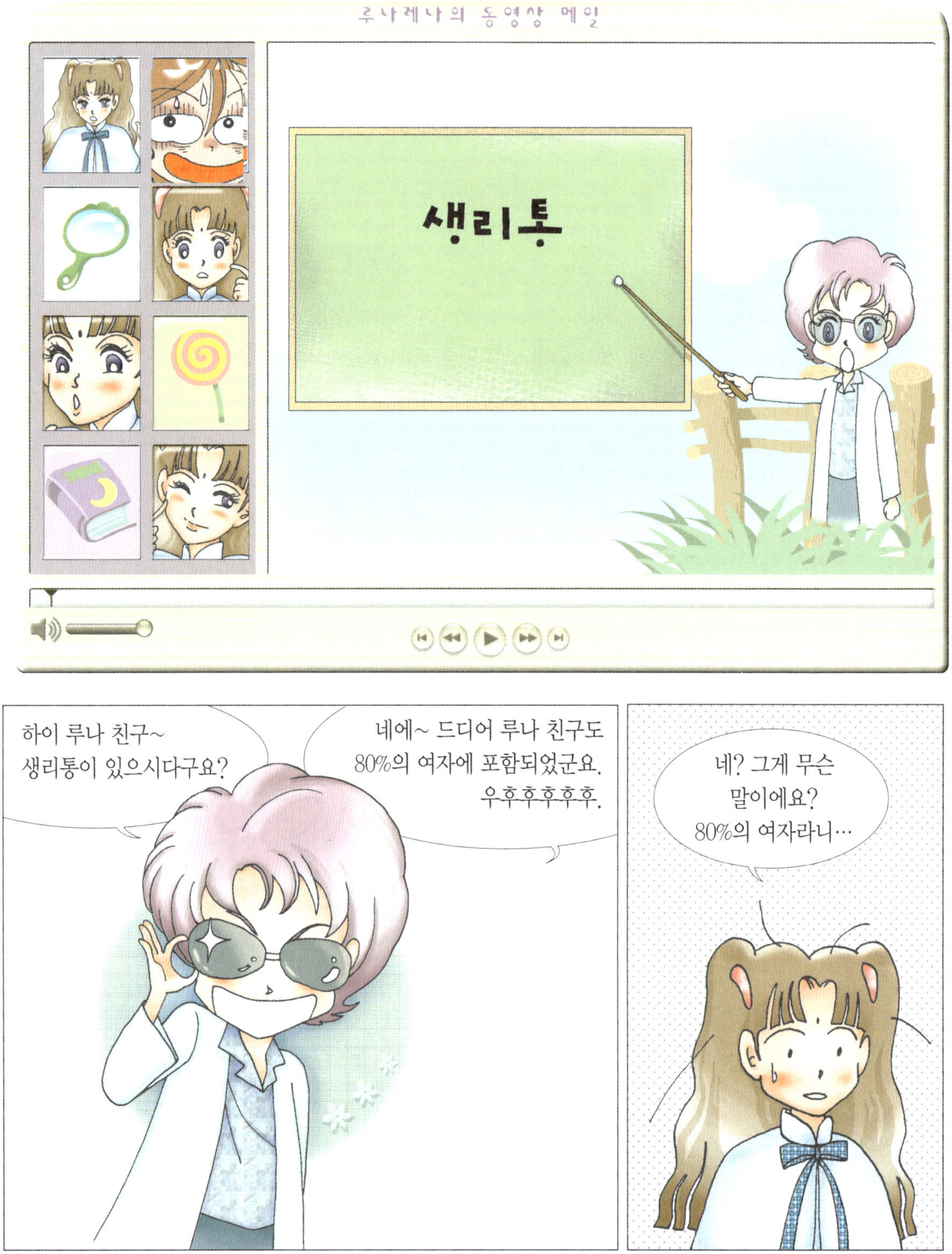

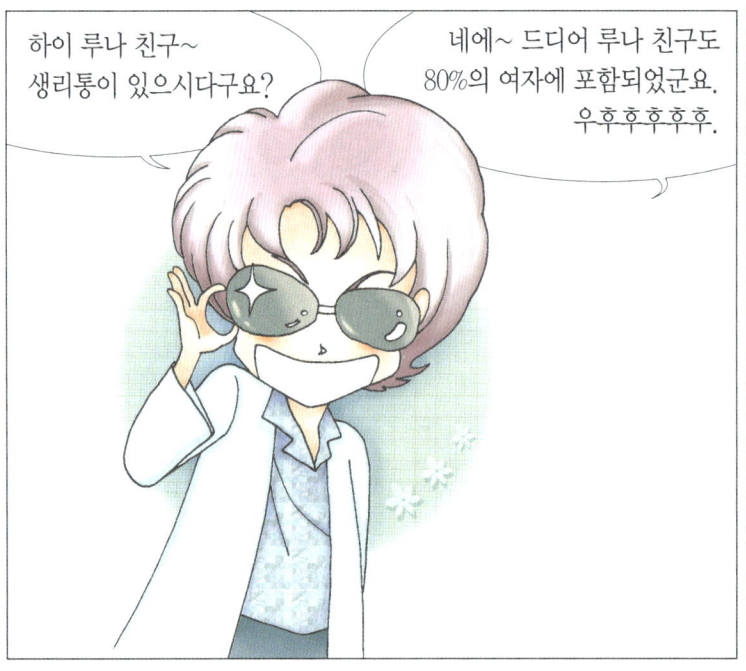
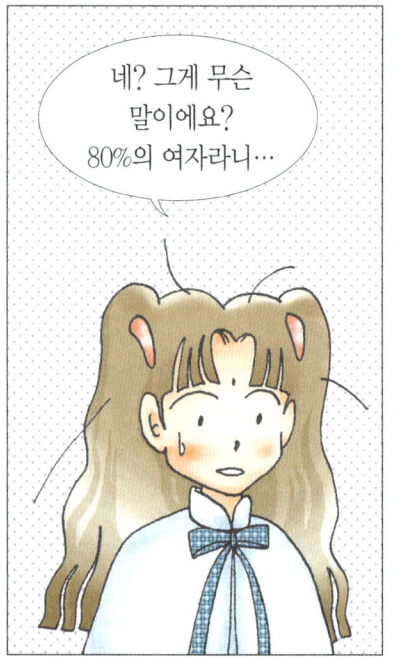

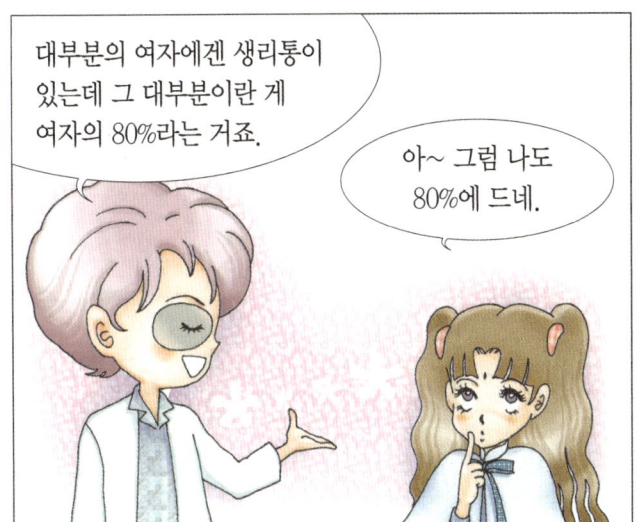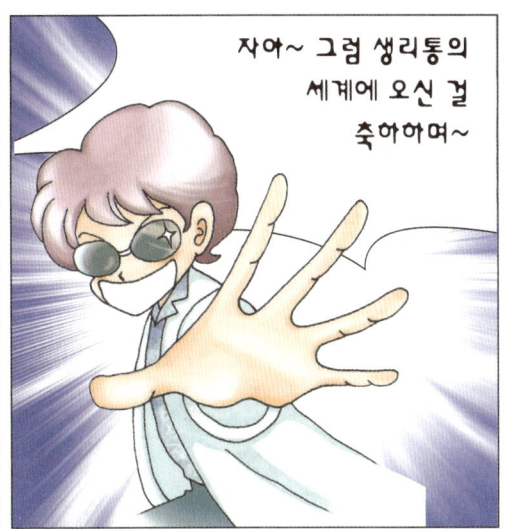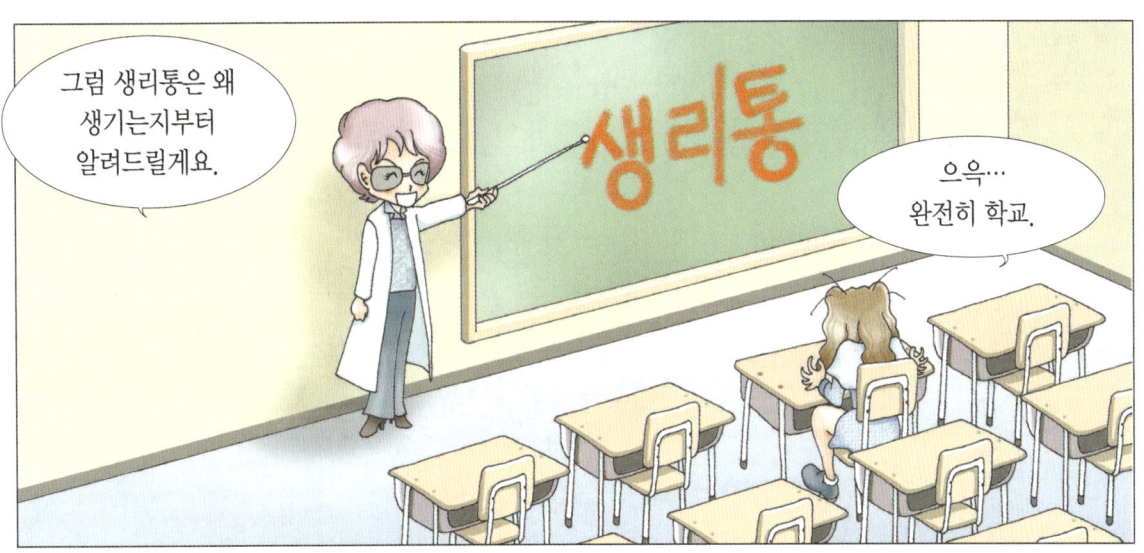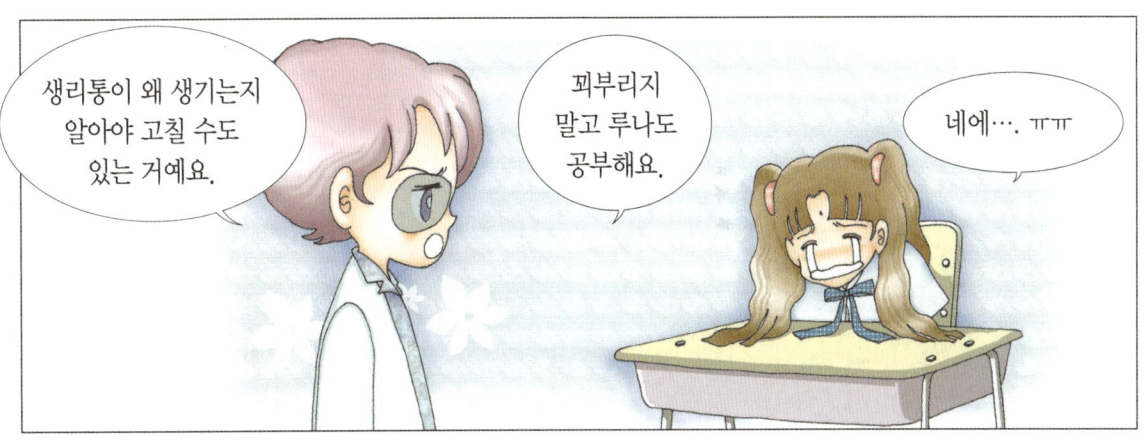

엄마나 할머니들께서는 생리통은 여자라면 당연히 있는 거라고 말씀하시죠. 결혼해서 아기 낳으면 다 없어진다고 말예요.

**바꿔야 할 생리통에 대한 인식**

- 어른이 되면 낫는다
- 아이 낳으면 낫는다
- 그냥 참고 산다

하지만 꼭 그렇지는 않아요. 생리통 중에는 정말 몸에 이상이 있어서 아픈 경우도 꽤 많거든요. 몸 안에서는 아프다고 자꾸 신호를 보내는데, 결혼할 때까지 그냥 참고 산다는 건 옳지 않아요.

생리통은 자궁이 점막을 밖으로 내보내느라고 쪼그라들었다 커졌다를 반복하기 때문에 생기기도 해요.

물론 잘 알아보기 힘들 만큼 아주아주 조금씩 커졌다 쪼그라들었다 하지만요.

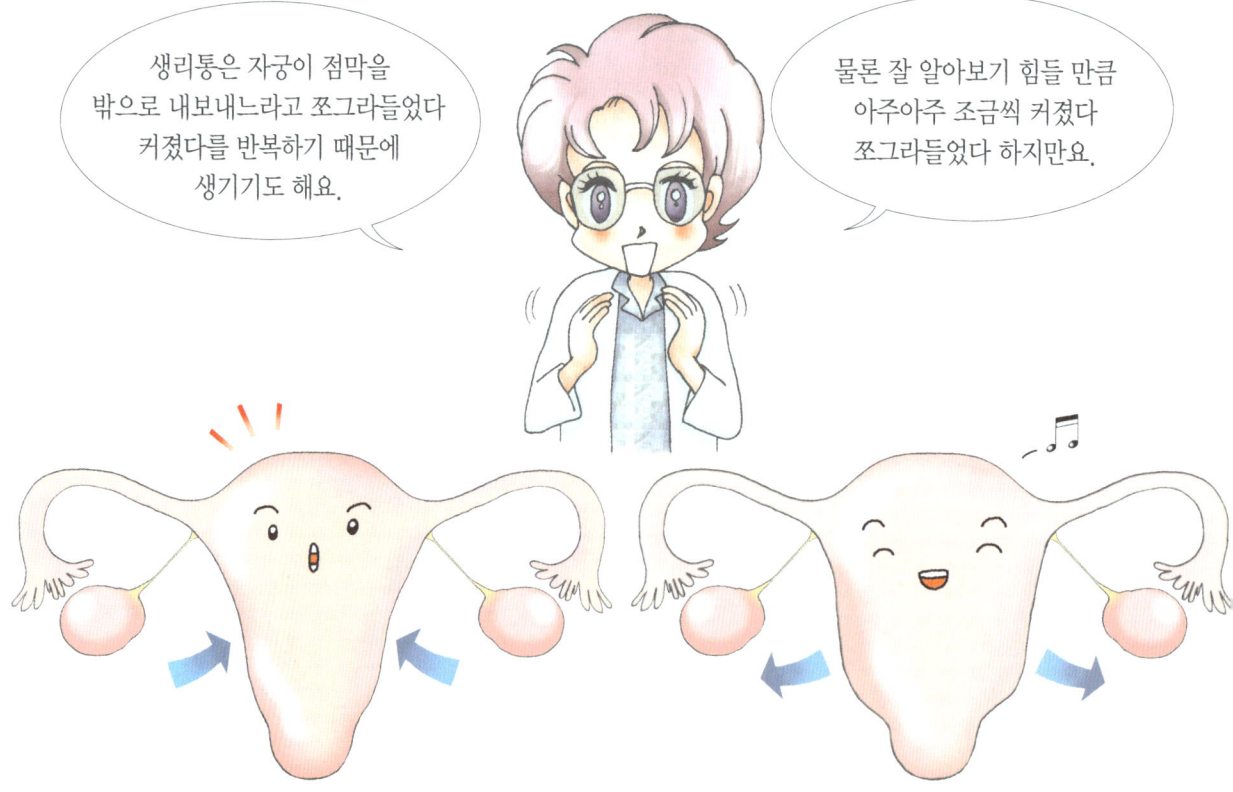

어떤 땐 배란을 안 하고도 생리를 하는 경우가 있다고 알려드렸죠?
배란을 안 하고 생리를 하게 되면 자궁점막을 부드럽게 만드는 호르몬이 나오지 않아요.
그래서 통증이 생길 수도 있는 거예요.

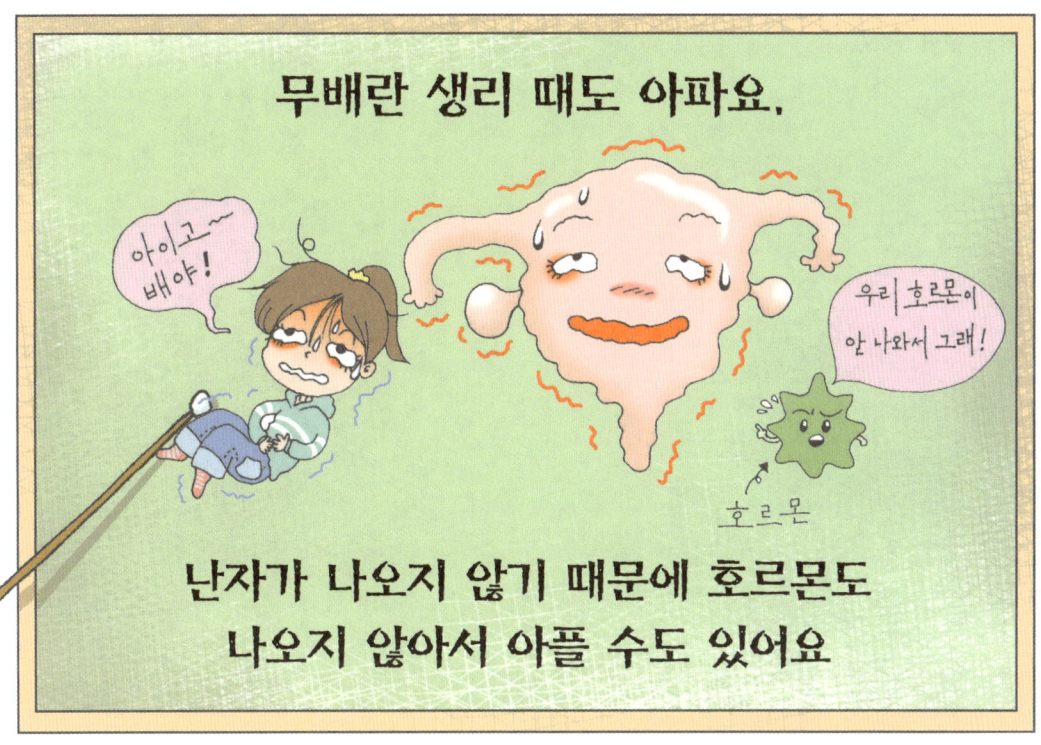

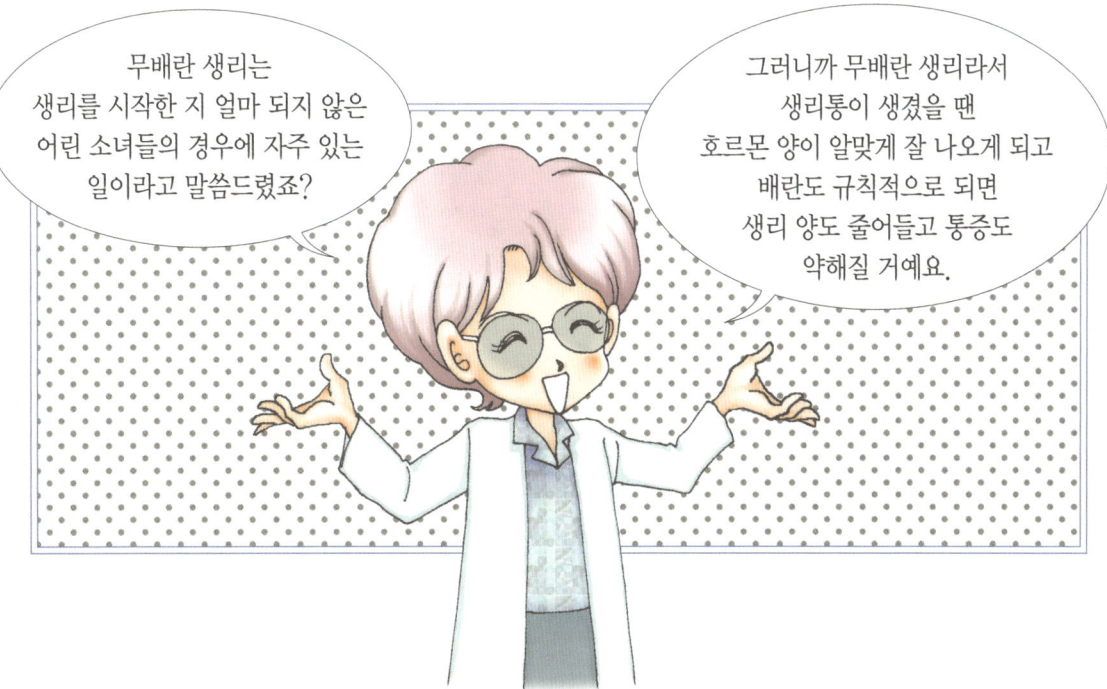

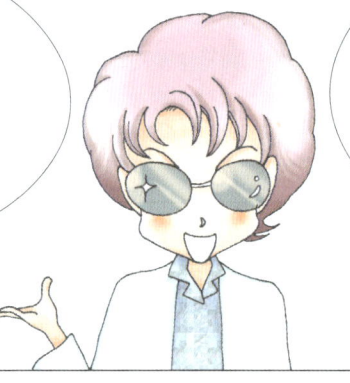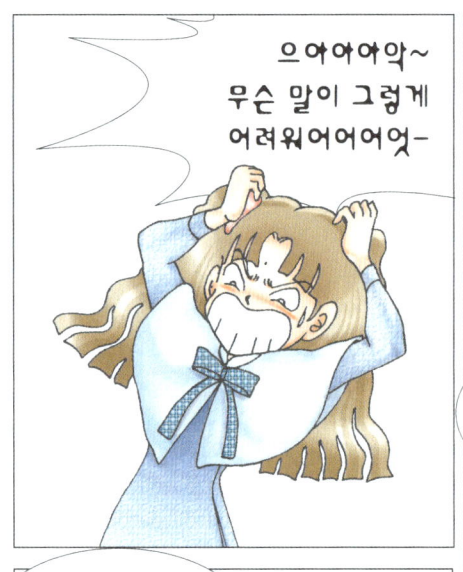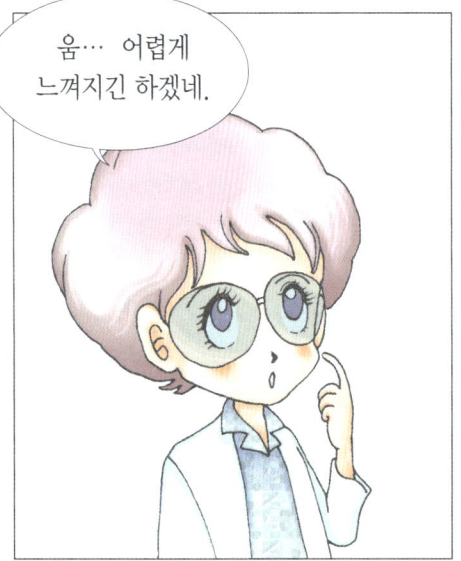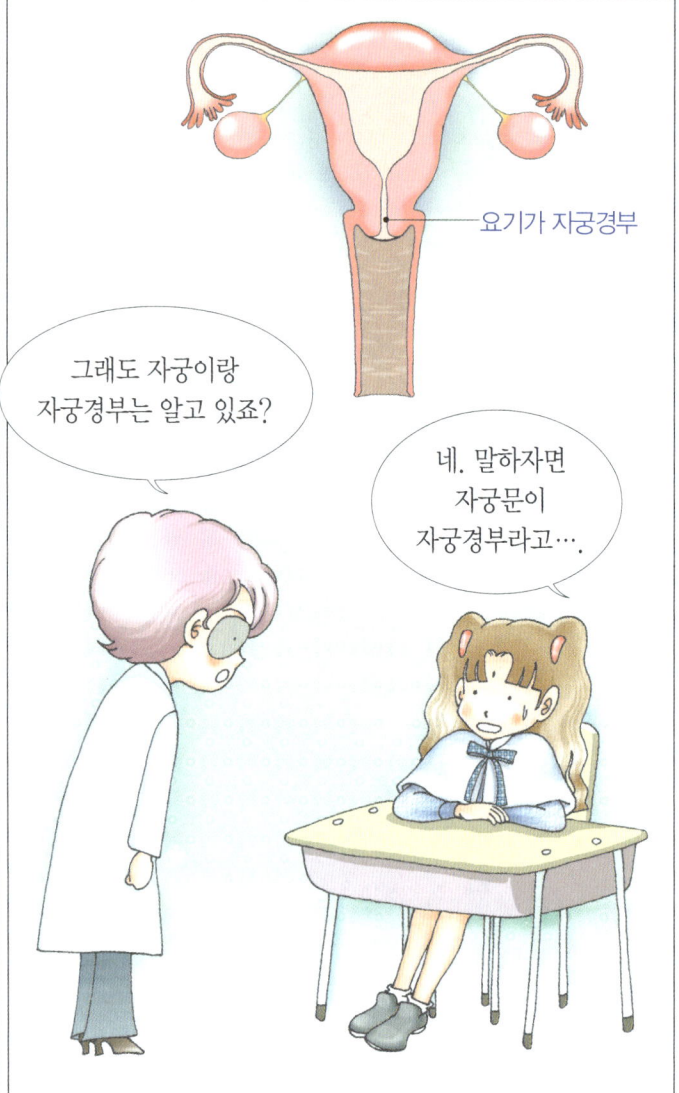

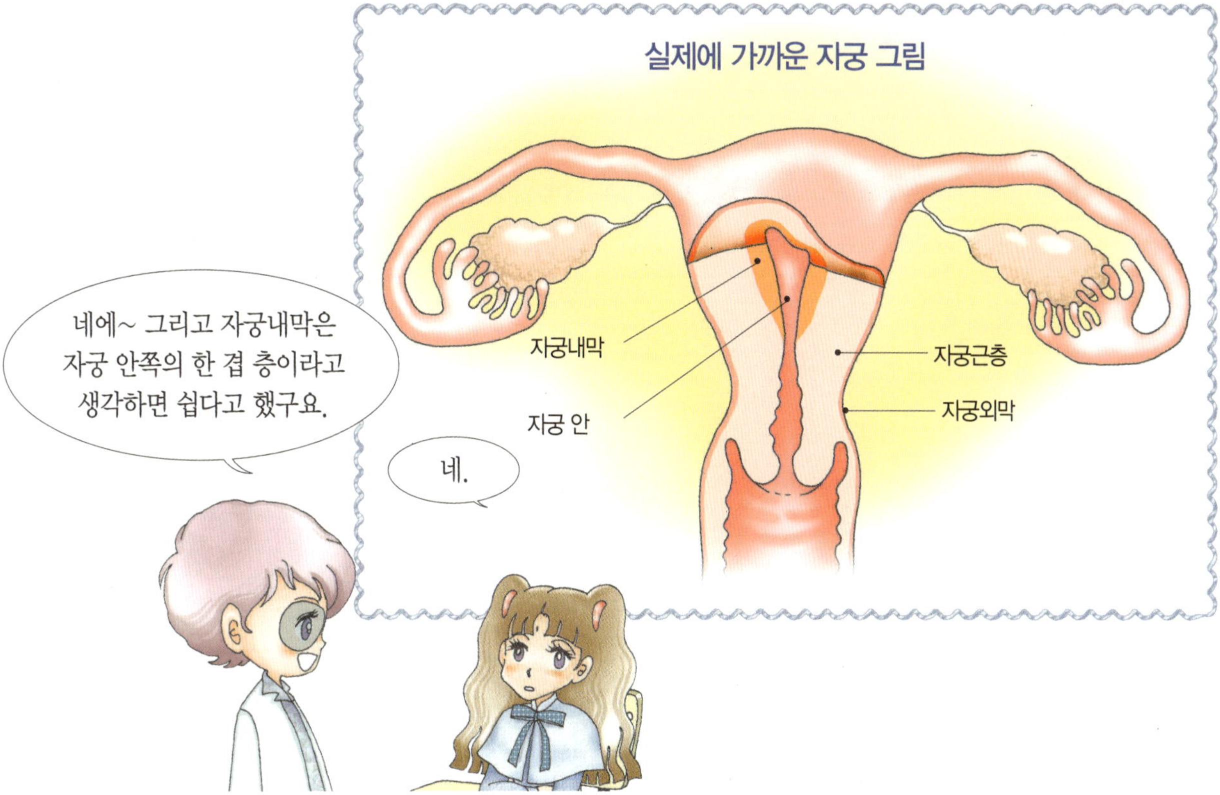

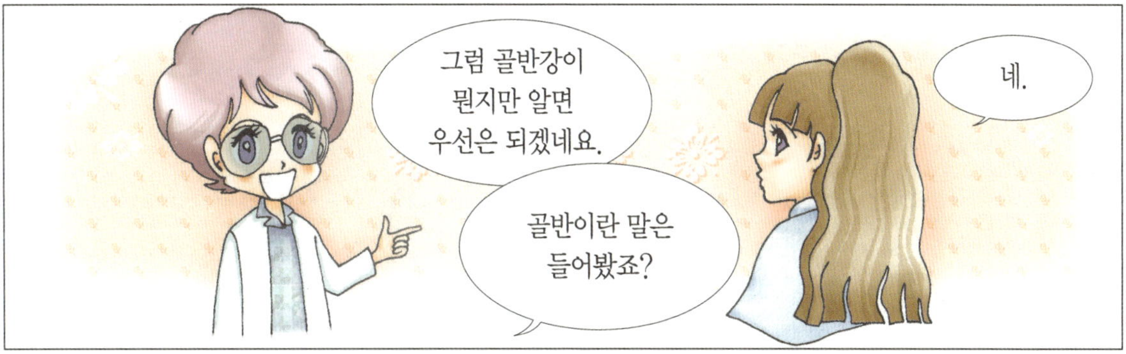

골반은 우리 몸의 뼈 중에서 허리 아래 부분과 다리 사이에 있는 뼈, 즉 엉덩이가 있는 부분의 뼈를 말하는 거예요.

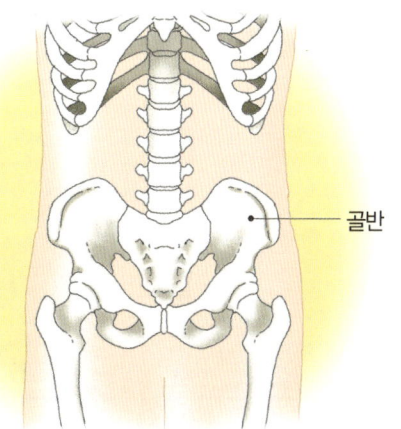

골반으로 둘러싸여 있는 곳 안쪽에 바로 자궁과 나팔관 난소 등이 있어요.
그러니까 자궁 등 생식기가 있는 골반 안쪽을 골반강이라고 해요.

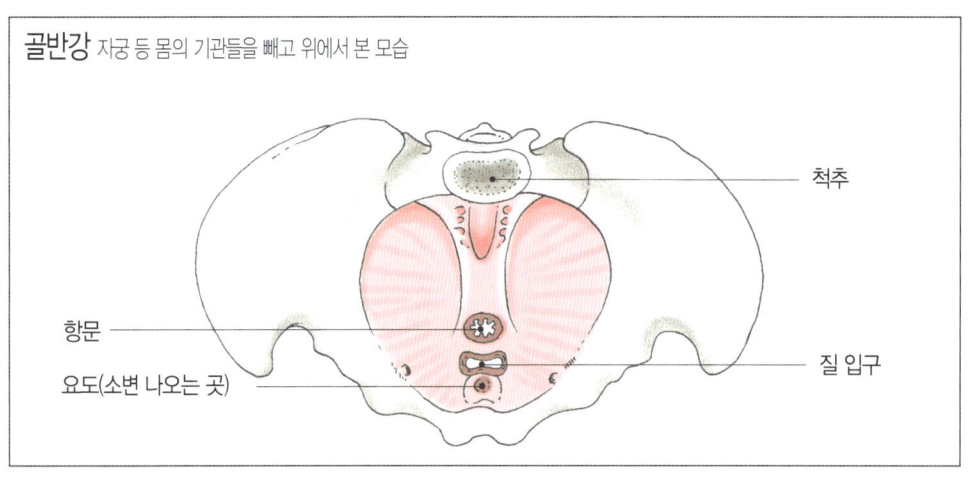

골반강 자궁 등 몸의 기관들을 빼고 위에서 본 모습

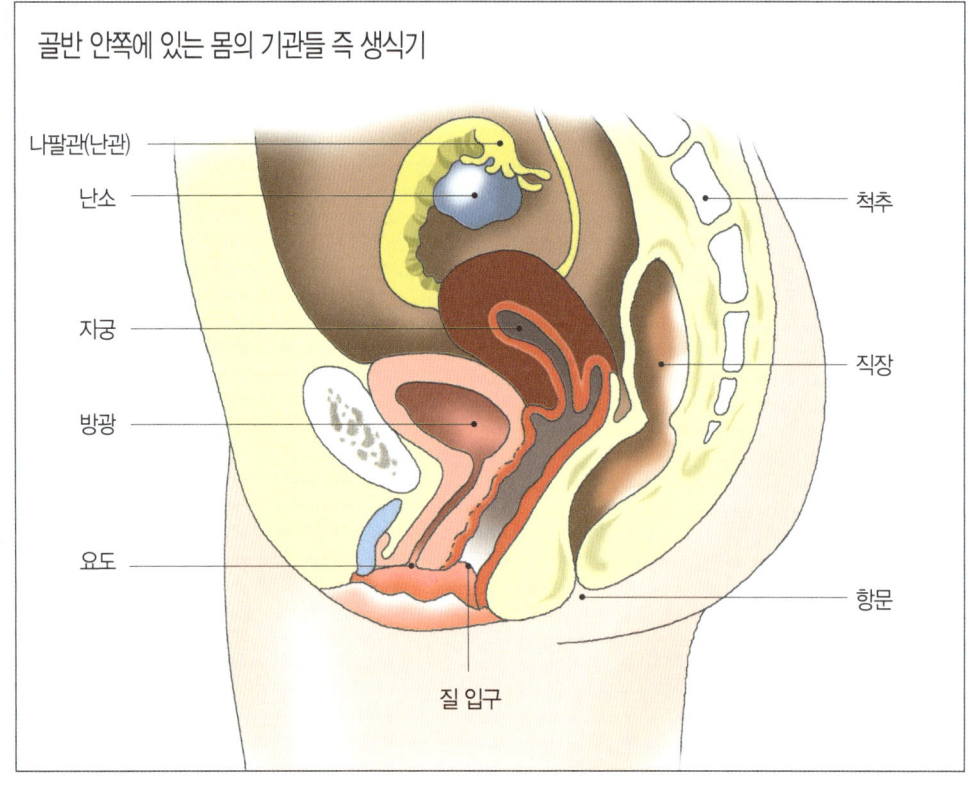

골반 안쪽에 있는 몸의 기관들 즉 생식기

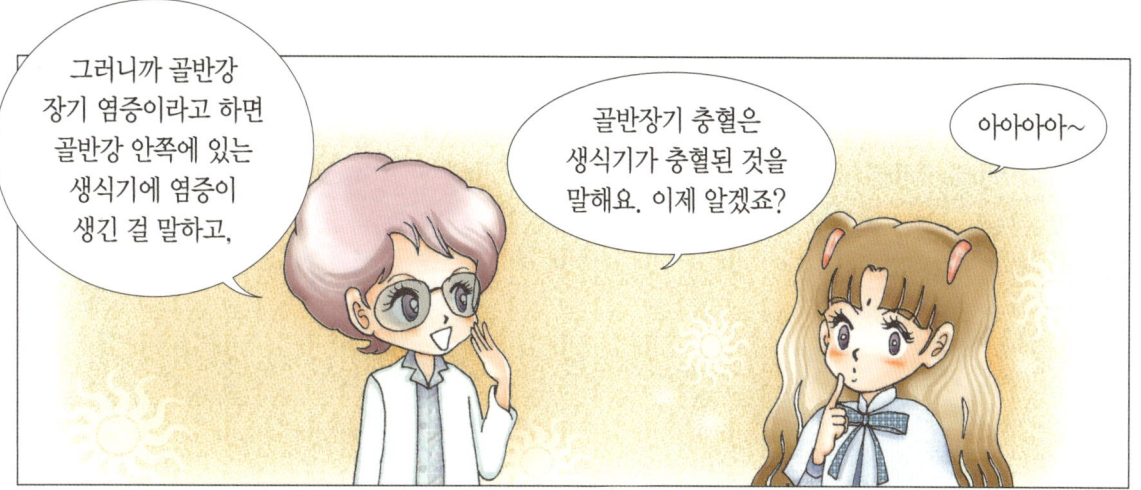

자궁경부협착은 자궁과 질의 연결 부위인 자궁경부가 특히 좁아져 있는 상태를 말해요.

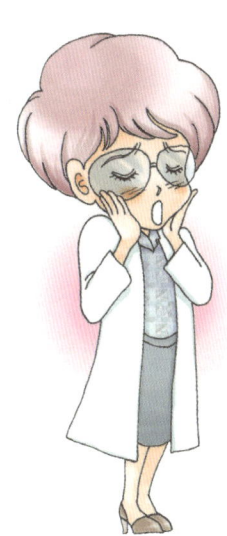

자궁에서부터 생리피가 잘 빠져나와야 할 텐데 자궁경부가 좁아져 있으면 어떻겠어요? 당연히 생리피가 잘 나오지 않겠죠? 그러면 피가 나오지 못하니까 자궁 안에 고이기도 하고, 피가 고여 있으니까 압력이 높아지겠죠?
 그러니까 생리통이 오는 거예요.

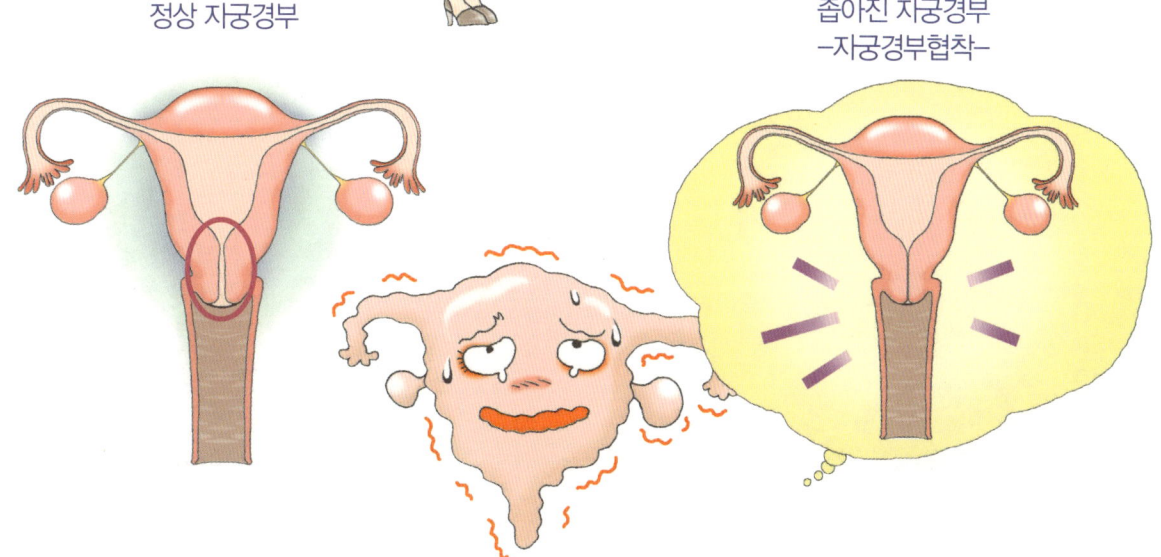

심한 경우엔 미처 빠져나오지 못한 생리피가
거꾸로 흘러 올라가서 나팔관 밖으로
나오기도 하는데, 그러면 그 생리피가
나온 채 그대로 고여 있게 되잖아요.
그러면 염증이 생길 수도 있죠.

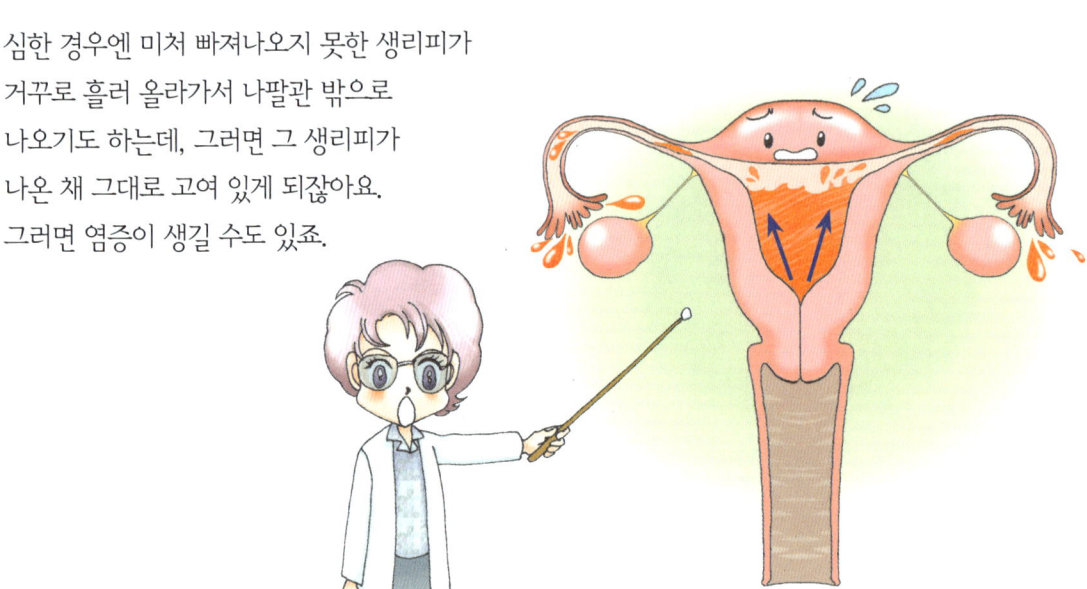

그리고 생리 때마다 점점
심해지는 생리통의 경우는
자궁내막증일지도 모르고,

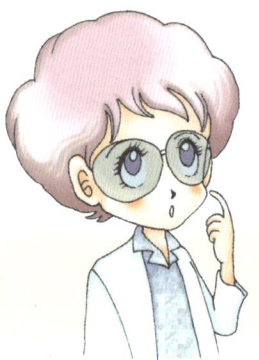

평소에도 허리나 배가 아픈데
생리통도 점점 심해진다면 골반 안쪽에 있는
장기 염증일 수도 있어요.

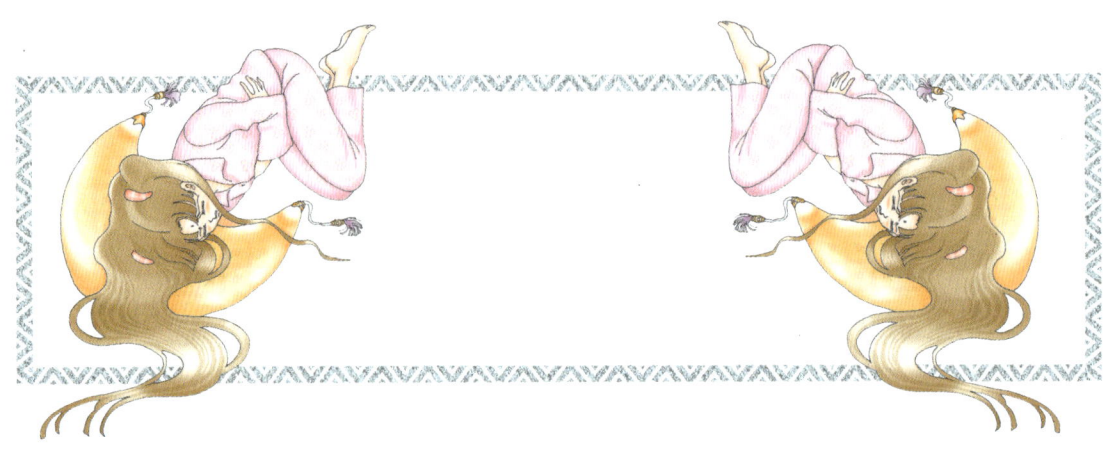

그리고, 계속되는 긴장이나 정신적 스트레스가 심해지면 자궁은 물론 질, 자궁경부에도 충혈이 생겨서 자궁도 조금 커지고, 누르면 아프기도 한데 이것을 골반장기충혈이라고 부르죠.

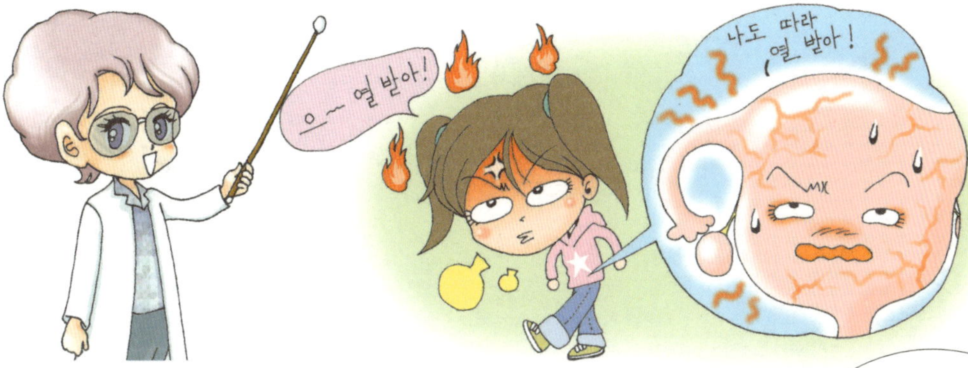

으— 열 받아!

나도 따라 열 받아!

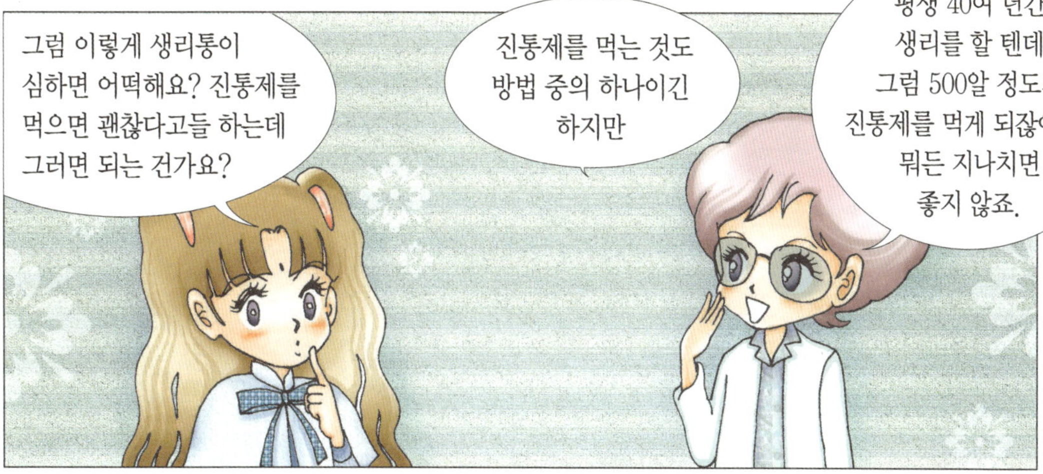

그럼 이렇게 생리통이 심하면 어떡해요? 진통제를 먹으면 괜찮다고들 하는데 그러면 되는 건가요?

진통제를 먹는 것도 방법 중의 하나이긴 하지만

평생 40여 년간 생리를 할 텐데 그럼 500알 정도의 진통제를 먹게 되잖아요? 뭐든 지나치면 좋지 않죠.

40년 × 12달 = 480달

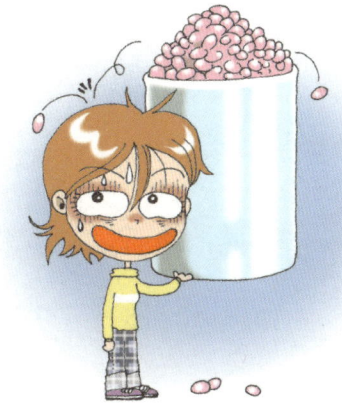

한 번에 한 알씩만 먹어도 480알이 넘는 약을 … !!!!
으아아아악—

그러니까 이번엔 생리통이 있을 때 하면 좋은 방법을 알려드릴게요.

가벼운 운동을 해보세요.

뜨거운 찜질팩을 배에 안고 침대에 가만히 누워 있어 보세요.

산책을 해보세요.

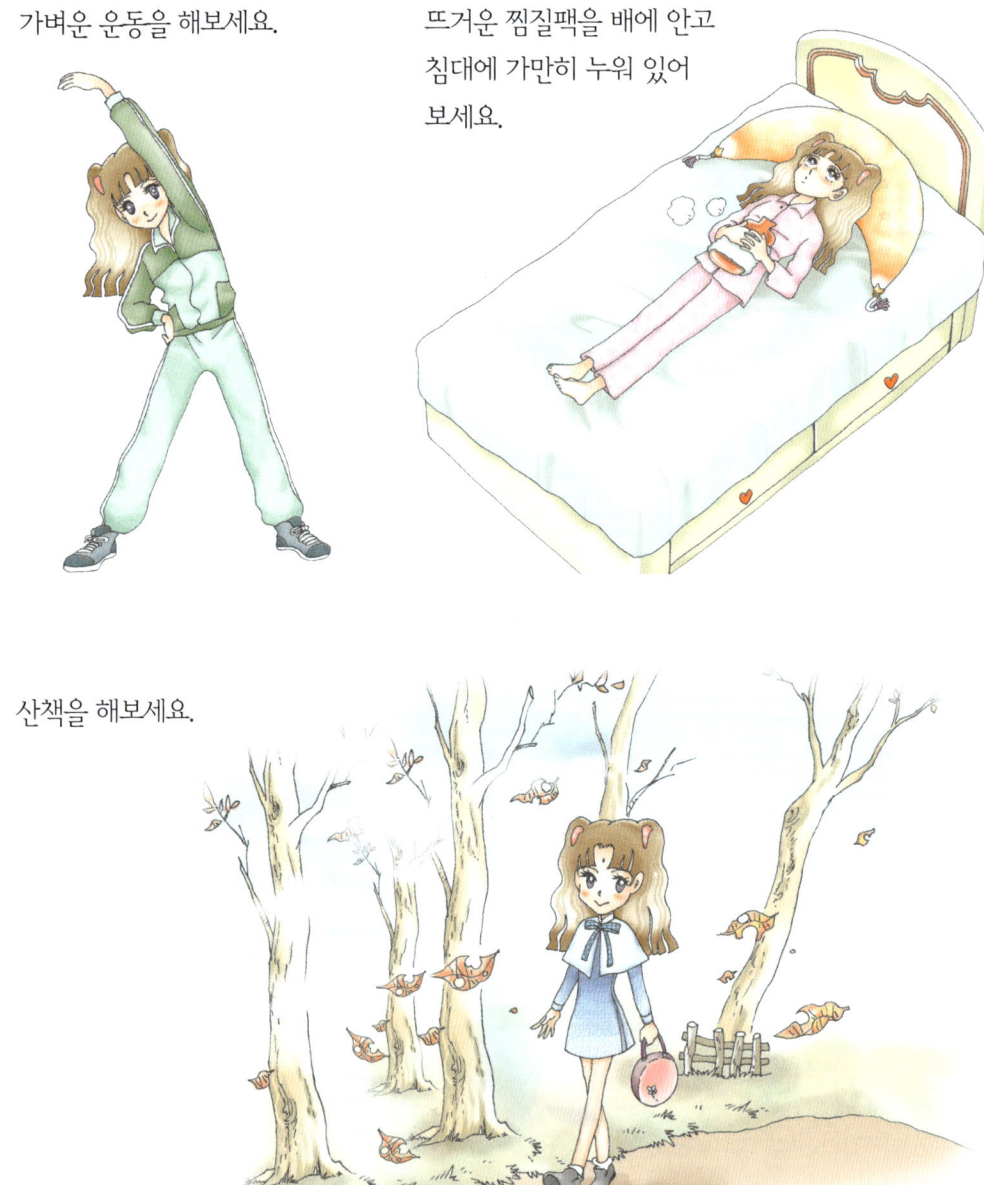

뜨거운 물이 나오는 샤워 꼭지를 배나 허리에 한참 동안 대고
있어보세요.

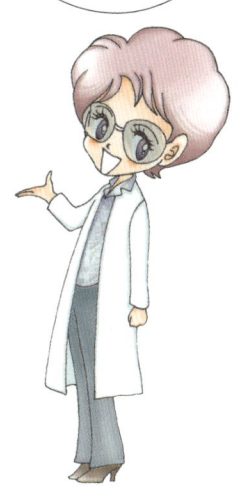

아로마 마사지도
생리통에 좋은
방법이에요.

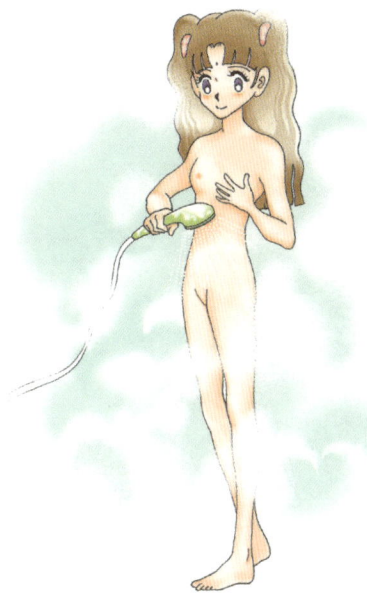
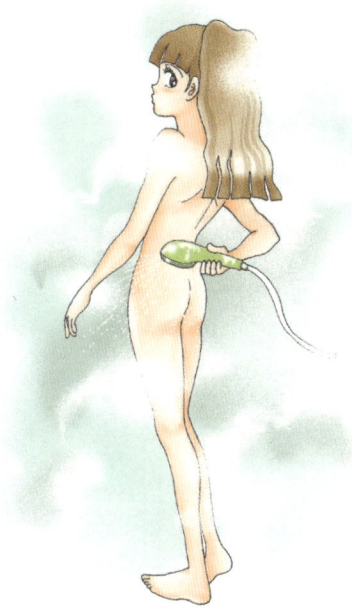

이런 방법을 써봤는데도 안 될 때엔 진통제를 먹어야겠죠.
요즘은 예전보다 훨씬 더 발달된 좋은 약이 나오고 있고,
생리통을 없애거나 줄이는 데 여러 가지 다양한 방법을 쓰고 있어요.

그렇지만 약은 절대로 여러분들 마음대로 사 먹지 마세요.
이런 좋은 약들도 과민 반응이 있거나 천식이 있는 친구들에게는
위험하니까요. 그러니까 반드시 산부인과 선생님의 처방을 받도록
하세요. 친구들 각각의 몸에 맞는 약을 추천해주실 거예요.

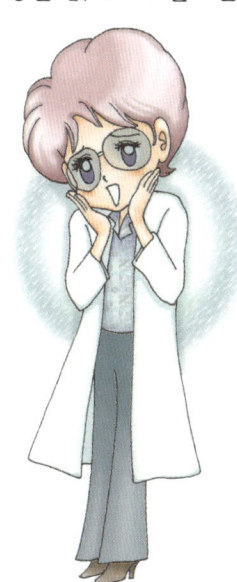
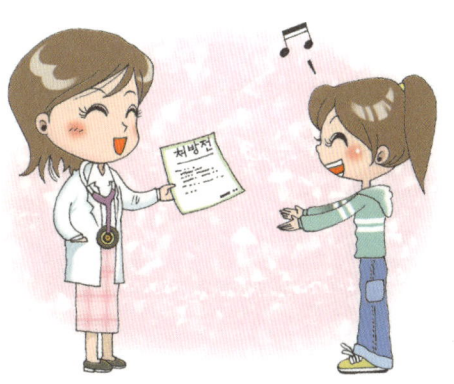

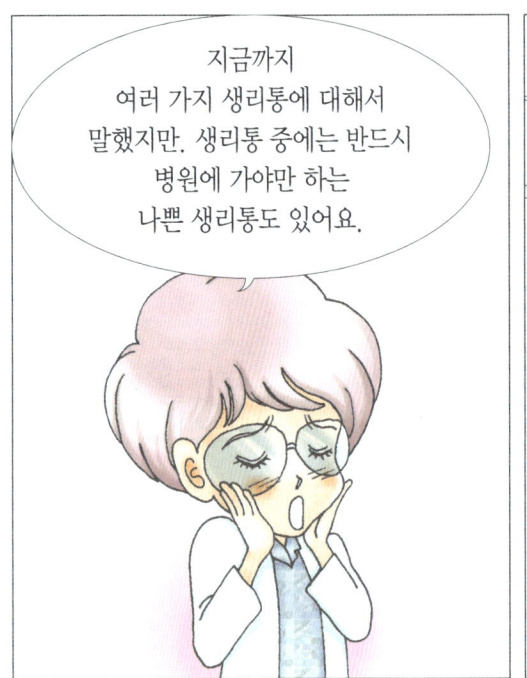

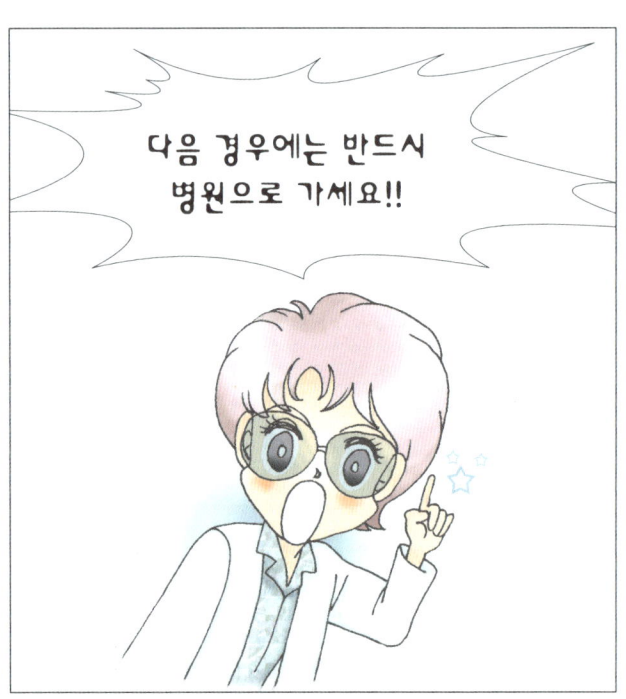

**첫째—**
생리를 할 때마다 생리통이 점점 심해질 때

**둘째—**
생리 양이 평소보다 유난히 많거나
생리가 그치지 않고 계속될 때

**셋째—**
평소에도 허리나 배가 아프면서
생리통까지도 심해졌을 때

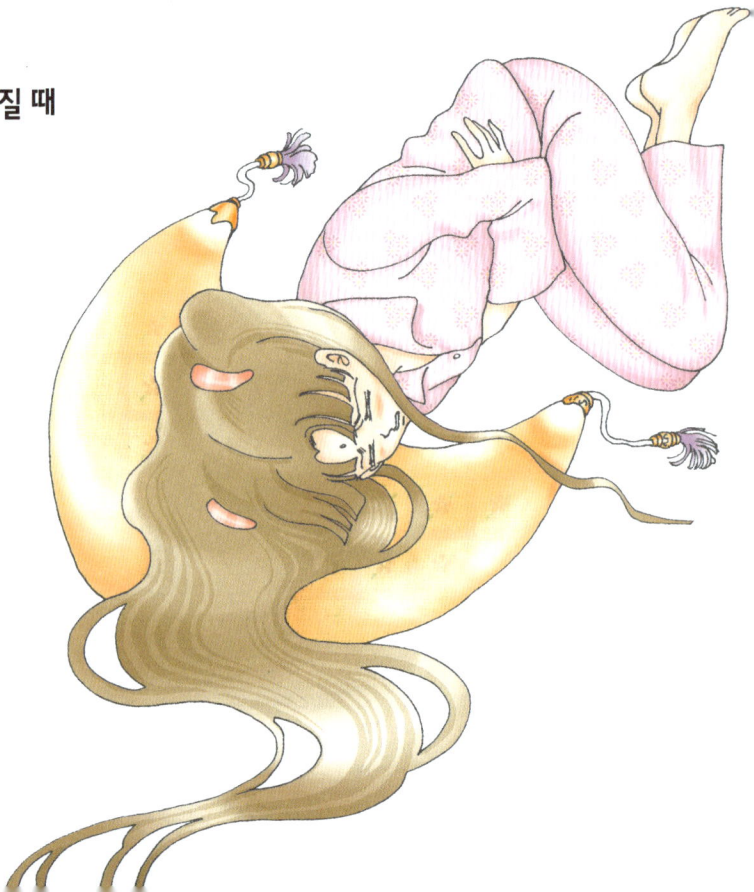

앞에서 말한 세 가지 경우가 아니더라도 평소와 조금이라도 다르다면
제발 참지 말고 엄마와 함께 병원에 가세요. 심한 병이 있는데 원인을
알아보지도 않고 참고만 있으면 나중에 정말 큰일이 생길 수도 있어요.
가장 좋은 방법은 생리통이 있다면 무조건 엄마와 함께 산부인과에
가보는 것이죠. 여러분에게 있는 생리통이 큰 문제가 있는 생리통인지
아닌지 또는 자궁이나 난소에 이상이 있어서 생기는 건지 원인을
확실히 밝혀두는 것이 좋으니까요.

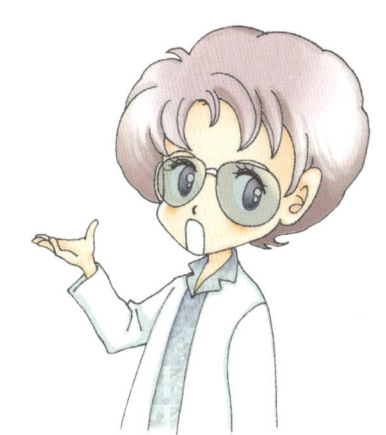

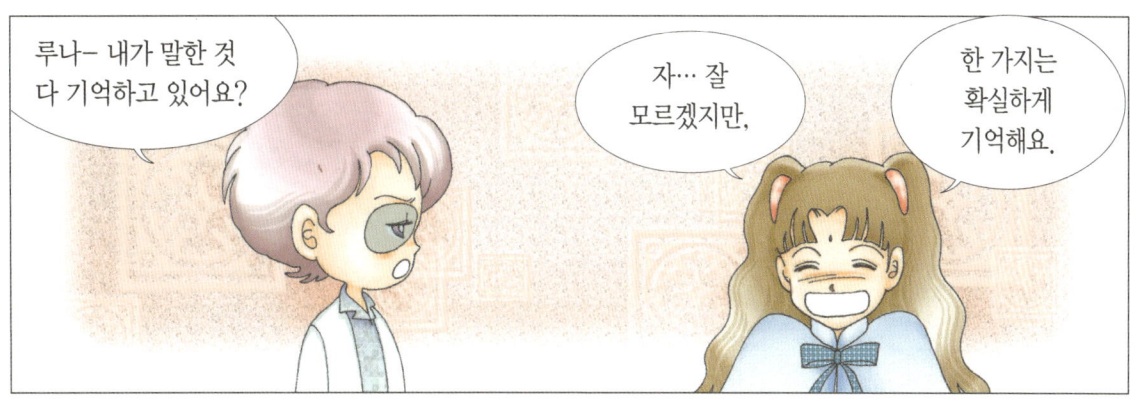

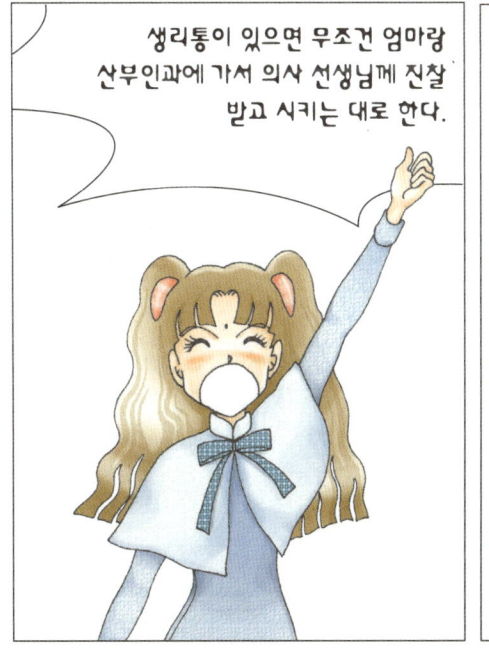

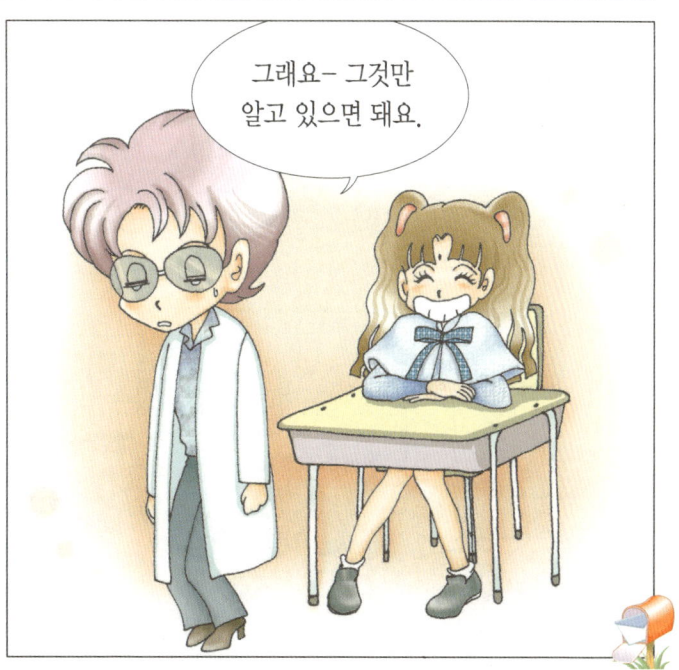

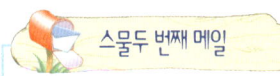

보내는 이 : lunarena@urinara.co.kr
받는 이 : chinguu@urinara.co.kr
제목 : **진찰 받기가 겁나**

친구야- 닥터 아모께 내가 생리통에 대해서 배우는 동영상 봤지? 근데 어떡하지? 나 조금 걱정돼. 선생님께선 되도록이면 병원에 가서 진찰을 받으라고 하시지만 대체 어떻게 진찰을 받는 건지 걱정되는 거 있지…. 넌 그런 생각 안 들어?

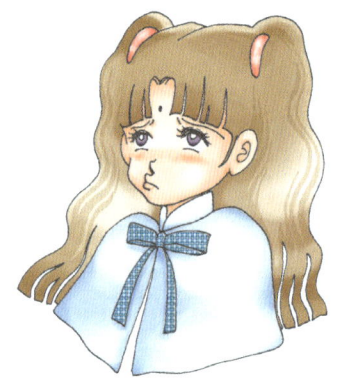

생리가 나오는 곳 있잖아. 질이라는 곳 말야. 거길 선생님이 보시는 걸까? 움… 그럼 넘 창피한데… 어떡하지….
힝… 병원에 가고 싶지 않아…. ㅜ,.ㅜ

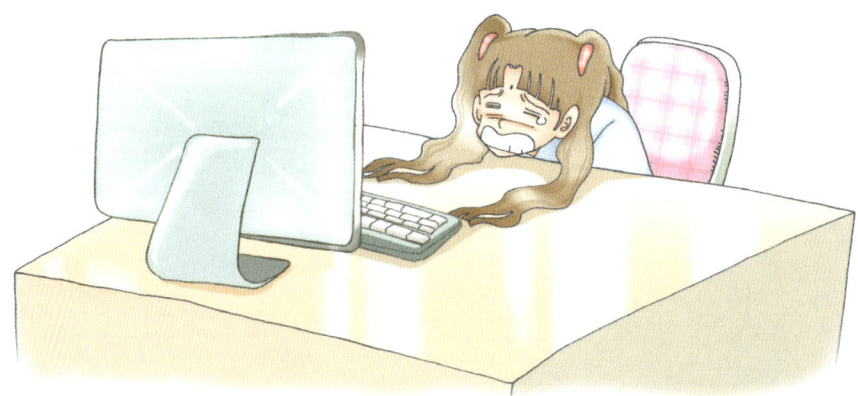

보내는 이 : lunarena@urinara.co.kr
받는 이 : chinguu@urinara.co.kr
제목 : **갔다 왔어 병원에써**

갔다 왔어 병원에… 히히 ^^
근데 있잖아, 산부인과라는 곳, 하나도 안 무서운 거 있지?
검사를 어떻게 하냐 하면 초음파 검사라는 걸 해. 근데
그게 너무 간단하더라. 아랫배에 작은 기계만 갖다 대니까
우리 몸 안쪽이 화면에 다 보이는 거야. 그리고 그 화면이
사진으로 찍혀. 그럼 의사 선생님께서 그 사진을 보면서
다 설명해주셔.

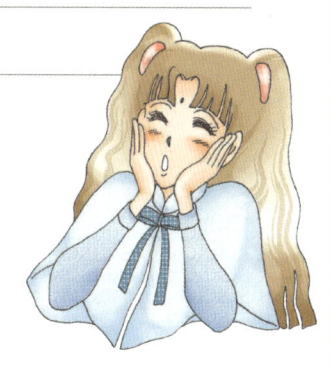

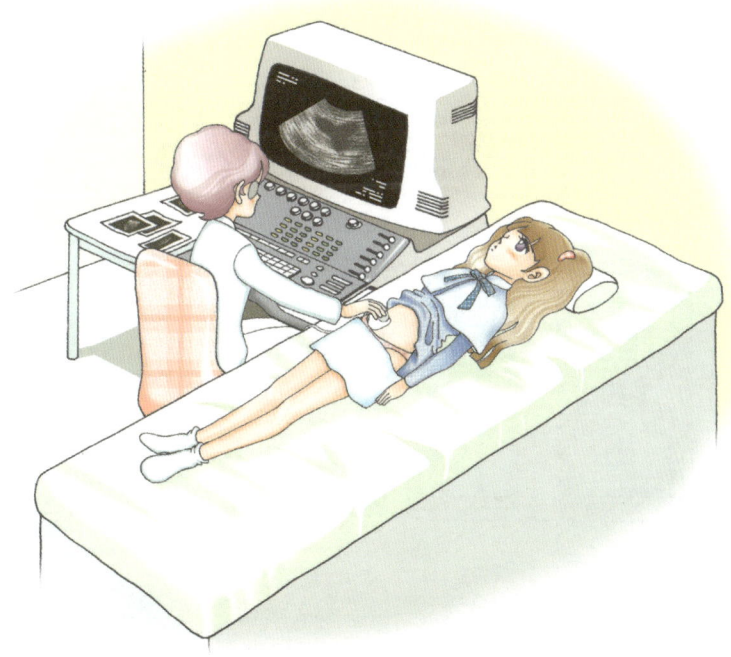

그럼 너도 병원에 갈지 모르니까 지금부터 병원에 가서 어떻게 하는지
내가 다 알려줄게. 경험자가 말해주는 게 최고 아니니~

# 루나의 산부인과 체험기

**출연**
- 루나 : 루나레나
- 의사 선생님 : 닥터 아모
- 그 외 다수

**내레이터** · 루나레나

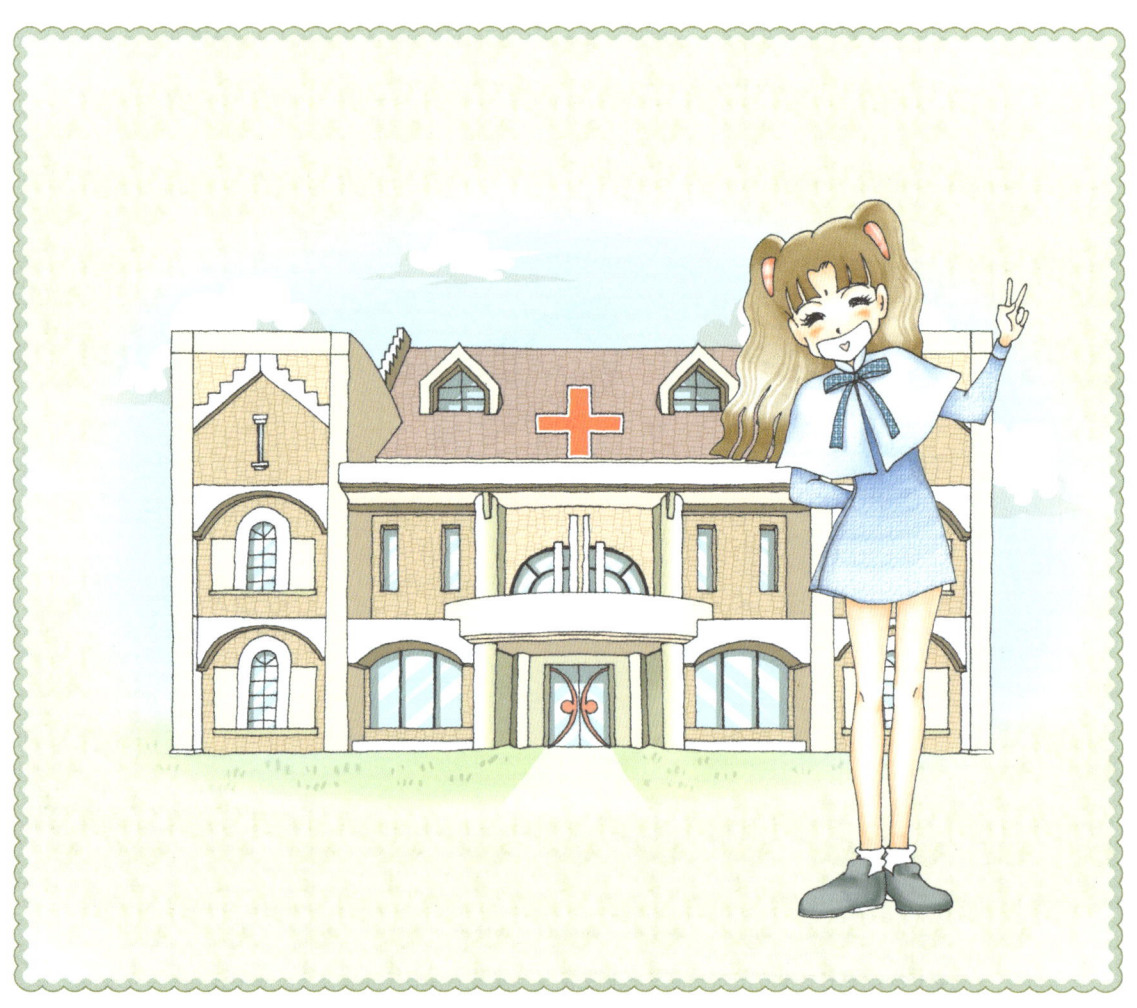

일단 병원에 가면 접수를 하잖아. 거기서 이름이랑 생년월일을 물어보고 무슨 진료를 받으러 왔냐고 물어볼 거야. 그럼 산부인과에 왔다고 해. 그럼 왜 왔냐고 또 물어보실 거야. 그때 이렇게 말해.

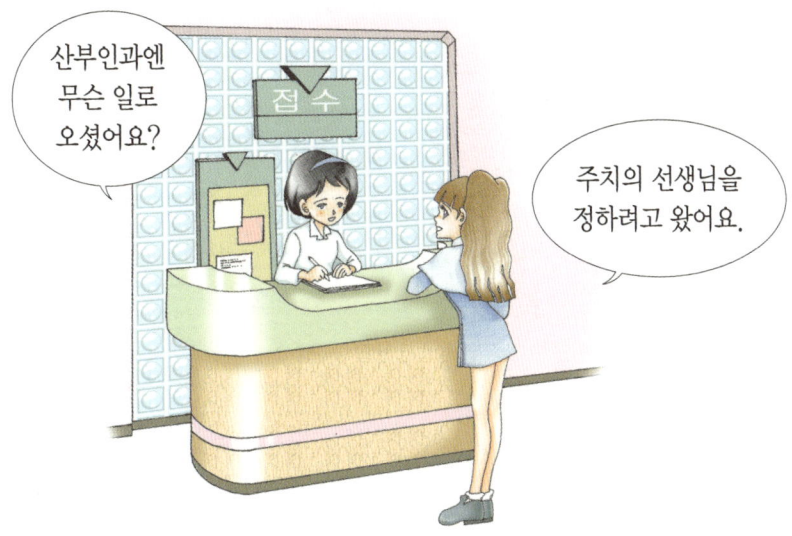

뭐… 다른 문제도 있을 수 있고, 생리통 때문에 왔을 수도 있지만 이렇게 말하는 게 제일 좋을 거야.

그다음에는 진료실 앞에서 기다리게 돼.

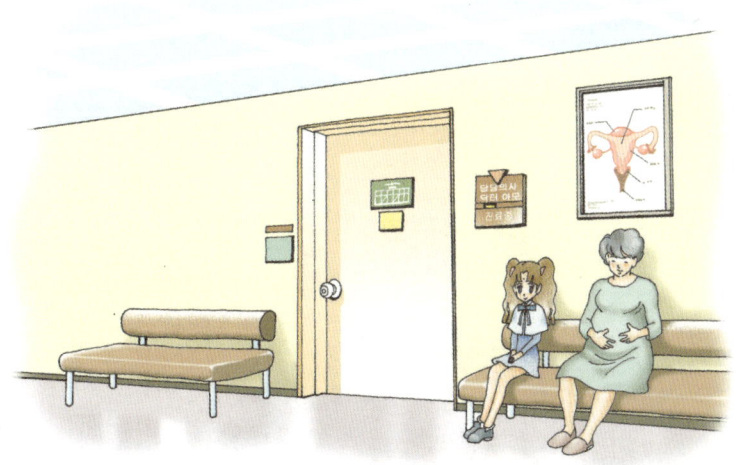

진료실 앞에서 기다리다 보면 간호사 언니가 나와서 묻거나, 진료실 안에 들어가서
의사 선생님께서 물어보기도 하시는 게 꼭 있어. 뭐냐 하면 바로 이거야.

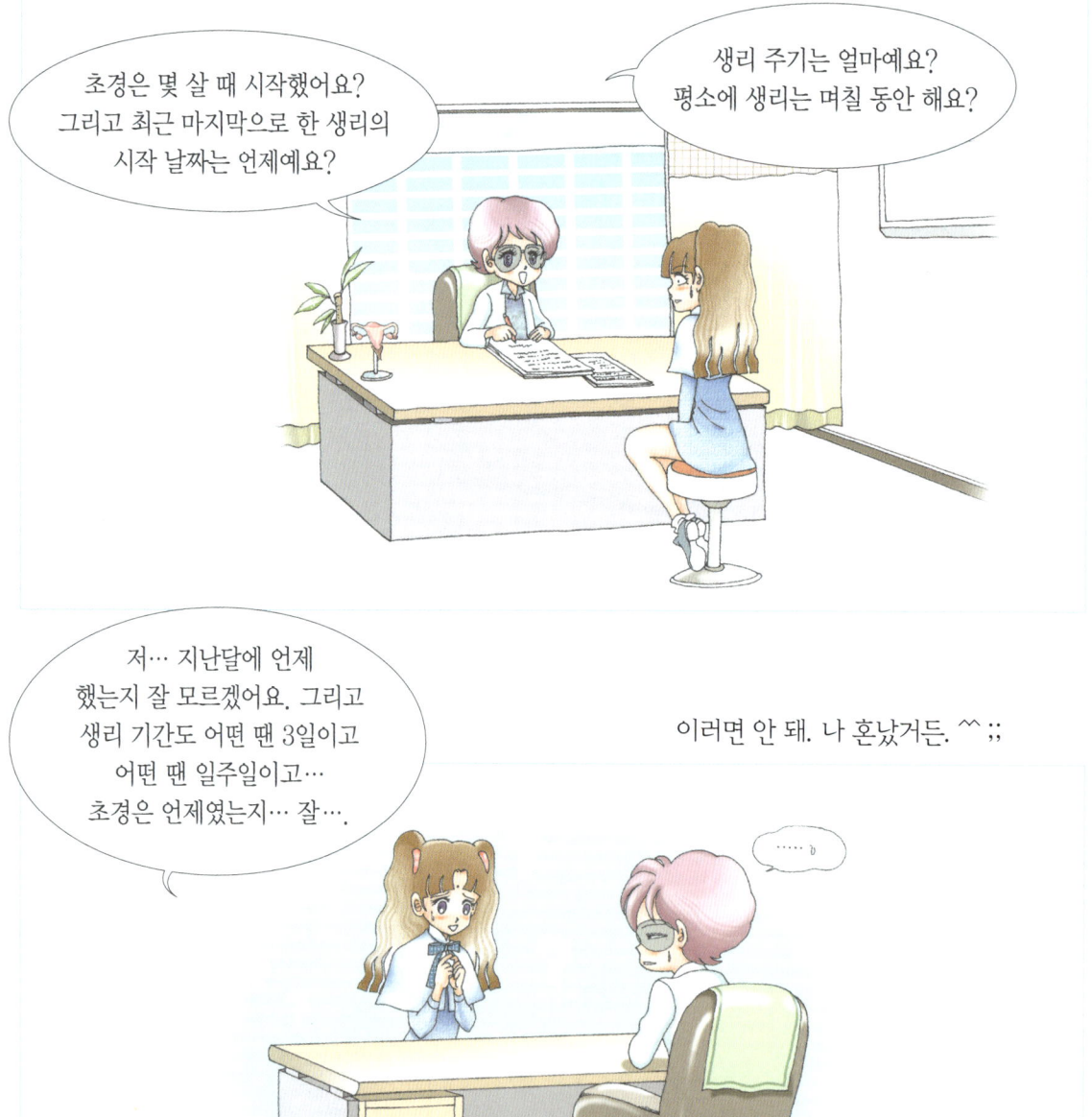

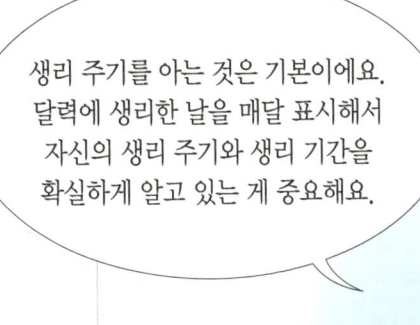

그러고 난 뒤에 묻고 싶은 것을 물어보면 돼.

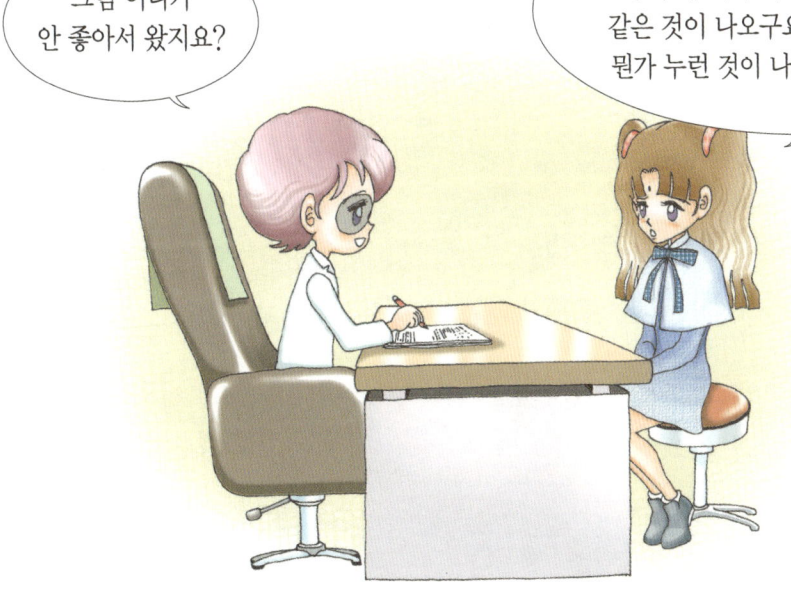

이렇게 말로 물어보고 말로 대답하는 걸 '문진'이라고 한대.
문진이 끝나면 진찰을 하게 되는데 걱정한 것처럼 거기를 보거나 그렇지는 않더라.
냉이 아주 심하거나 자궁이나 난소에 이상이 있는지 살펴봐야 하는 경우를 빼놓고는
우리가 어릴 때 소아과에서 받던 진찰이랑 똑같아.

내 경우에는 생리통이 심하기 때문에 혹시 자궁이나 난소에 이상이 있나 보기 위해서 검사를 했어. 아까 말한 초음파 검사라는 거 말야.

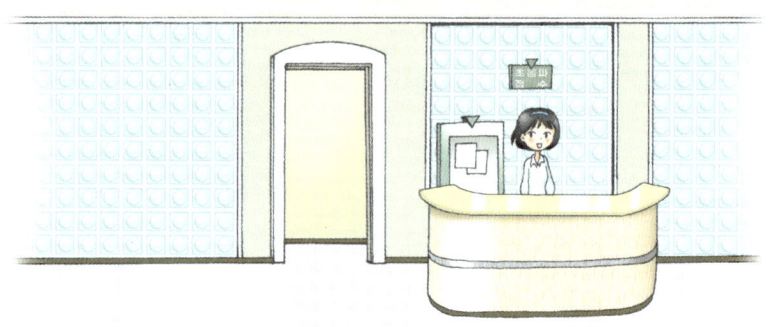

그런데 초음파 검사를 하기 위해서는 방광이라고 소변이 모이는 곳 있잖아. 거기에 소변이 가득 차야 자궁이나 난소의 이상이 잘 찍힌대. 그래서 소변이 급할 때 검사를 해야 하는데 난 그걸 모르고 화장실에 다녀왔거든. 그래서 물을 1.5리터나 마시고 소변이 급해질 때까지 기다렸다가 검사실로 들어갔어.

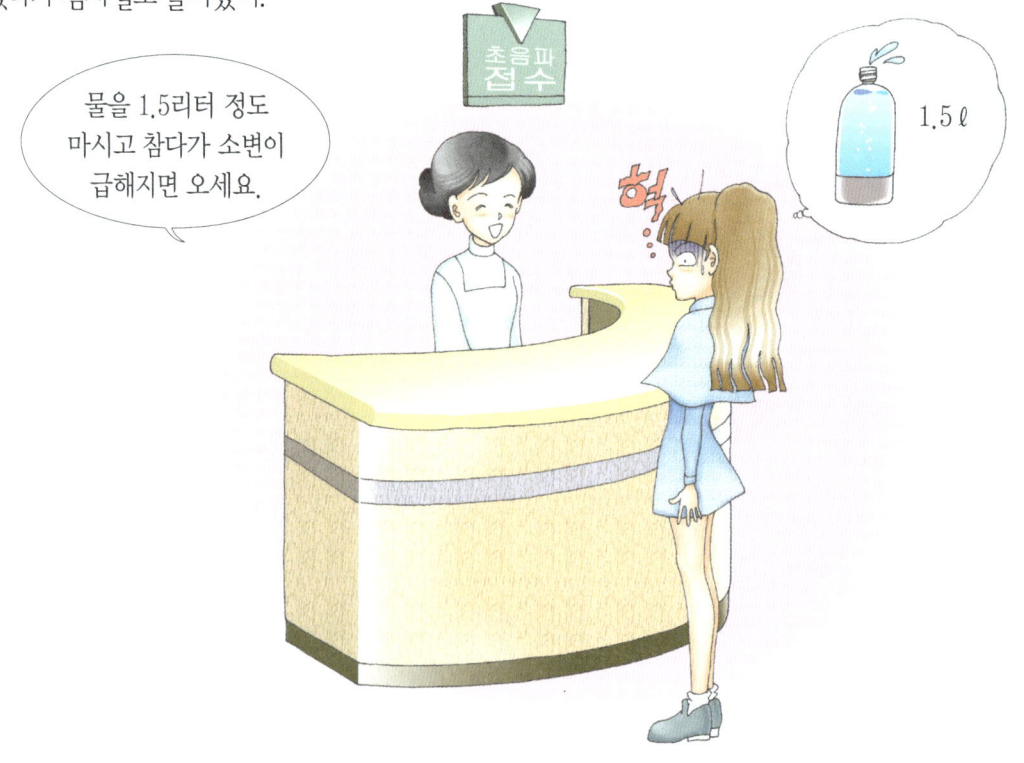

물을 1.5리터 정도 마시고 참다가 소변이 급해지면 오세요.

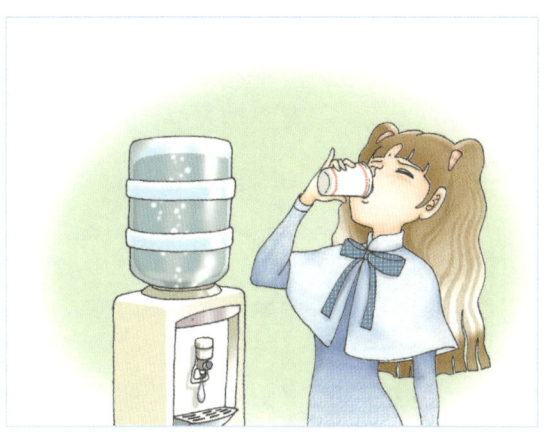
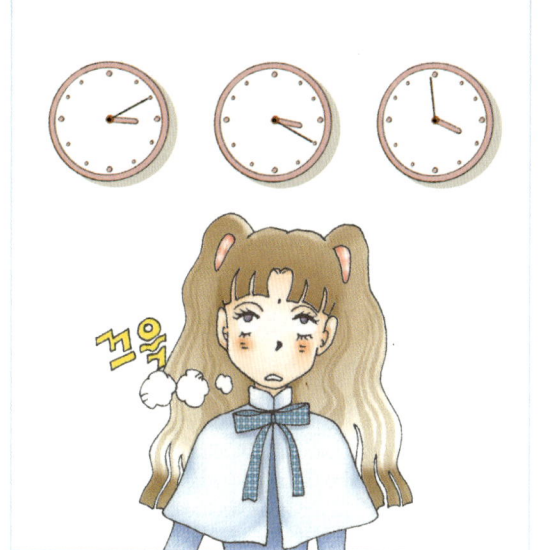
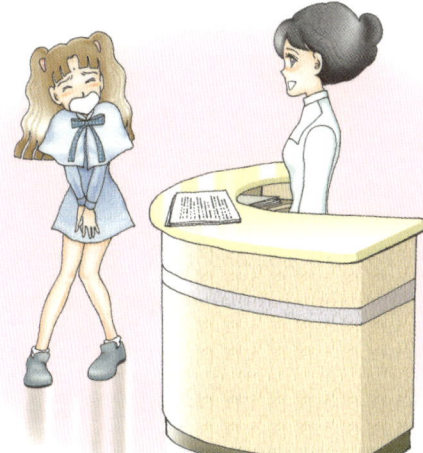
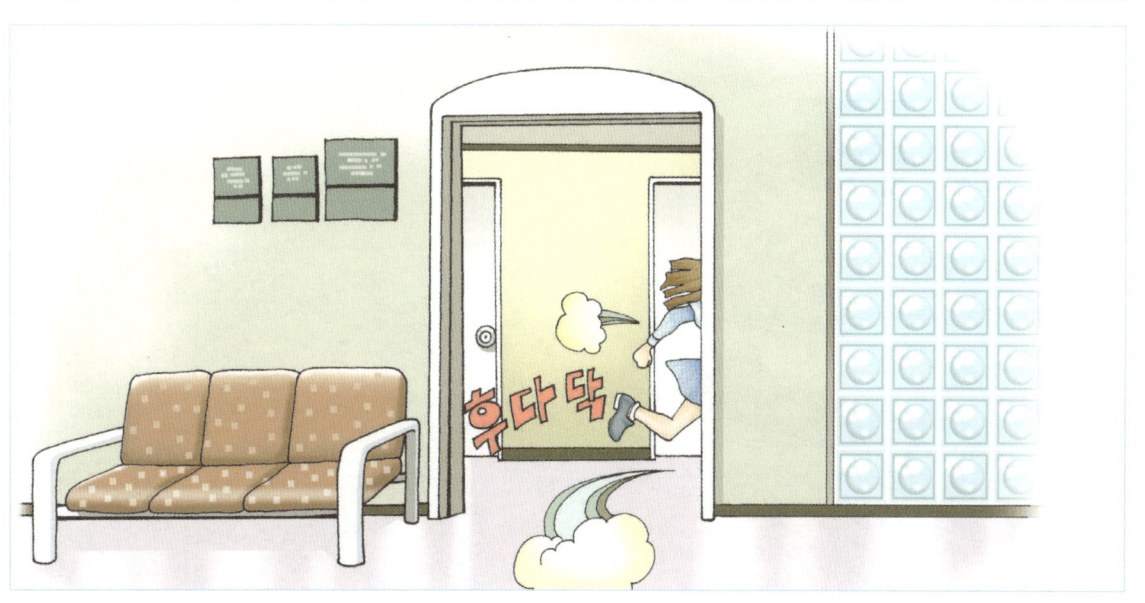

그리고 여러 개의 초음파 검사실 중에서 안내 받은 방으로 들어가면 돼.

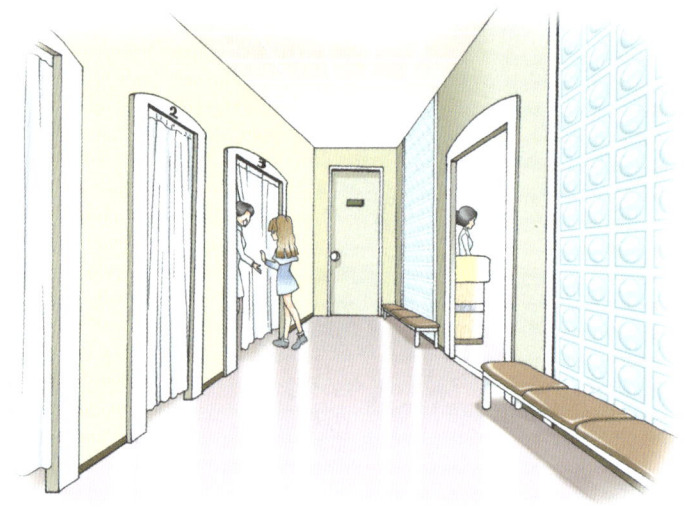

초음파 검사실 안에는 초음파 검사 기계랑 침대가 있는데, 그 침대에 누우면 간호사 언니나 의사 선생님께서 검사를 위해서 아랫배를 살짝 보이게 하셔. 근데 나는 그것도 모르고 그만 원피스를 입고 갔지 뭐니. 그래서 할 수 없이 치마를 올리고 타월을 덮어주셨어. 그니까 초음파 검사를 하러 갈 때는 윗도리랑 아랫도리가 따로 된 옷을 입고 가는 게 좋겠더라. ^^;;

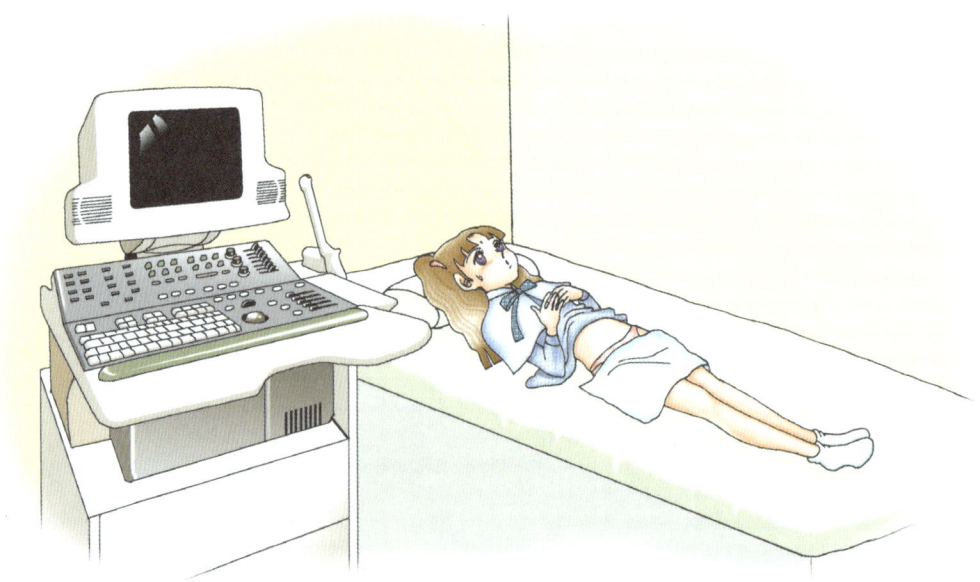

그리고 의사 선생님께서 아랫배에
투명한 젤 같은 크림을 바르고 난 뒤
납작한 기계를 아랫배에 대고
문질러. 그러면 화면에 내 배 속이
보이는 거 있지? 너무 신기하더라.

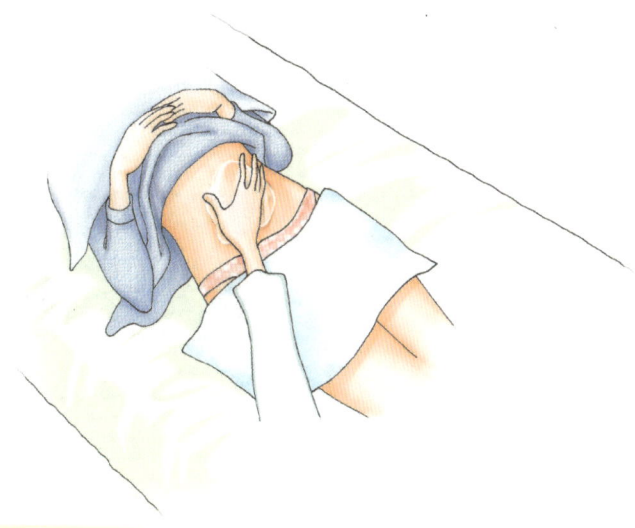

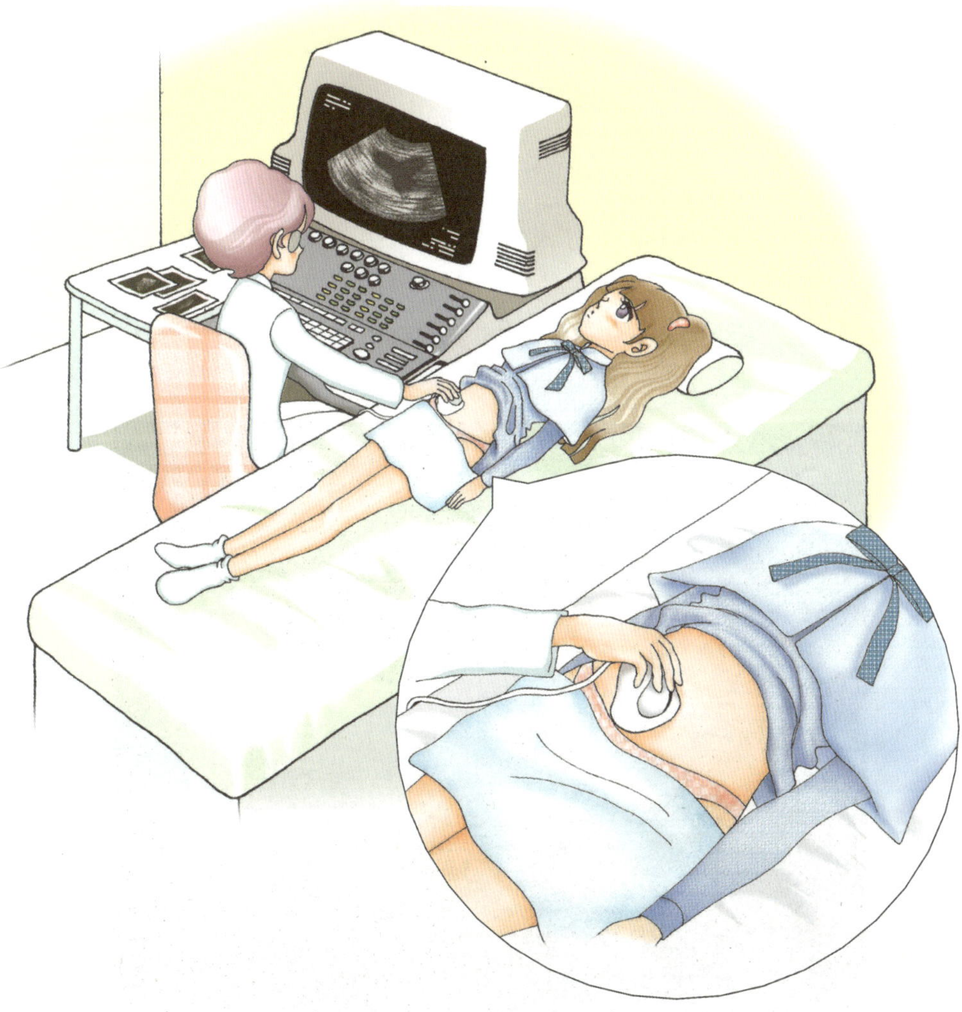

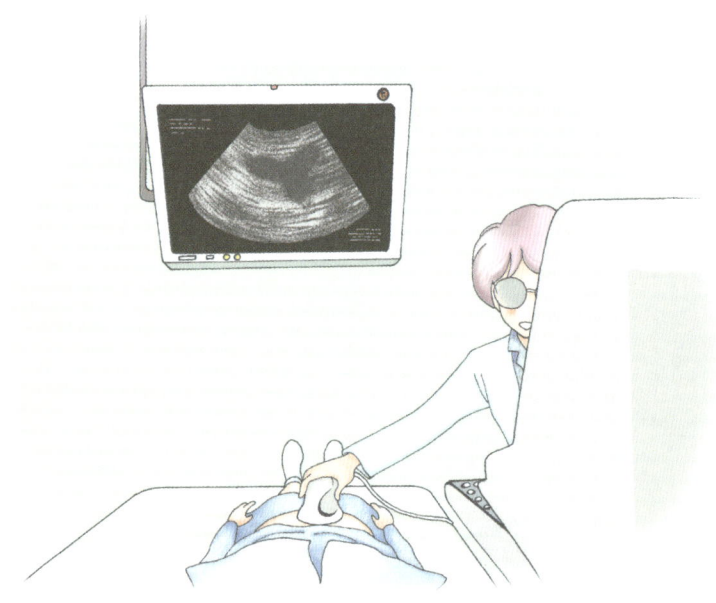

내 발치에도 모니터가 있어서 내가 직접 내 배 속을 볼 수도 있었어. 의사 선생님께서 이렇게 내 배를 여기저기 문지르니까 여러 가지 사진이 나오더라. 정말 신기했어. 우리는 뭐가 뭔지 잘 알아볼 수 없긴 하지만 그래도 배 속을 본다는 게 신기하더라구. ^^;;

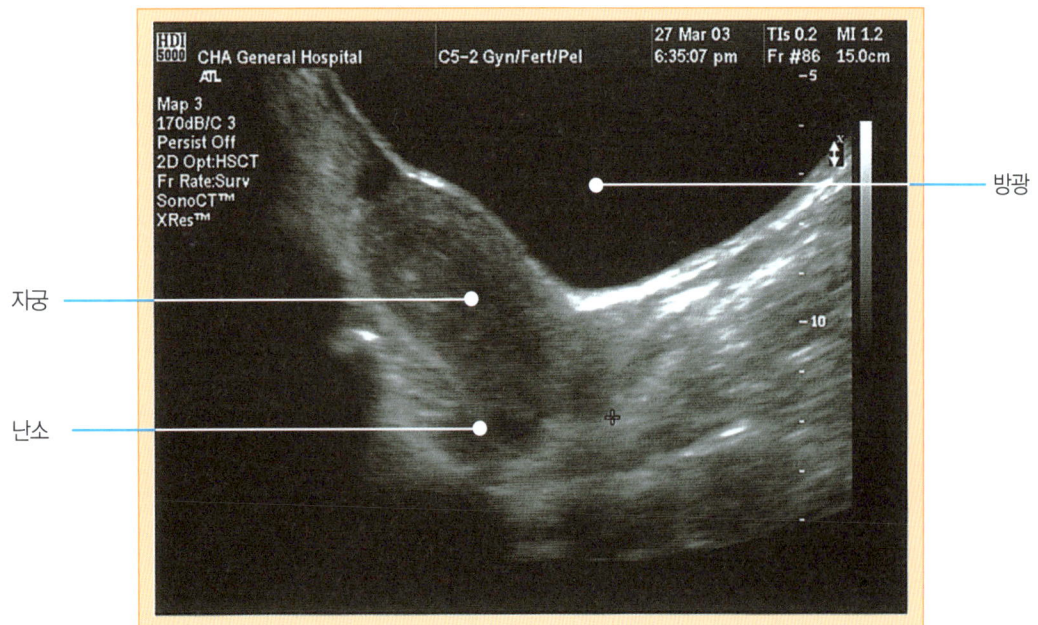

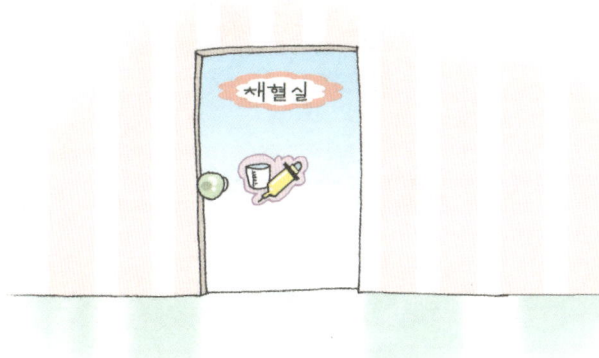

그러고 난 뒤에 피 검사랑 소변 검사를 했는데, 그건 혹시 빈혈이 있는지 아니면 다른 이상이 있는지 보기 위해서래. 어떤 검사건 피 검사랑 소변 검사는 기본이잖아.

소변 검사랑 피 검사는 채혈실이라고, 피 뽑는 곳에서 해.

거기 가서 이름 대고 검사하러 왔다고 하면 우선 소변을 받아 오라고 하시니까 그전에 화장실을 가지 않도록 해. 미리 화장실 다녀오면 검사할 소변이 나오지 않아서 곤란하잖아. 그러니까 소변 검사를 하는지 안 하는지 확인한 후에 화장실에 가도록 해.

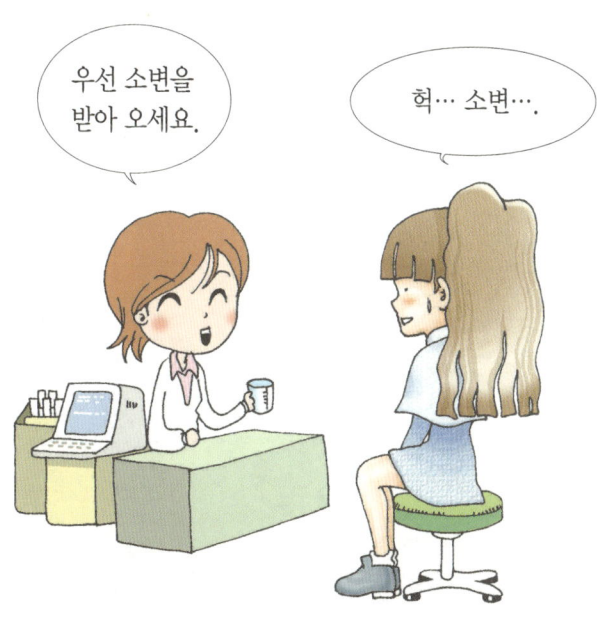

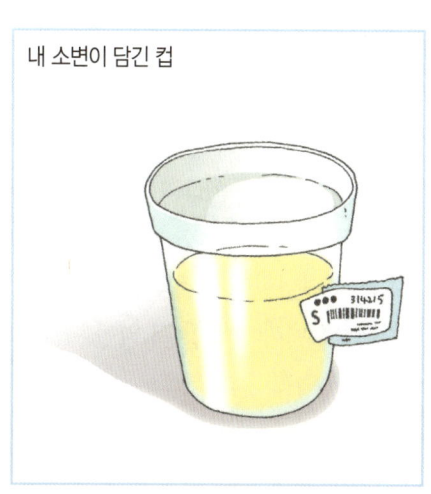

그러고 나서 채혈을 하는데, 채혈이란 게 피를 뽑는 거야.
별로 아프지 않으니까 크게 무서워할 필요는 없어.
긴장하지 말고 가만히 있으면 간호사 언니나
의사 선생님이 다 알아서 해주시거든. ^^

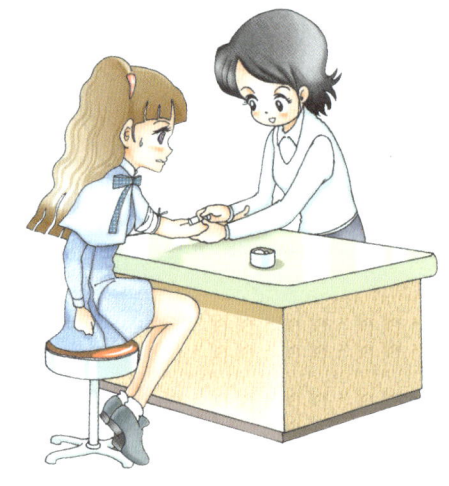

## 채혈은 이렇게 해

장치가 되어 있는 주삿바늘을 혈관에 꽂고

진공 대롱을 꽂으면

저절로 피가 대롱 안으로 싸악 빨려들어가

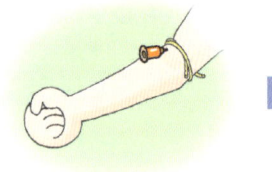 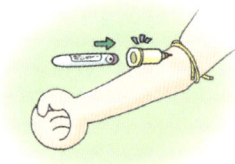 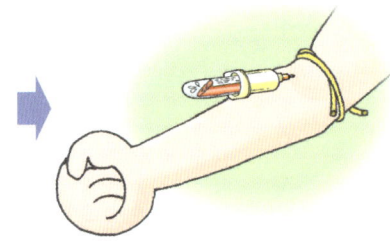

그리고 검사 결과는 나중에 알려주시니까
집에 가서 기다리기만 하면 돼.
아참, 진료가 끝나고 난 뒤 그냥 나오는 게
아니라 진료비를 내고 나와야 하는 건 당근이고. ^^
그것도 잘 모르겠으면 의사 선생님이나
간호사 언니한테 물어보면 친절하게
알려주시니까 걱정할 거 없어.

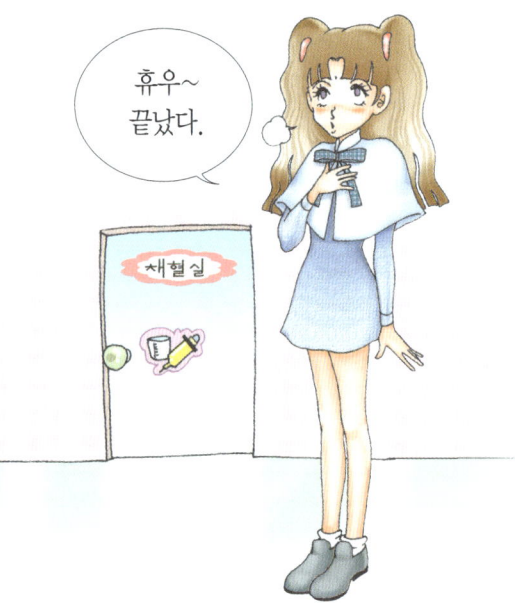

어때 쉽지? 걱정할 거 하나도 없고 말야. 너도 무슨 이상이 생기면 나처럼 바로 병원에 가. 다른 친구들이나 언니들한테도 말해줘. 산부인과는 하나도 겁나지 않는다고. ^^

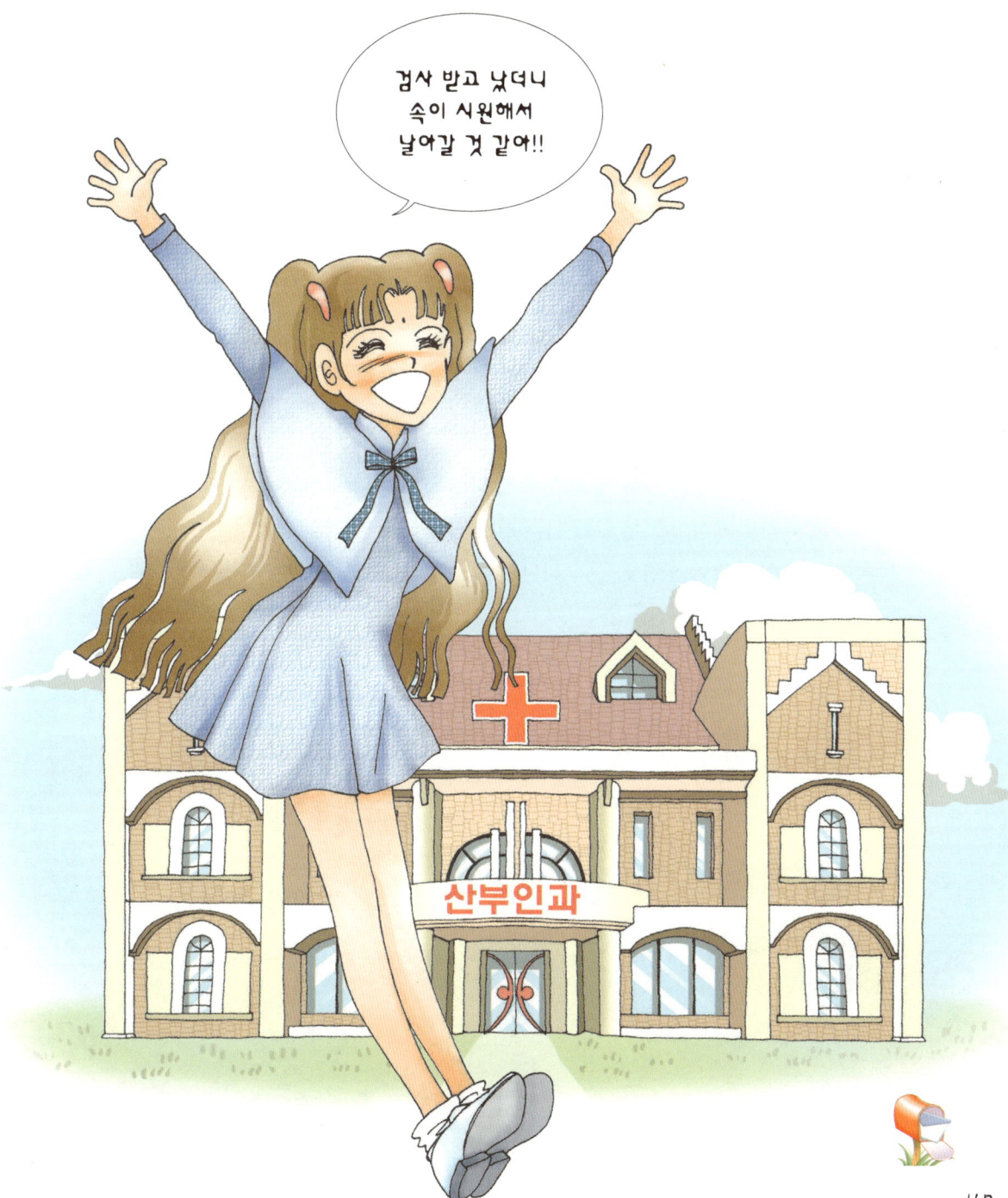

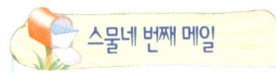

 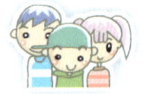 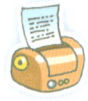  

보내는 이 : lunarena@urinara.co.kr
받는 이 : chinguu@urinara.co.kr
제목 : **검사 결과가 나왔어**

나 검사 결과가 나왔당. ^^
내 생리통은 자궁이나 난소에 특별한 이상이 있어서
생기는 게 아니고 생리피를 내보낼 때 자궁이 너무
많이 수축하기 때문이래. 생리피를 내보낼 때 자궁이
약간 줄었다 늘었다 한다고 했잖아. 내 경우엔
그게 보통보다 많이 줄어들어서 아픈 거라는 거쥐. ^^

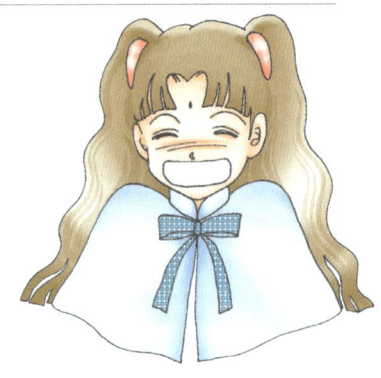

나 사실 생리통이 심한 게 무슨 문제가 있는 건 아닌지 걱정했거든.
혹시 나중에 아기를 못 낳게 되는 건 아닐까 하고 말야.
근데 이제 속이 후련해. ^^ 그러니까 너도 생리통이 심하면 바로 병원에 가봐.
나처럼 확실한 원인을 알면 얼마나 좋니?!

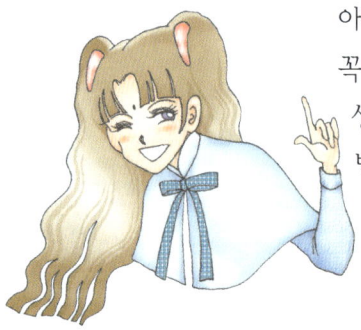

아참, 그리고 병원에 가면 생리 기간이랑 생리 주기를
꼭 물어본다고 했잖아. 그래서 내가 그래프가 될 만한
생리달력을 만들었거든? 첨부 파일로 보내줄 테니까
벽에 붙여놓고 생리 때마다 체크해봐.
너의 생리 주기를 금방 알 수 있을 거야.

### - 생리 달력 표시는 이렇게 -

달력을 보면 세로는 '월'이고 가로는 '일'이잖아요?
그러니까 그달 그달 생리를 한 날짜에 루나의
스티커를 아래 그림처럼 하나씩 붙이세요.
그러면 자신의 생리 주기가 그래프처럼 보이게 되죠.

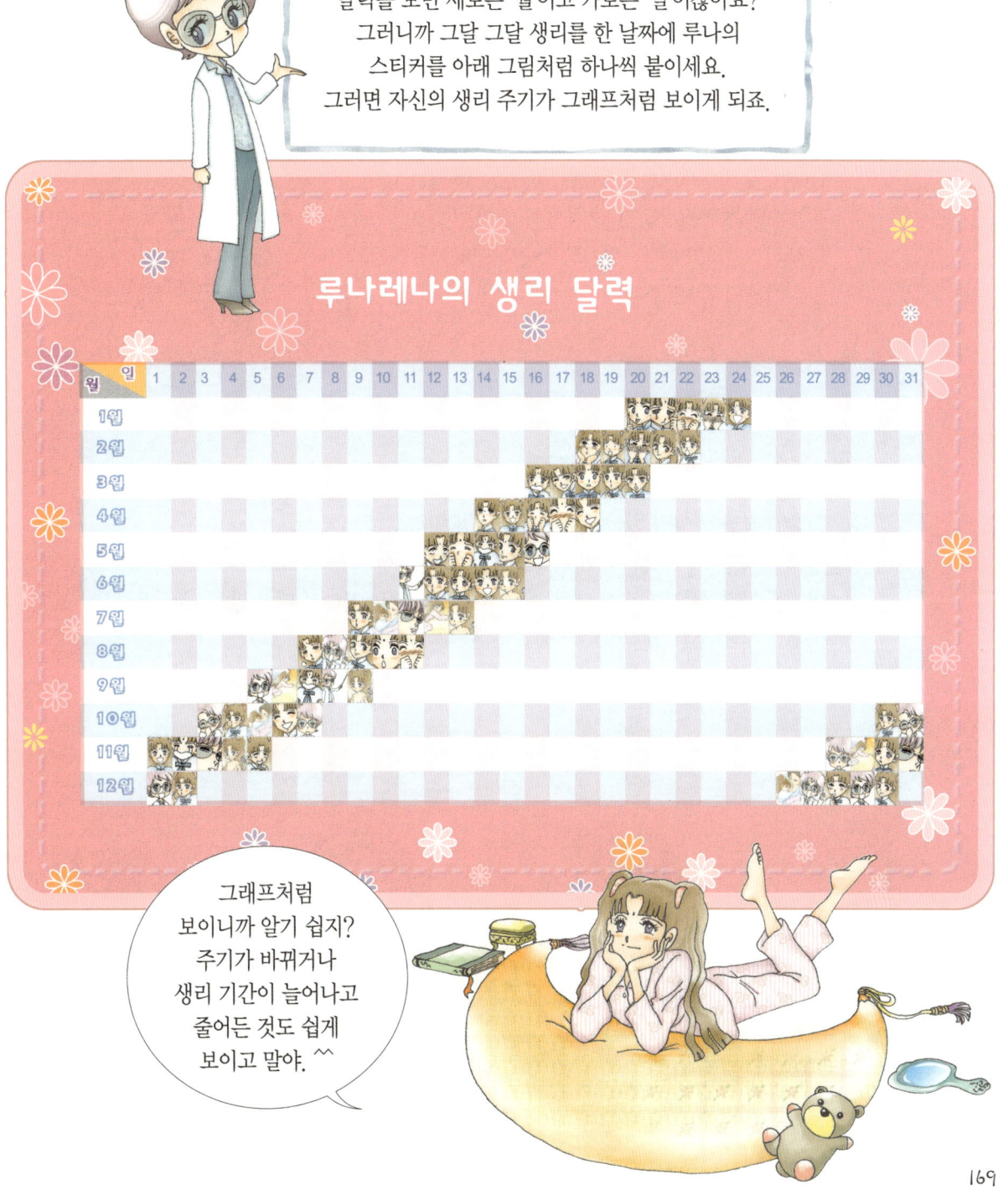

그래프처럼 보이니까 알기 쉽지? 주기가 바뀌거나 생리 기간이 늘어나고 줄어든 것도 쉽게 보이고 말야. ^^

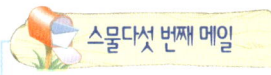

 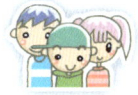   

보내는 이 : lunarena@urinara.co.kr
받는 이 : chinguu@urinara.co.kr
제목 : **생리 전에도 아프네**

친구야 참 이상하지? 생리통이 없어졌는데
여전히 아픈 게 있어. 넌 안 그런가 몰겠는데
난 생리가 시작하기 전에는 꼭 가슴이 아프거든?
글구 기분도 좀 안 좋구….

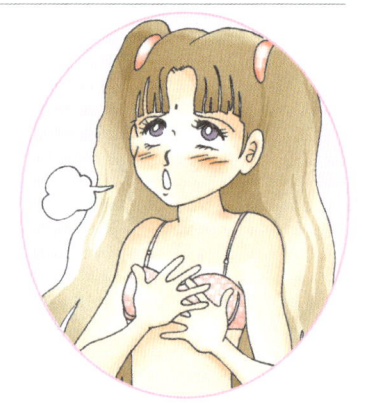

가슴에 무슨 이상이 있는 게 아닐까? 정말 미치겠당….
생리 시작하고 나니까 왜 이렇게 불편하고 아픈 게 많은 거지?
아기를 가질 수 있게 되는 너무너무 큰 축복을 받은 거라서 대신 많이 아픈 건가?
아웅… 쿡쿡 쑤신당….

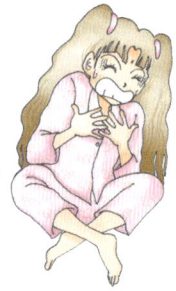 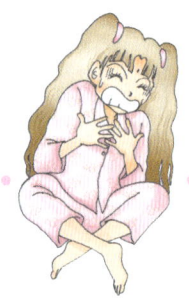 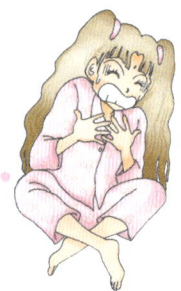 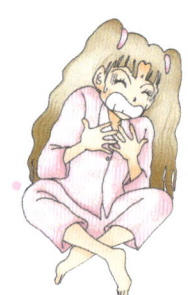

보내는 이 : lunarena@urinara.co.kr
받는 이 : chinguu@urinara.co.kr
제목 : **너도 생리 전에 아프구나**

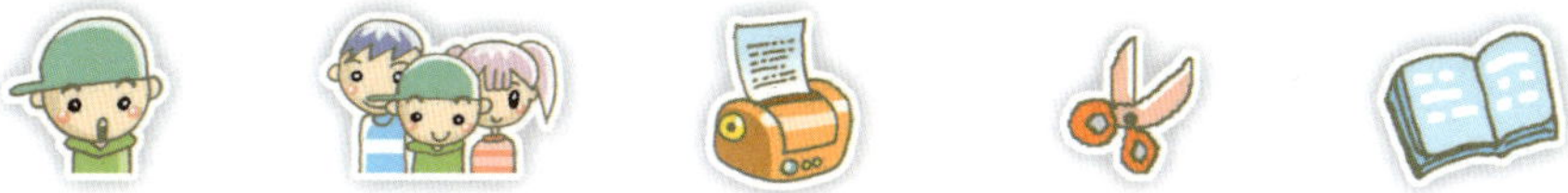

역쉬~ 너도 글쿠나. 그렇다면 이제 좀 알겠다.
아마 이것도 생리통처럼 생리를 시작하고 나면 다 아픈 건가 봐.

그래도 내 맘대로 생각하지 말고 알아봐야쥐. 우리가
의사 선생님도 아닌데 맘대로 생각하고 진단하고 그럼
무지 위험하잖아. 의사 선생님께 정확하게 들어봐야겠어.
그치? 알게 되면 너한테 또 알려주는 건 당빠쥐~ ^^

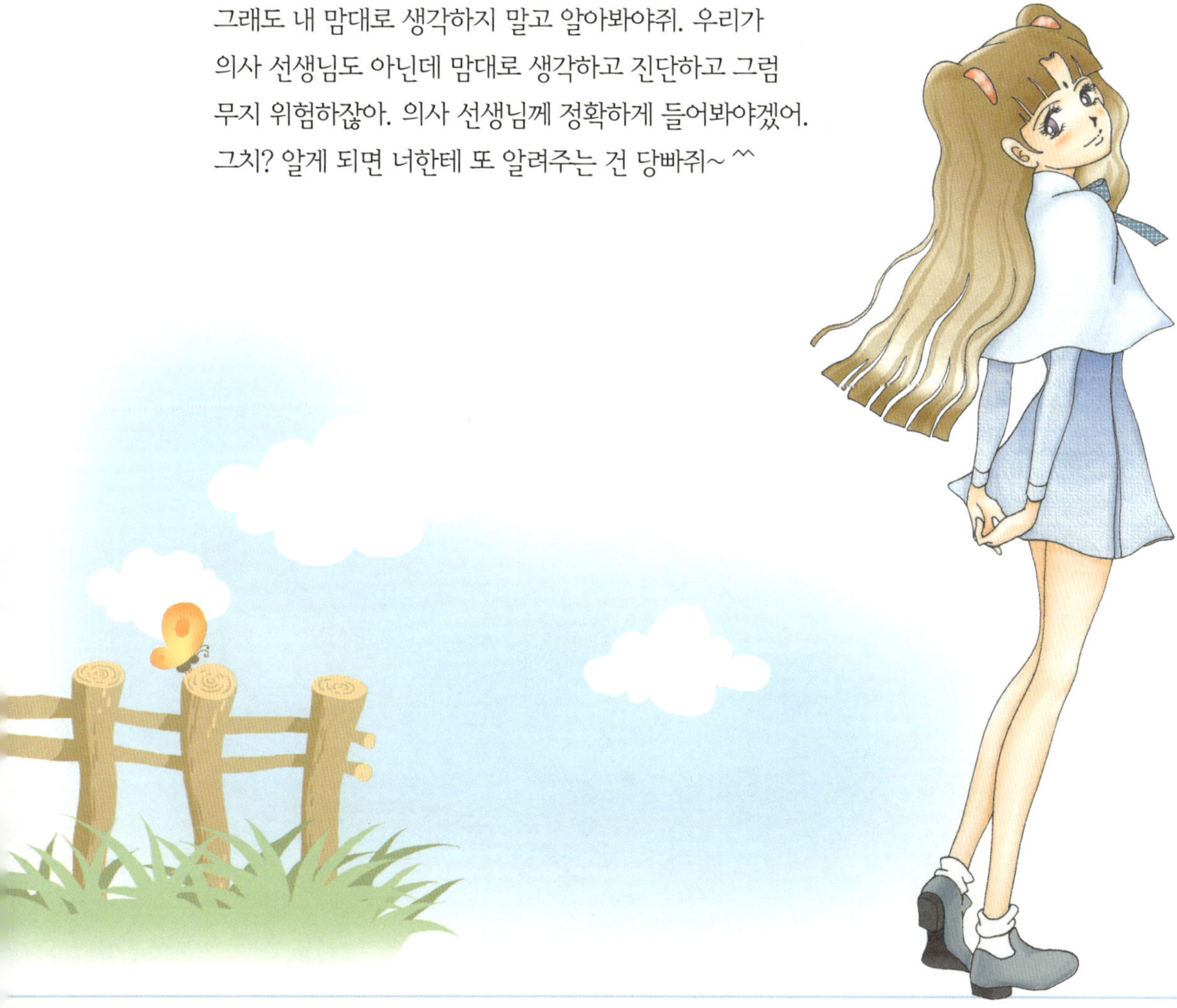

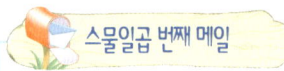

 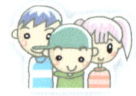   

보내는 이 : lunarena@urinara.co.kr
받는 이 : chinguu@urinara.co.kr
제목 : **생리전증후군**

있잖아. 닥터 아모께 생리 전에 아픈 걸 여쭤봤거든?
그랬더니 그게 생리전증후군이라고 하시넹.
역시 그랬어. 역시 생리랑 관계가 있었던 거야.
내 가슴에 이상이 있었던 게 아니고 말얌.

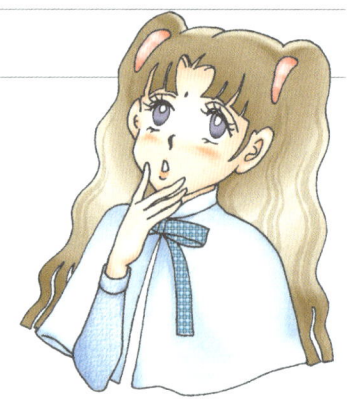

근데 그게 나처럼 가슴이 아픈 것도 있고, 기분이 나빠지는 것도 있고
여러 가지가 있대. 심하게는 생리 전이나 생리 중에 기분이 이상해져서
나쁜 짓도 한대. 그니까 도둑질 같은 거 말야.
자기도 모르게 도둑질이 하고 싶어지나 봐.
그래도 난 그런 짓은 절대로 해선 안 된다고 생각해.

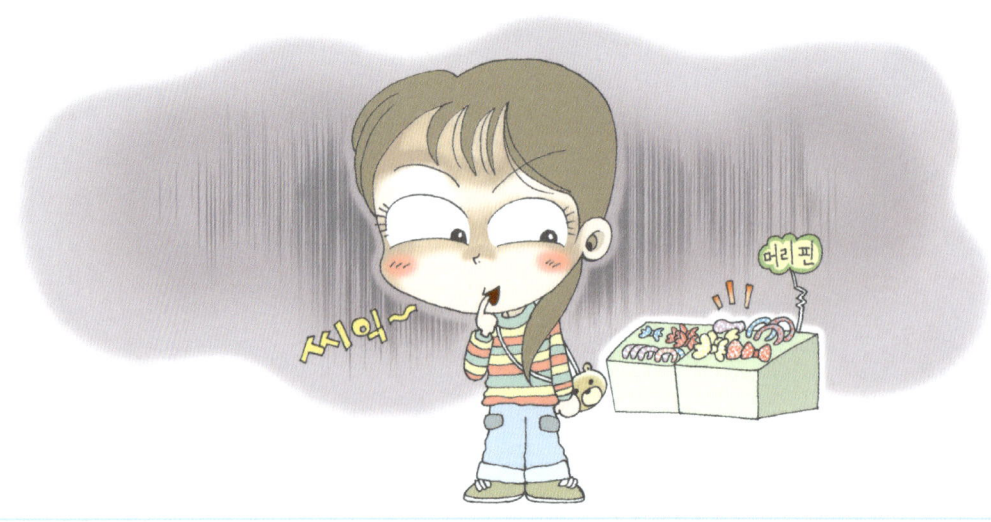

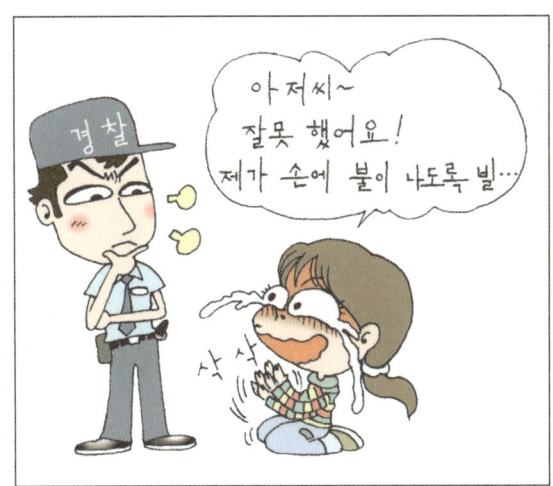
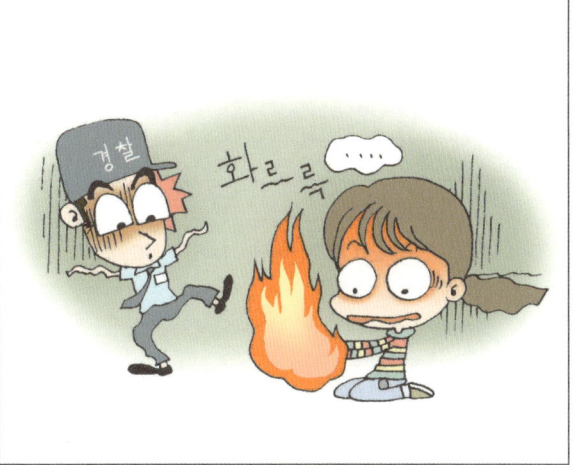

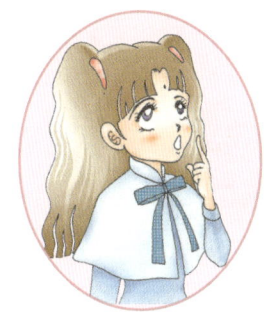

이럴 수는 없는 거잖아. 남에게 피해를 주는 건데 말야.

생리 전에 가슴이 아파도 참아야 하는 것처럼 그런 기분이 들거나 기분이 나빠서 짜증을 내고 싶어져도 참고 기분 좋은 일을 생각하고 그래야 하지 않겠니?

모든 여자들이 생리 때문에 어쩔 수 없었다고 막 행동한다면 대체 이 세상이 어떻게 되겠니? 안 그래? 그러니까 생리 때문에 생기는 기분 나쁜 짜증이나 이상한 기분을 잘 누를 수 있도록 해야겠어. 내가 나 자신을 조절 못 하면 누가 조절해주겠어? 우린 이미 생리도 하고 아기도 가질 수 있는 어른이 되는 중이잖아. 그 정도는 책임져야지. 그치?

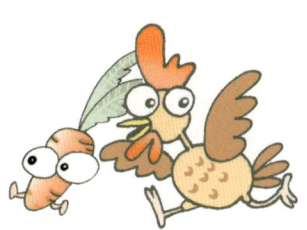

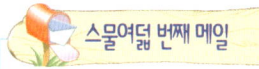

보내는 이 : lunarena@urinara.co.kr
받는 이 : chinguu@urinara.co.kr
제목 : **생리대 예쁘게 가지고 다니기**

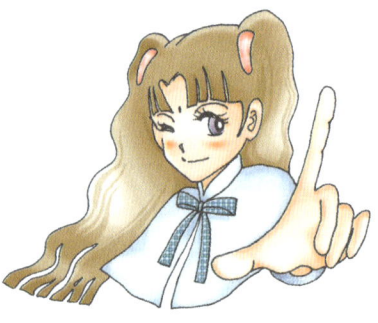

친구야~ 너 학교에 갈 때 생리대를 가지고 가는 게 걱정이라구? 에잉~ 그건 안 보이게 잘 싸서 가져가면 되잖아. 잘 싸는 법을 알려줄게.

예쁜 헝겊으로 작은 가방을 만들어서 거기에 넣어 가지고 다녀.
그러면 그 헝겊 가방만 책가방에서 꺼내 들고 화장실로 쏘옥~

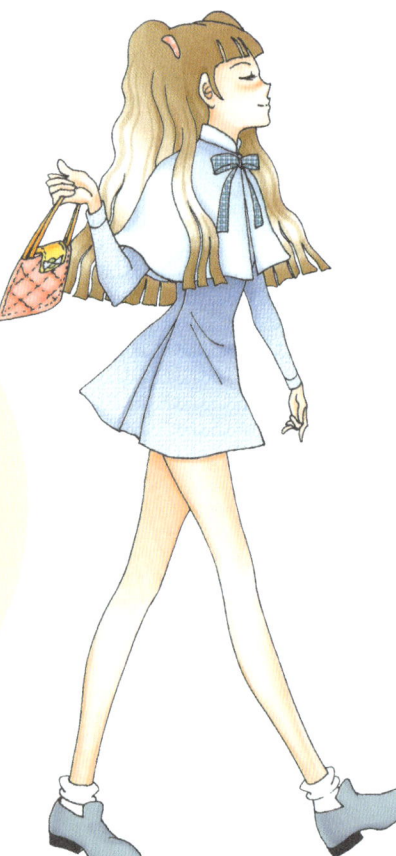

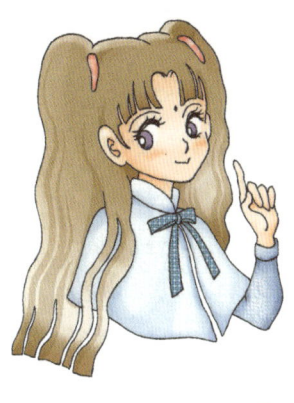

그것도 창피하면 하나하나 예쁜 포장지로 싸.
근데 그건 좀 귀찮지? 내 생각엔 예쁘고
작은 가방이 제일 좋을 것 같아.

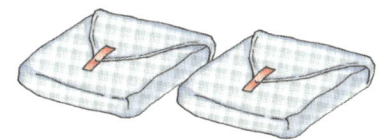
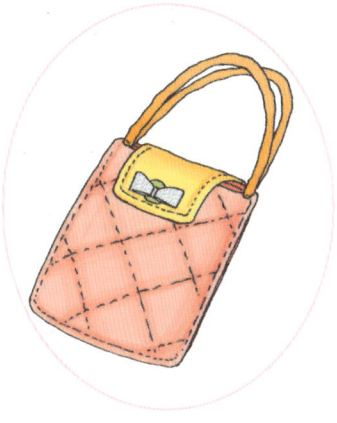

그래도 창피하다구? 정 그러면 치마 안쪽에 주머니를 만들어서 거기에 생리대를
넣어 가지고 다녀. 그 외에도 여기 저기 옷 속에 감추는 방법을 잘 생각해 봐.
그리고 그날 사용할 양보다 넉넉하게 가지고 다니는 게 좋아.
무슨 일이 있을지 모르잖아. 그리고 생리가 시작될 조짐이 보이면
생리대를 가지고 다니는 거야.

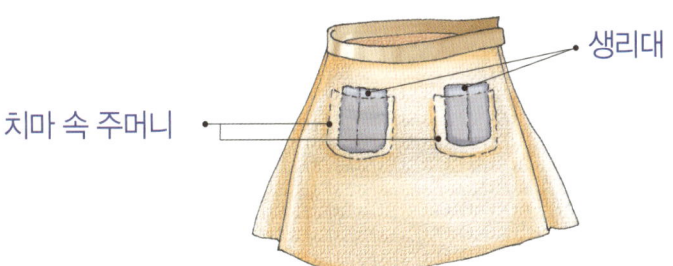

그치만 생리하니까 생리대 가지고 다니는데 뭐가
창피해?! 부끄러워하지 말고 당당하게 생각해.
여러 번 강조했지만 생리는 아기를 가질 수 있는
아주 대단한 능력을 가졌다는 표시잖아. 그렇지?

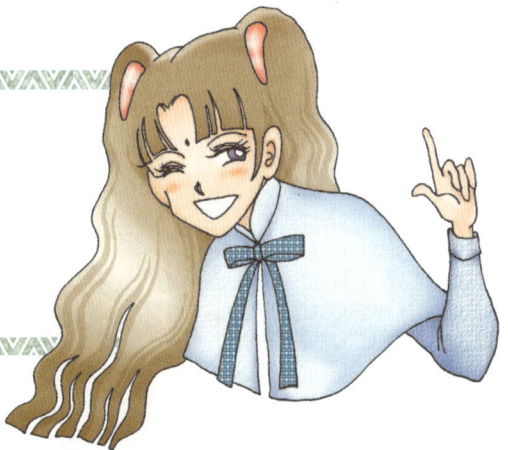

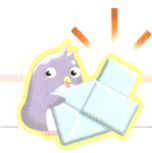 딩동~~  쪽지가 도착했습니다

 루나야 그런데, 생리가 막 시작될 때랑 끝나는 날에 나오는 것도 생리피 맞니?

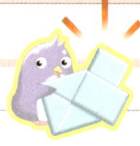 딩동~~  답장을 보냅니다

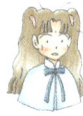 왜? 나는 약간 갈색이지만… 생리피 맞겠지 뭐. 왜?

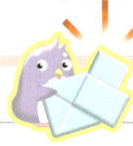 딩동~~  쪽지가 도착했습니다

 아… 너도 그렇구나. 나만 그런가 해서 걱정했는데… 나, 시작하는 날이랑 끝나는 날에는 빨간색이 아니라 벽돌색이나 갈색 같은 게 나와서 뭐가 잘못된 건 아닌지 걱정했거든.

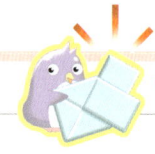 딩동~~  답장을 보냅니다

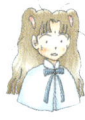 헉… 듣고 보니 걱정된다. 그냥 그런가 보다 했는데…. 역시 닥터 아모께 여쭤봐야겠어. 기다려봐. 내가 여쭤보고 다시 메일 보내든지 쪽지 보내든지 할게.

보내는 이 : lunarena@urinara.co.kr
받는 이 : chinguu@urinara.co.kr

제목 : **생리가 끝날 때는 갈색이 되는 게 자연스러운 현상**

야아~ 닥터 아모 안 계셨으면 우리 어떡할 뻔했니~?!
아무것도 아닌 걸 가지고 불안에 떨고 있을 뻔했어.
생리가 끝나갈 때 짙은 색이 되는 건 자연스러운 현상이래.

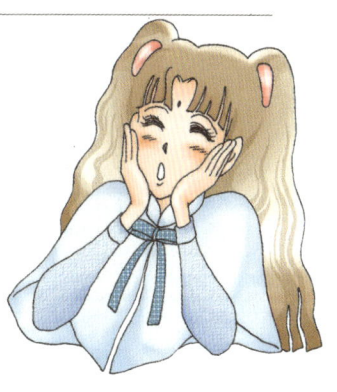

우리가 오랫동안 누워 있거나 잘 때는 생리피가
질 뒷부분에 고여 있다가 나오게 되는데,
그러면 생리피가 약간 검게 변해서 짙은 색으로
흘러나오는 거래.

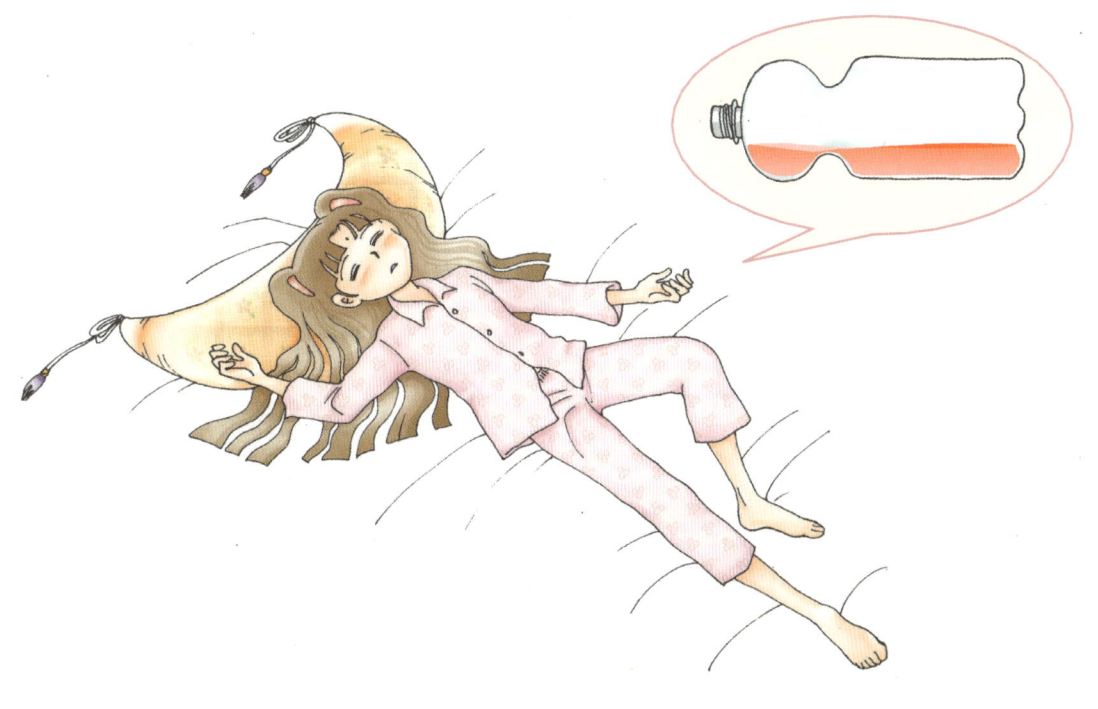

그런데 우리가 화장실에 가서 힘을 줄 때는 대체로 아주 새빨갛고 선명한 생리피가 나오잖아. 그건 자궁에서 바로 흘러나온 생리피야. 그래서 그렇게 선명한 거구. ^^

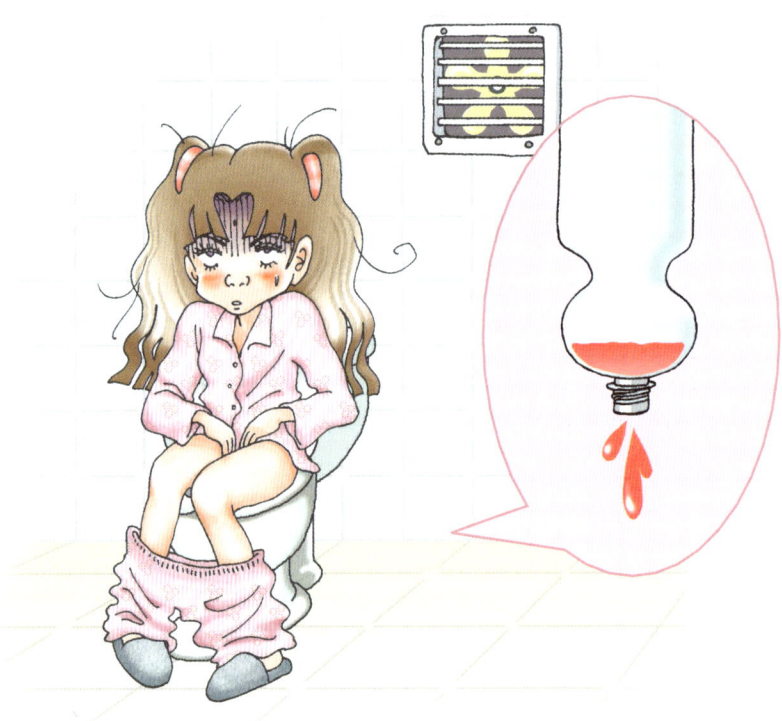

그리고 생리를 시작할 때나 끝날 때는 간혹 갈색 생리피가 나오기도 한대. 그렇지만 아주 드물게 우리 몸속이 감염된 경우에도 갈색이나 초콜릿색이 나올 수 있으니까 너무 오랫동안 이상한 색의 생리피가 나오거나 배가 유난히 아프다면 병원에 꼭 가봐야 한대. 알았지? ^^

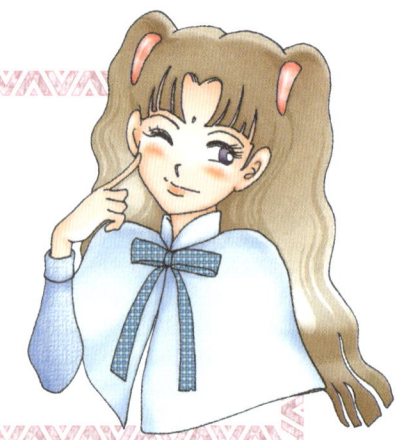

 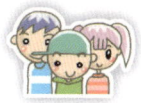   

보내는 이 : lunarena@urinara.co.kr
받는 이 : chinguu@urinara.co.kr
제목 : **남자애들이 놀려!!**

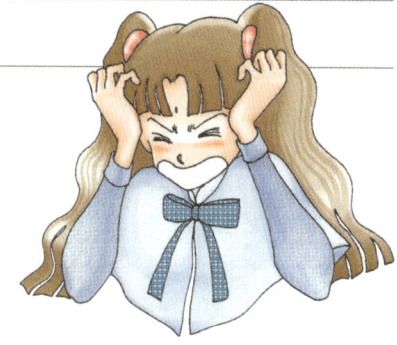

아악-------- 짜증----------
----------미치겠어----!!!!!

내가 오늘 화장실 갈 때 생리대를 가지고 가다가 그만 떨어뜨렸지 뭐니?
근데 우리 반 이상한 녀석이 그걸 휙 집더니-

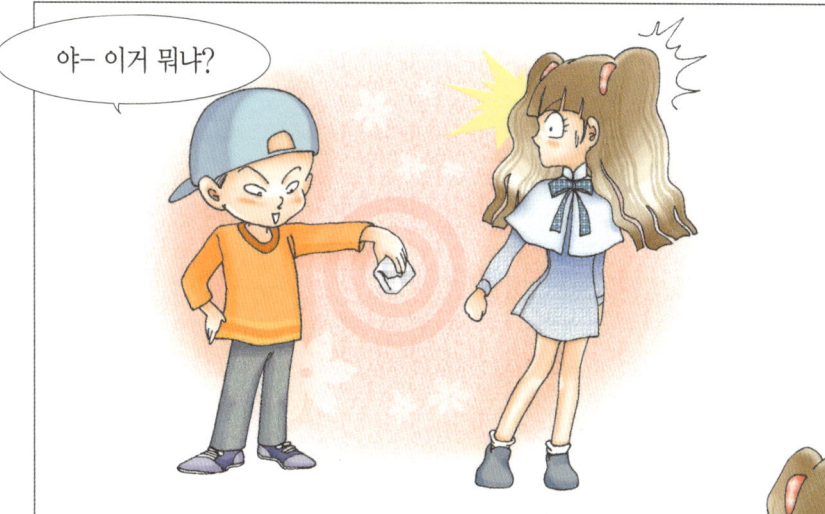

야- 이거 뭐냐?

이러면서 생리대 포장을 풀어보는 거 있지? 내가 정말 미쳐!!

그런데 거기서 끝났으면 말도 안 해. 그 녀석이 생리대를 꺼내보더니 이러는 거야.

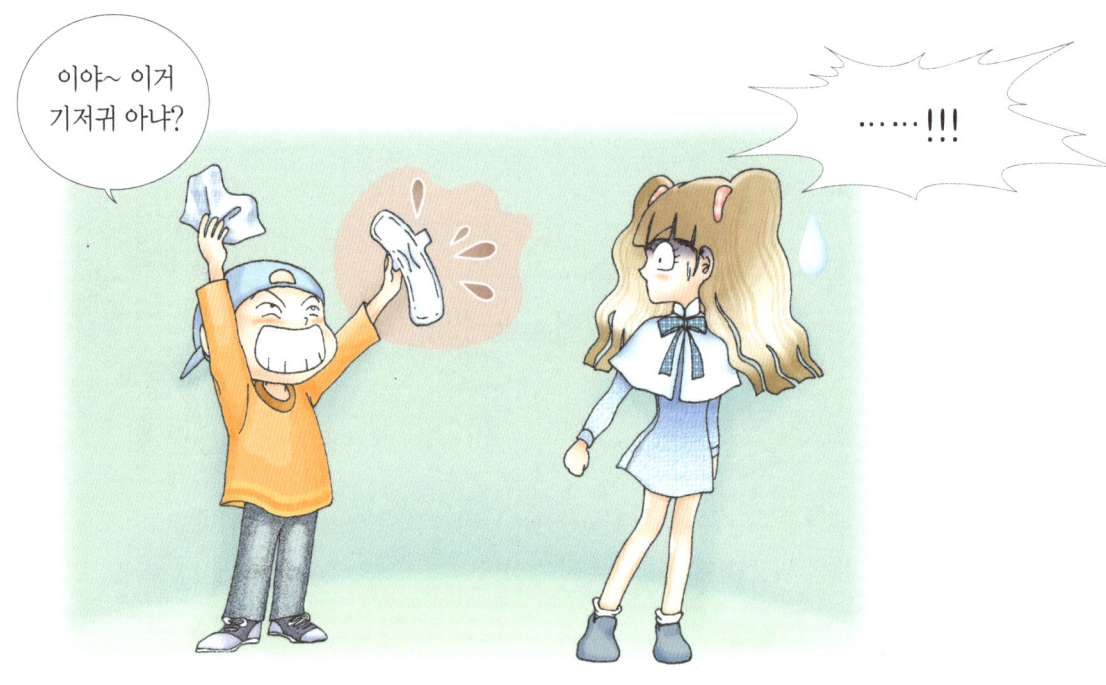

너무너무 화가 나서 생리대를 확 뺏어가지고 화장실로 뛰어갔어.

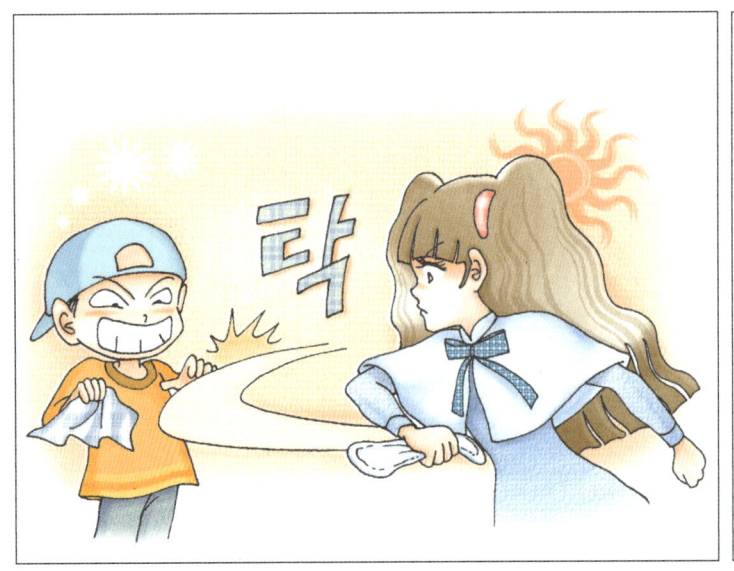
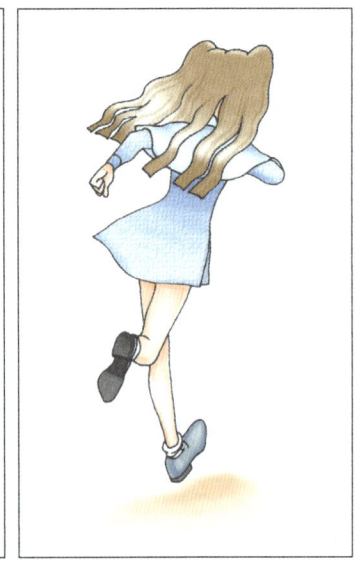

그런데 뒤에서 그 녀석이 놀리는 소리가 들리잖아.

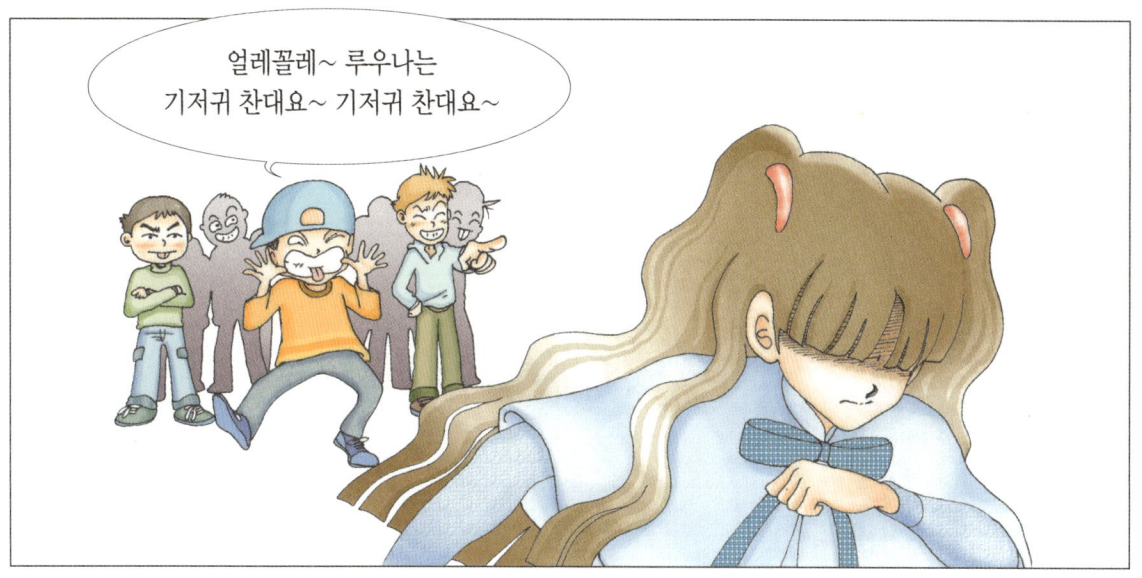

**미워 죽겠어어어어어 나쁜 녀석!!!!!!!!!!!!!!**
사실, 그 녀석, 이번 한 번이 아니야. 전에도 나뿐 아니라 우리 반 여자애들 브래지어 한 거 가지고 얼마나 놀렸는지 아니? 뒤에 와서 브래지어를 잡아당겼다가 튕기듯 놓으면서 이러는 거야.

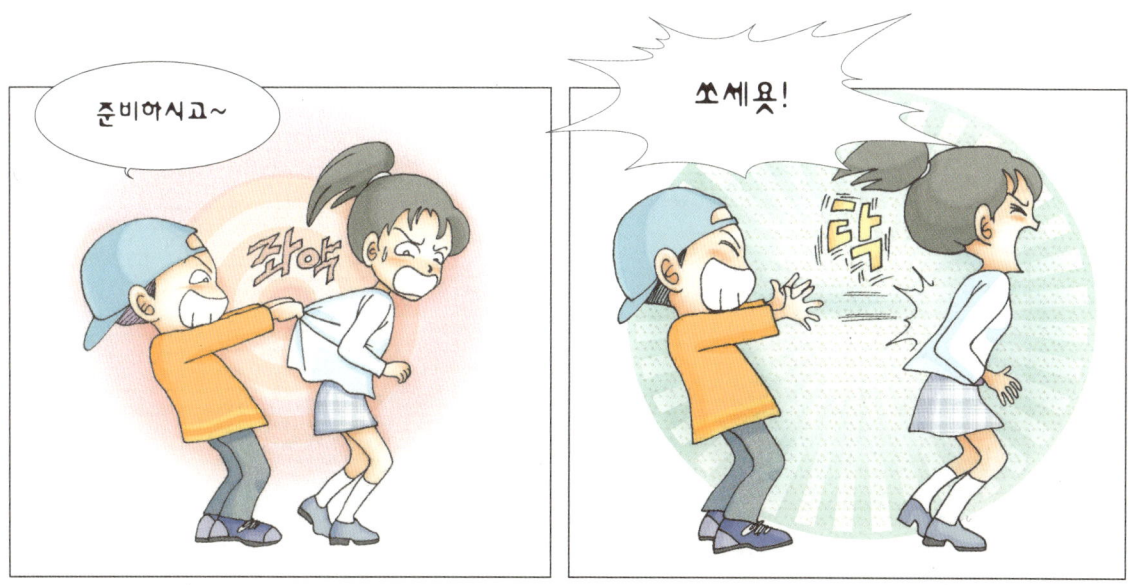

체육시간에 달리기라도 하면 남자애들이 모두 "이야- 여자애들 가슴이 출렁출렁해"
"쟤, 가슴 크다. 쟨 가슴이 작다" 뭐 이딴 소리를 하지 않나… 정말 모두 미워 죽겠어.

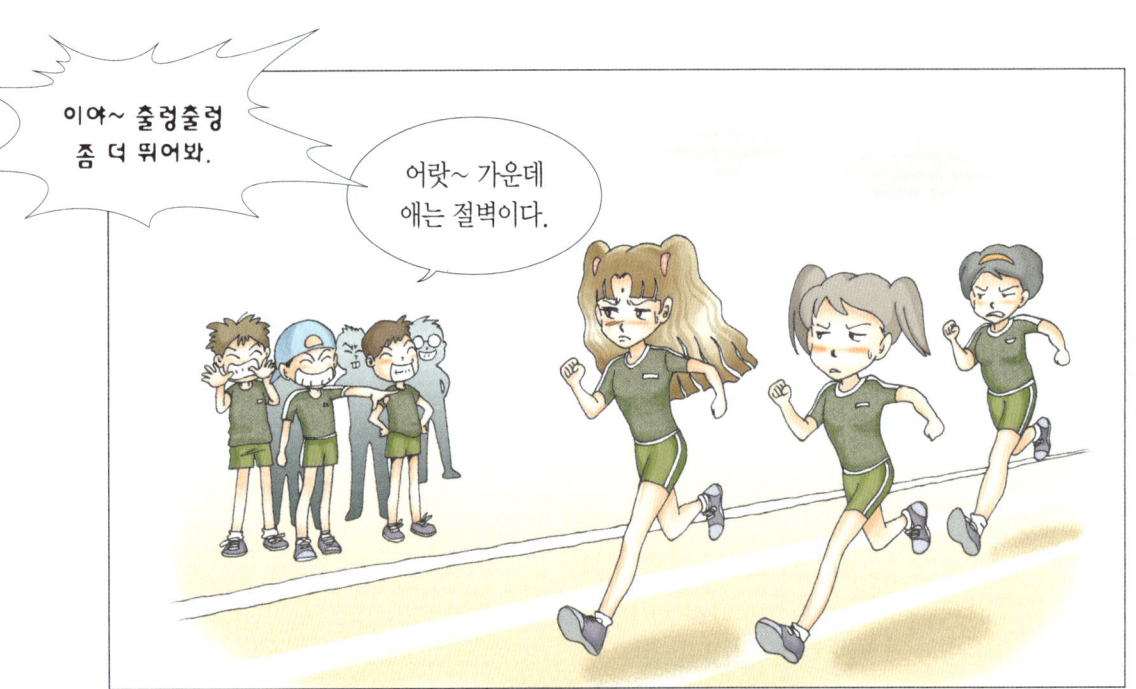

난 괜히 필라르랑도 싸웠어. 아무것도 아닌 일 가지고 싸웠는데 필라르도
여자애들 가슴 보면서 가슴이 출렁인다느니, 크니 작니 할 거라고 생각하니까
괜히 미운 거 있지? 대체 남자애들은 왜 그럴까? 자기네들이 우리 여자 생리 덕분에
세상에 태어날 수 있었다는 걸 알기나 하는 걸까?
어쨌든 미워어어어어어어~!!!!!!!!!!

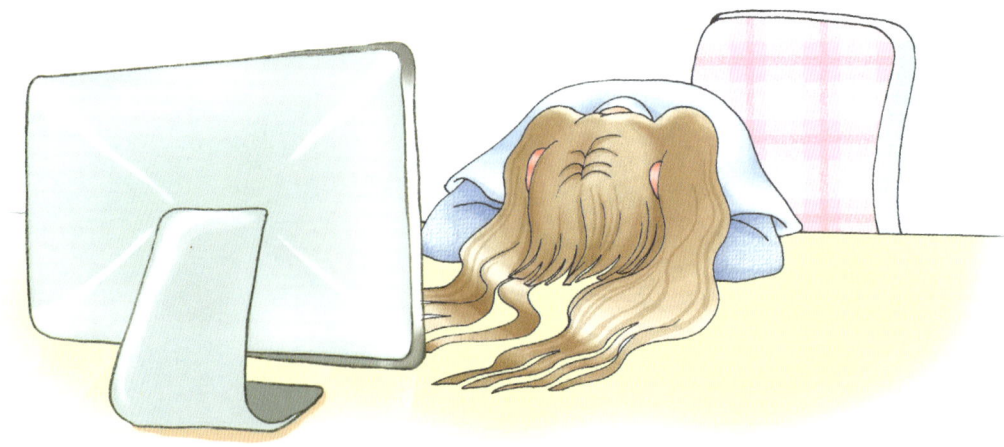

보내는 이 : lunarena@urinara.co.kr
받는 이 : chinguu@urinara.co.kr
제목 : **미워 죽겠어 그 녀석…**

친구야~ 하소연할 곳은 너밖에 없구나…. ㅠㅠ
어제 말한 그 녀석이 말야, 오늘 학교에서
날 보자마자 이러는 거 있지.

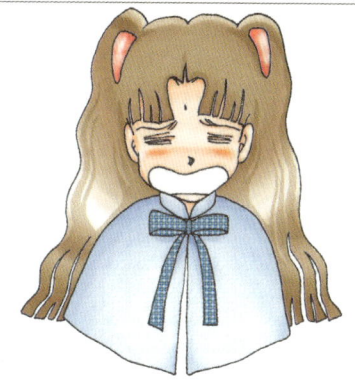

야! 루나- 너 오늘도 기저귀하고 있냐?

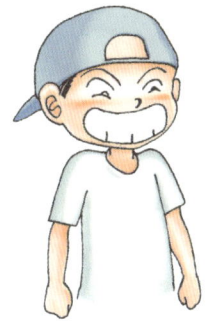

내가 너무 화가 나서 이랬지.

너 말야. 생리하는 게 부러우면 부럽다고
솔직하게 말해. 남자들은 죽었다 깨어나도
못 하니까 부러워서 자꾸 그러는 거지?

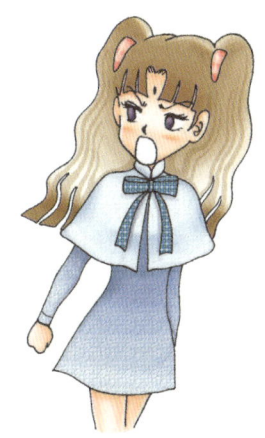

그랬더니 이 녀석이 뭐라는 줄 아니?

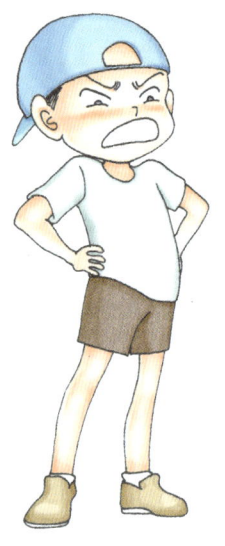

웃기네~ 그게 뭐가 부러워! 난 남자야!
남자가 여자 생리를 뭐하러 부러워하냐?
고추도 없는 게 어디서 까불어!

뭐… 뭐… 뭐…?
세상에 세상에!

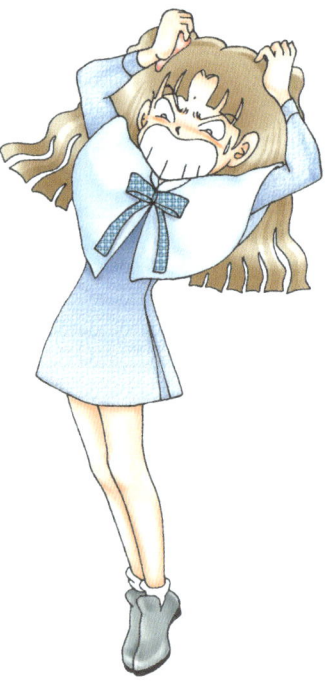

세상에 기가 막혀서… 고추 있는 게 뭐가 자랑이라고… 미쳐 내가….
뭔가 그 녀석 코를 납작하게 해줄 방법이 없을까? 응? 좋은 생각 있으면
좀 갈켜줘. 분해서 못살겠어.

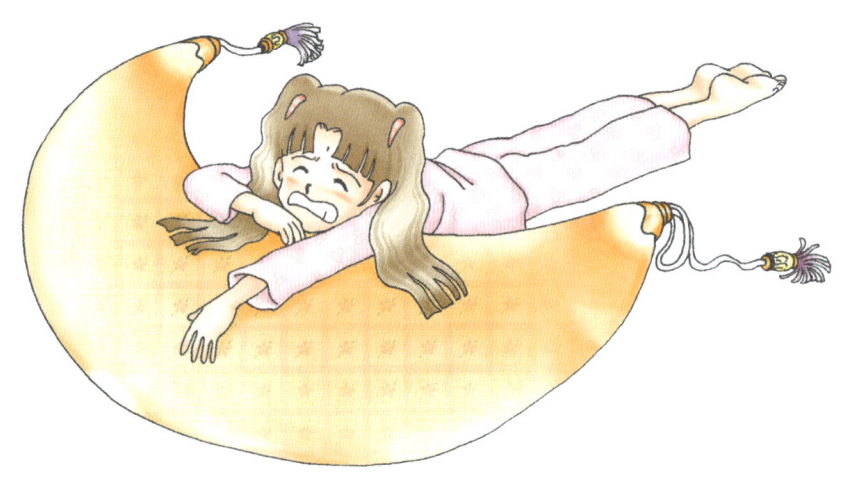

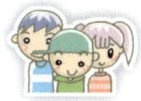   

보내는 이 : lunarena@urinara.co.kr
받는 이 : chinguu@urinara.co.kr
제목 : **엄마가 말씀하시길…**

에혀… 친구야앙…. ㅠㅠ
나 오늘 필라르랑 또 싸웠다…. 싸우다가
엄마한테 꾸중도 들었어. 별거 아닌 문제였는데
요즘 나 놀리는 그 녀석 때문에 내가 신경이
날카로워져서 싸운 거 있지….

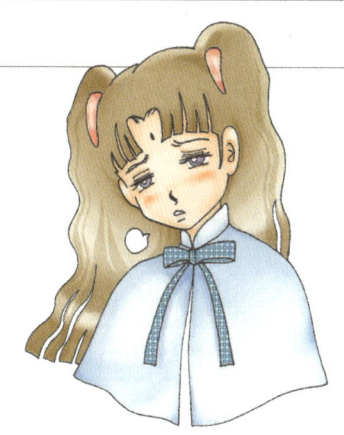

필라르랑 같이 숙제를 하고 있었어. 근데 필라르가 나보고
대뜸 이렇게 묻잖아.

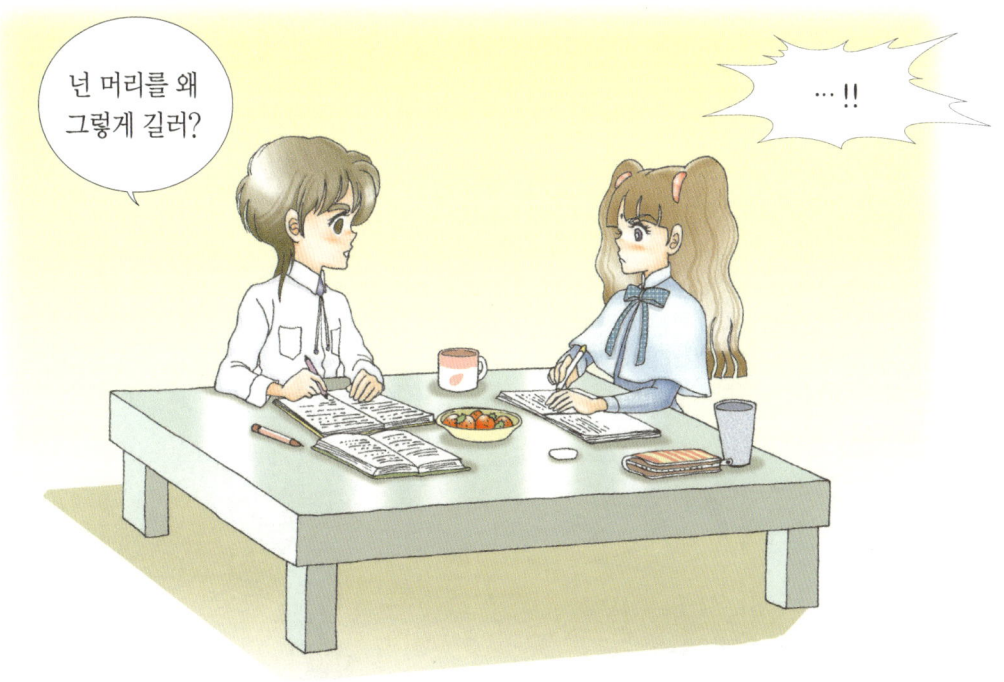

그 소릴 들으니까 괜히 화가 나는 거야. 필라르도 나를 놀리는 거라는 생각이 들어서 말야. 그래서 신경질적으로 소리쳤어.

"내 머리 긴 게 싫으면 싫다고 해!"

라고 말야.
그랬더니 필라르도 화가 났는지

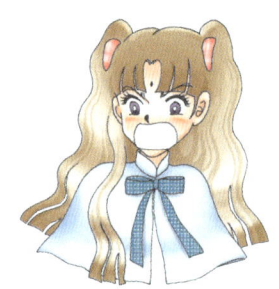

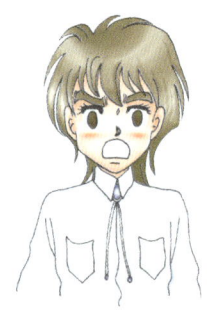

"내가 언제 싫다고 했어?!"
하고 소리치고, 난

"그게 그거지 뭐야! 너 내가 여자라고 무시하고 놀리는 거지?"

하고 정말 화를 내버렸거든. 내가 그렇게 소리를 지르니까 엄마가 야단치실 수밖에….

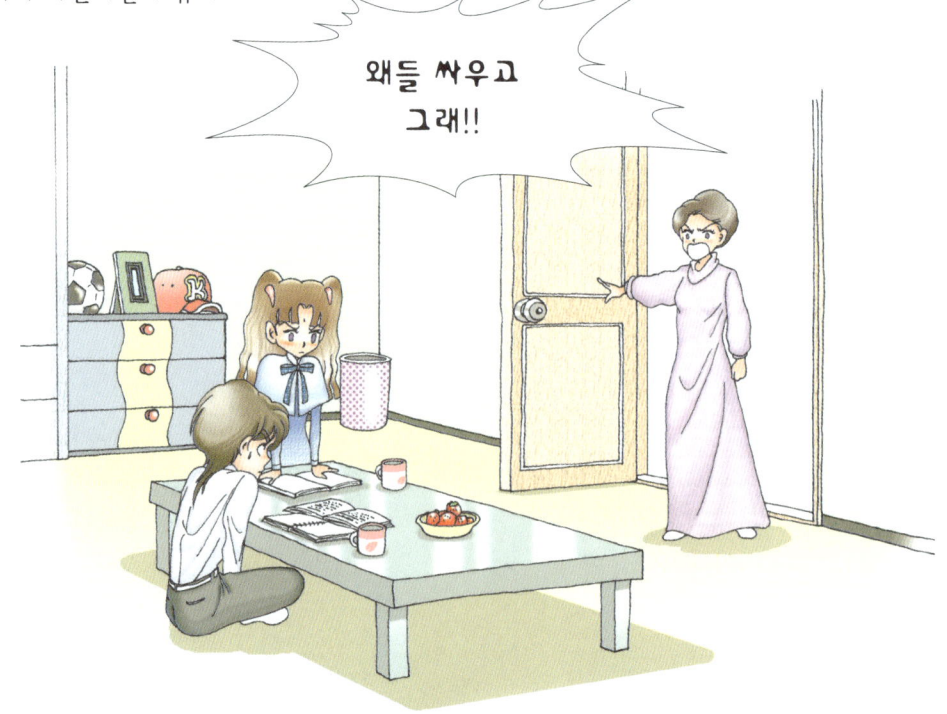

그래서 난 우리 학교 그 못된 녀석 얘기를 해버렸어.

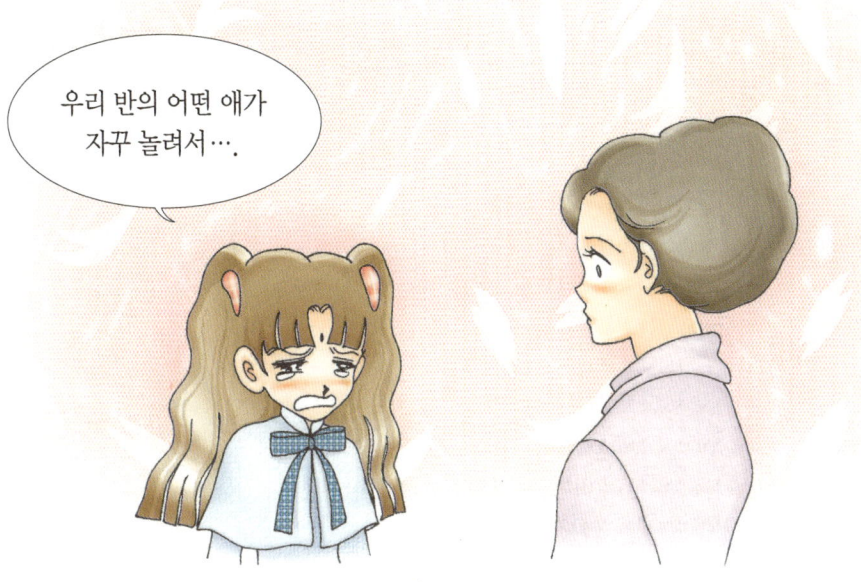

그랬더니 엄마가 웃으면서 이러시더라.

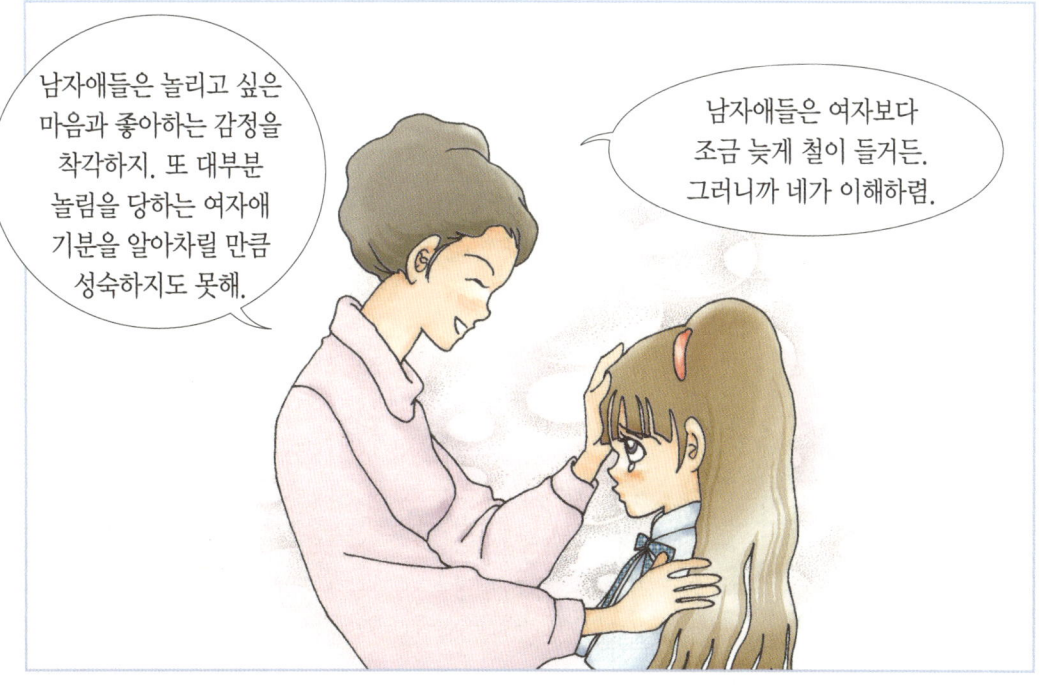

그래서 내가 말씀 드렸지.

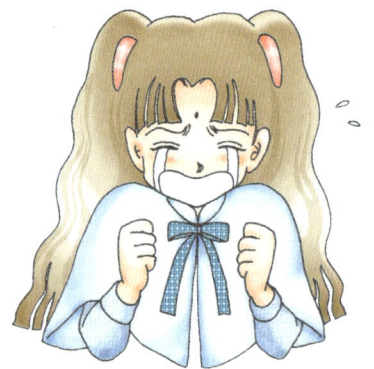

그래도 그런 놀림을 받으면 분하고 화가 나는걸.
특히 내가 여자라는 이유로 무시당하고, 그 녀석이
남자라는 이유로 잘난 척하는 거 정말 화가 나.

그래… 그건 엄마도 이해해. 엄마도 그런 식으로 무시를
당했을 땐 화가 났으니까. 하지만 그건 여자가 얼마나 소중하고
위대한 존재인지 모르는 남자들이 그렇게 말하는 거야.
여자의 소중함을 알게 된 남자들은 그렇지 않거든.

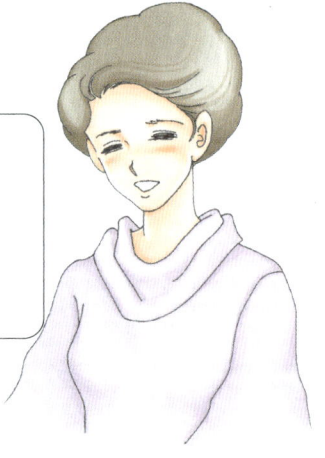

너를 놀리는 그 남자아이는 아직 철도
안 들고 그래서 여자의 소중함을 모르니까
그런 소리를 하고 널 놀리는 걸 거야.

그런 애한테는 이렇게 말해줘.

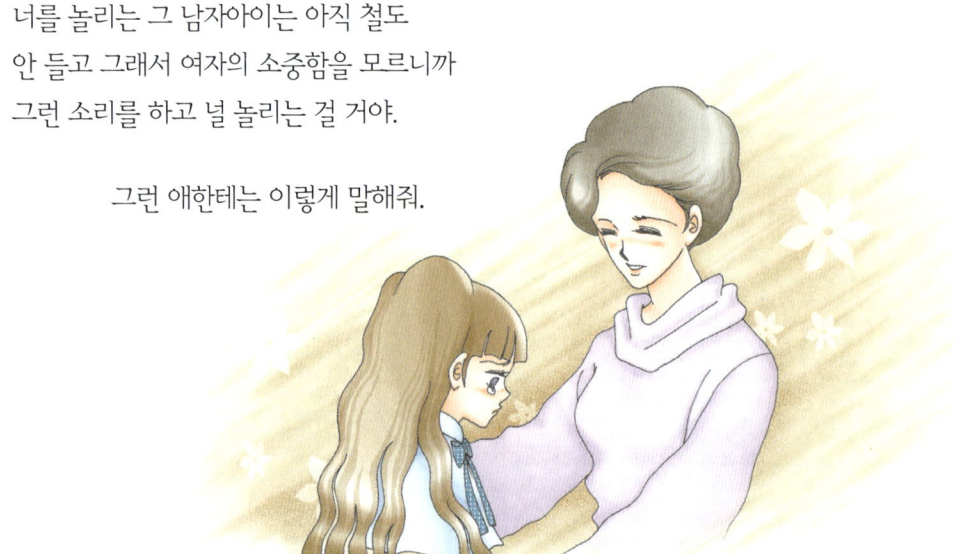

네가 좀 더 크면 알게 될 거라고,
여자가 얼마나 소중하고 또 위대한
존재인지 넌 지금 어려서 그걸
모르는 거라고.

지금부터 왜 여자가 소중하고 위대한
존재인지를 잘 생각하지 않으면 나중에
어른이 된 후에, 내가 왜 여자의 존재를
이해하지 못했을까, 하고 후회하게
될 거라고 말야.

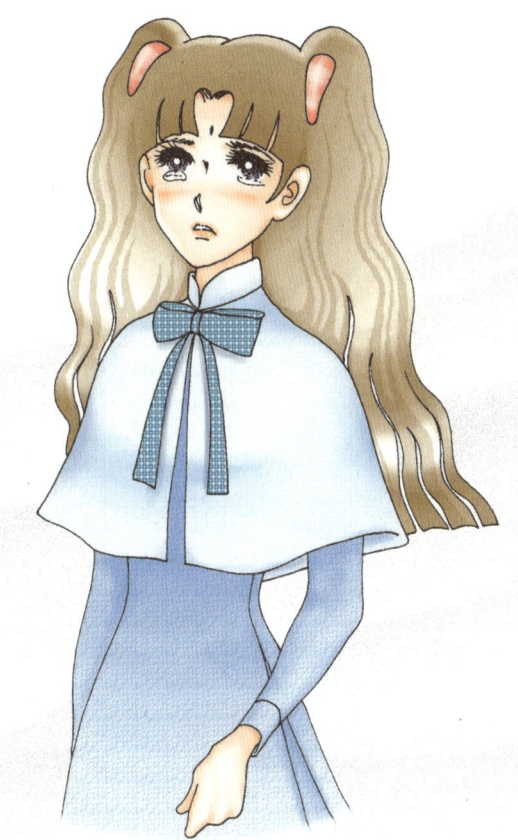

그리고 너는 그 어린 남자애가 하는 말에 너무 신경 쓰지 마.
네가 당당하게 행동하고 남자애들의 짓궂은 장난에 반응을
보이지 않으면 그 애는 재미가 없어서 그만두게 돼.
그러니까 마음을 넓게 가지고 당당하게 생각하고 행동해.

하지만 그래도 놀리는 걸 그만두지 않으면 따끔하게 말해줘.
네가 이렇게 놀리는 거 정말 싫고 나를 괴롭히는 짓이라고.
내가 너보고 남자 따위라고 놀리면 넌 좋겠냐고…
이렇게 싫다는데도 자꾸 놀리는 건 정말
나쁜 짓이라고 확실하게 말해줘. 그것도 모르면
더 나쁜 거니까 왜 네가 나쁜 건지 배우라고.
너에겐 널 놀리는 남자애들한테 말할 자격이
충분히 있어. 알았지?

하긴 그래. 우리가 강아지랑 놀 때도 내가 건드리면 강아지가 내 손을
잡으려고 매달리니까 재밌어서 또 하잖아. 하지만 내가 아무리 건드려도
강아지가 잠만 자면 재미없어서 그만두잖니?
남자애들도 그렇다는 게 맞는 것 같아. 아직 우리보다 어리니까. 헤헤. ^^

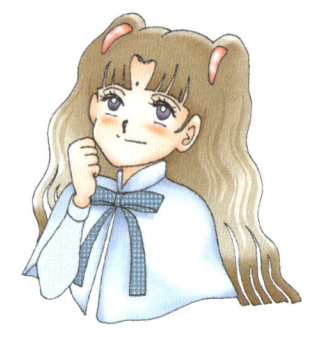

생각해봐. 우리가 생리하는 게 얼마나 위대한 일이니? 아기를 만들 수 있는
정말 정말 큰일이잖아. 근데 그걸 남자애들이 알 리가 있겠어? 자기들이 이 세상에 태어난 게
바로 이 생리가 있기 때문이란 것도 아마 잘 모르고 있을 거야, 그 애들은….
그러니까 아무것도 모르는 애가 놀렸다고 화내고 창피해할 필요가 있겠어?
몰라서 그러는 걸. 엄마 말씀대로 당당하고
마음을 넓게--!! 그치?

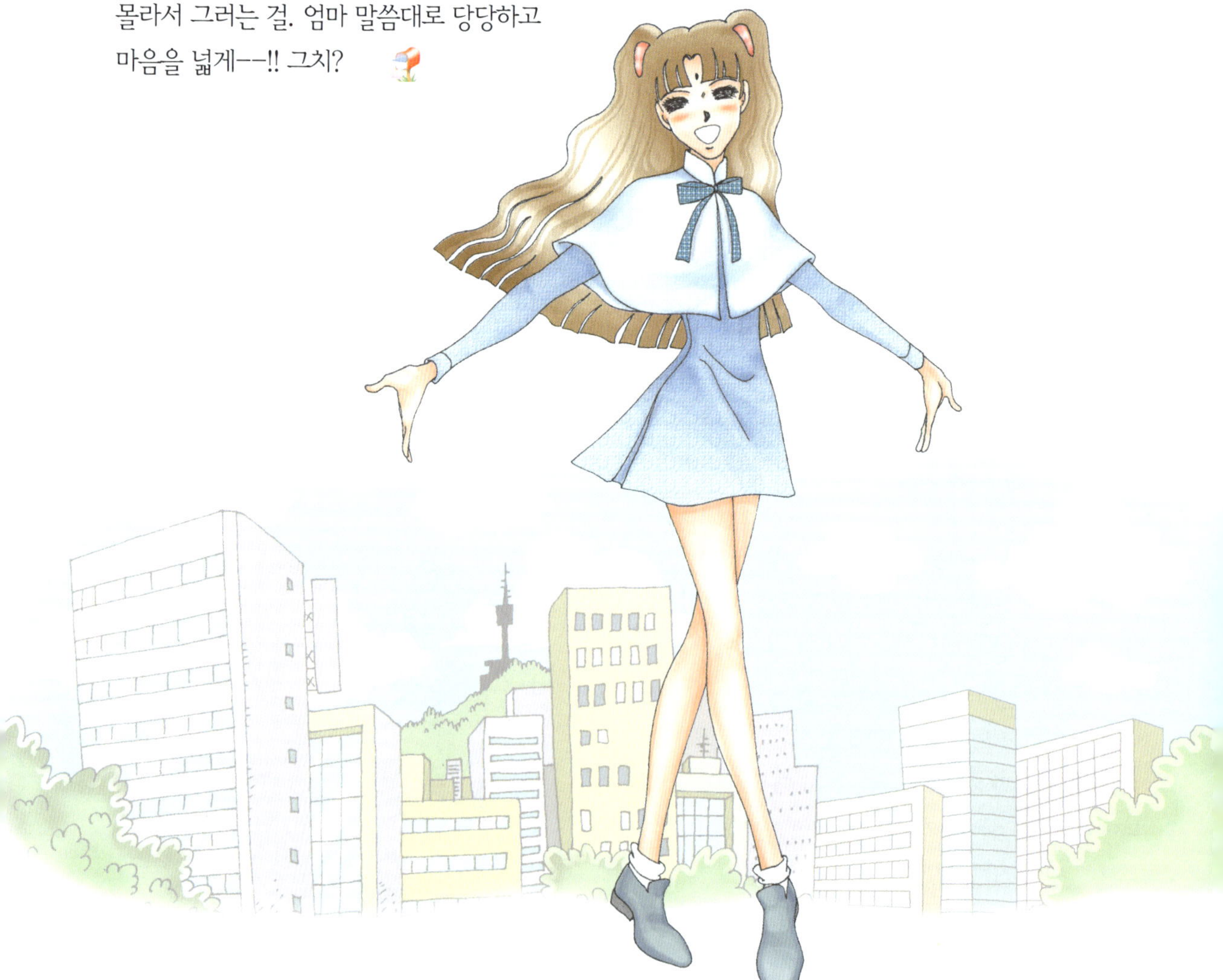

보내는 이 : lunarena@urinara.co.kr
받는 이 : chinguu@urinara.co.kr
제목 : **우리가 진짜 알고 싶었던 남자와 여자 이야기**

우훔~ 오늘 그 녀석이 또 놀리길래 씨익 웃어줬지.
"어린 것…" 하고 말야.

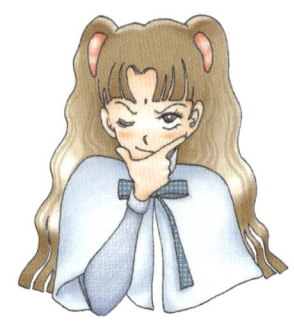

그랬더니 "내가 뭐가 어려!" 하고 덤비대?

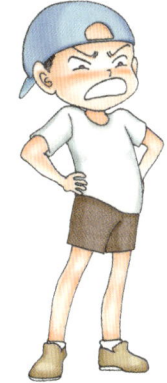

그래서 이래 줬지.

"어리니까 아무것도 모르고 놀리지,
네가 알고도 놀리겠니? 그러니까
놀릴 생각만 하지 말고 좀 배워라."

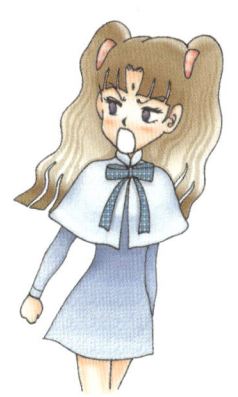

그러고는 당당하게 생리대를 꺼내서 화장실 갔지. ^^
그 녀석 하루종일 날 노려보긴 했지만 더 이상 놀리지는 못하더라.
어린 것이 감히 놀릴 수 있겠어?

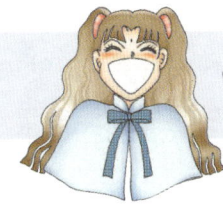

아유우우우우우 통쾌해~!!!!!

그런데 남자애들은 정말 우리랑 같은 나이라도 우리보다 어린 걸까?
아니면 우리보다 성장이 늦는 걸까? 그것도 아니면 그 녀석만 그런 걸까…?

남자애들은 생리를 안 하는데도 어떻게 어른이 되는 걸까?

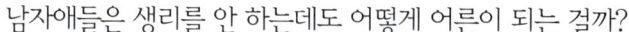

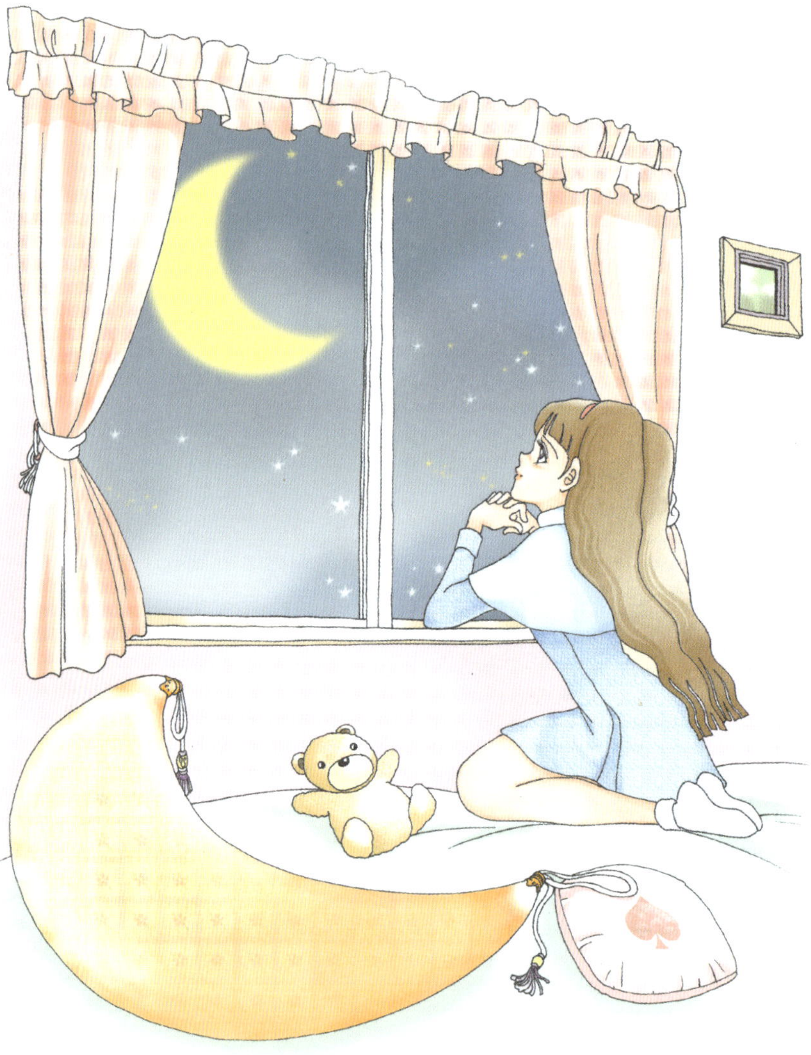

갑자기 그런 게 궁금해지는 거 있지? 필라르한테 물어볼 수도 없고….
이것도 닥터 아모께 여쭤봐야 할까? 아니면 엄마한테 여쭤봐야 할까?

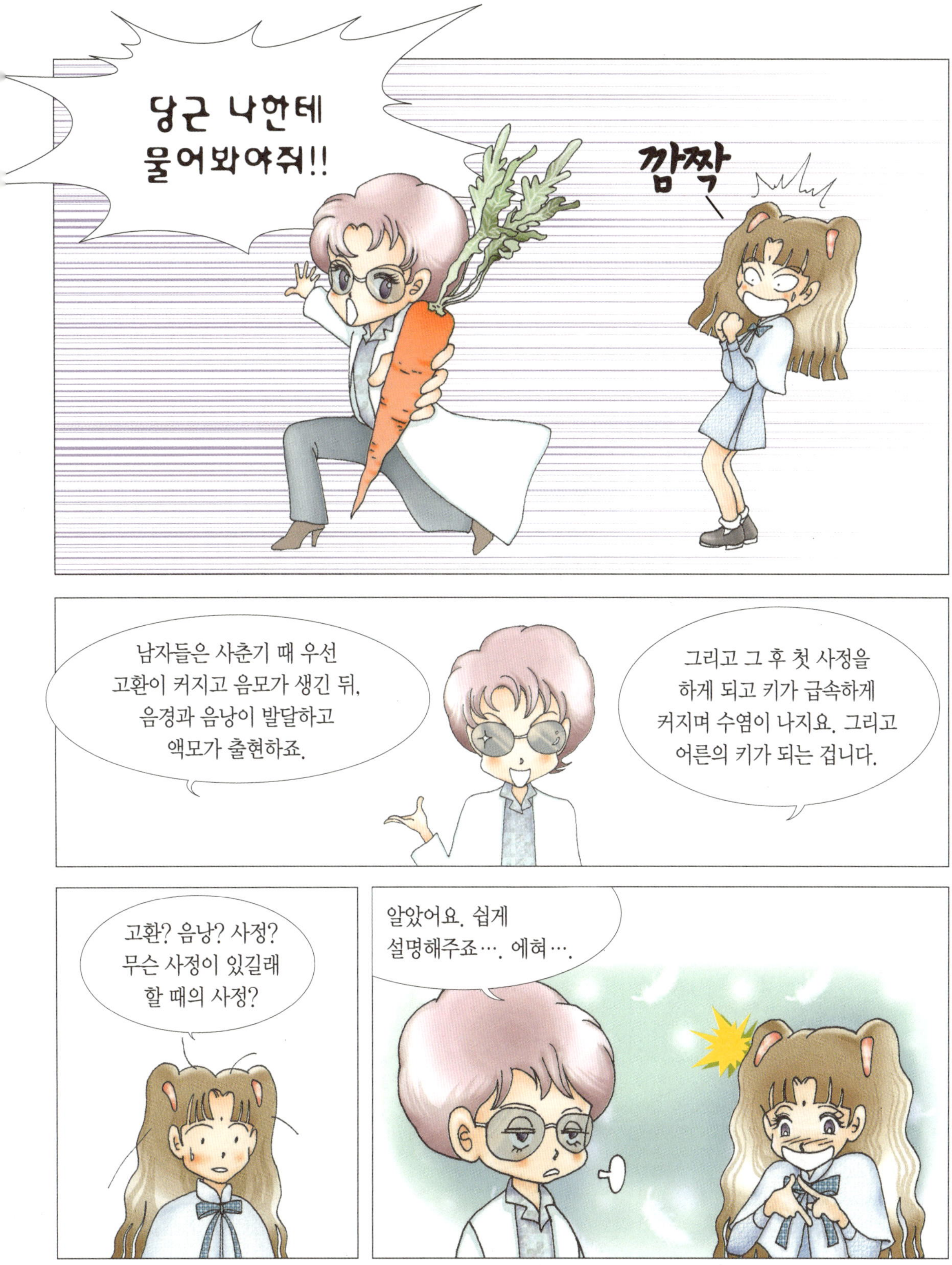

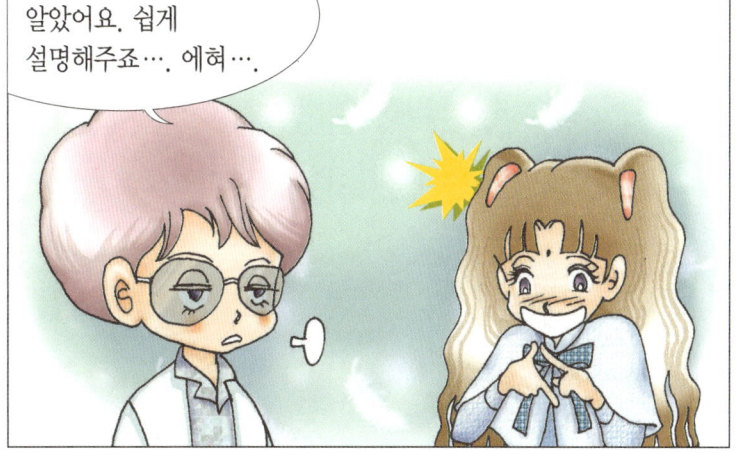

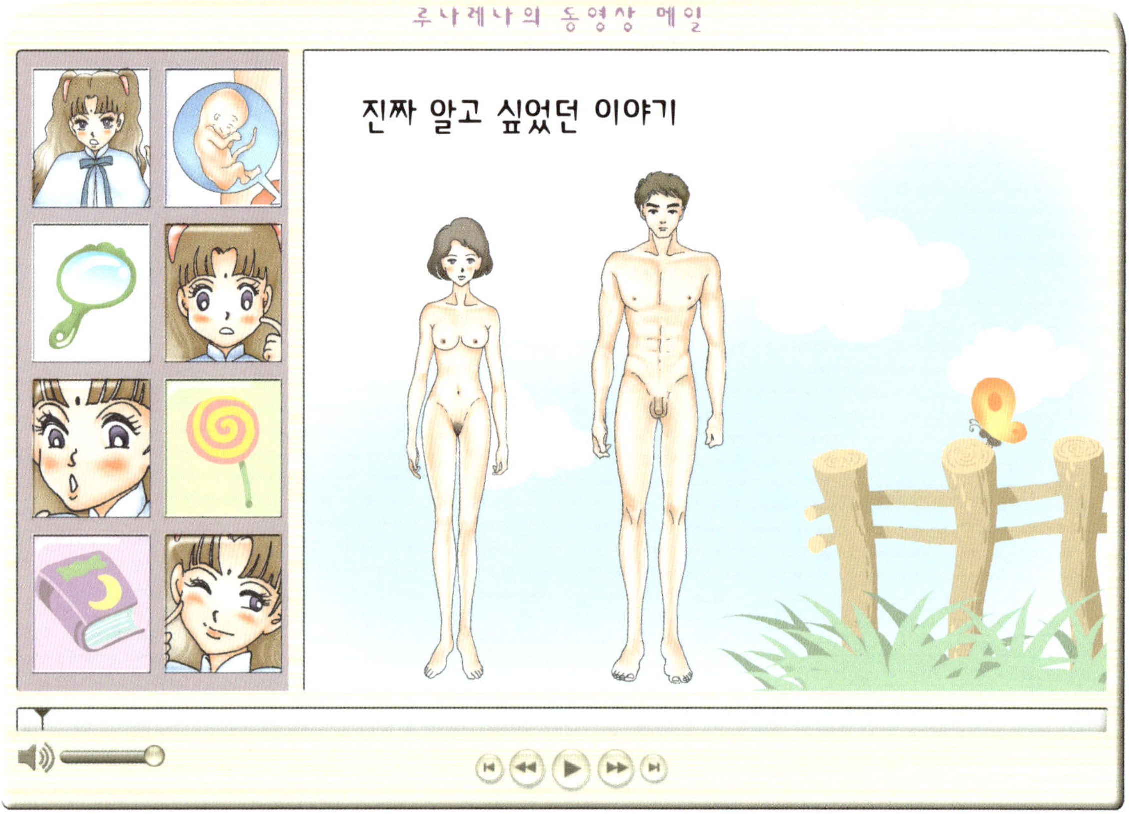

## 진짜 알고 싶었던 이야기

남자와 여자의 차이는 몸만 봐도 바로 알 수 있죠. 우선 남자들은 가슴이 납작한데 여자들은 가슴이 봉곳하게 나오잖아요.

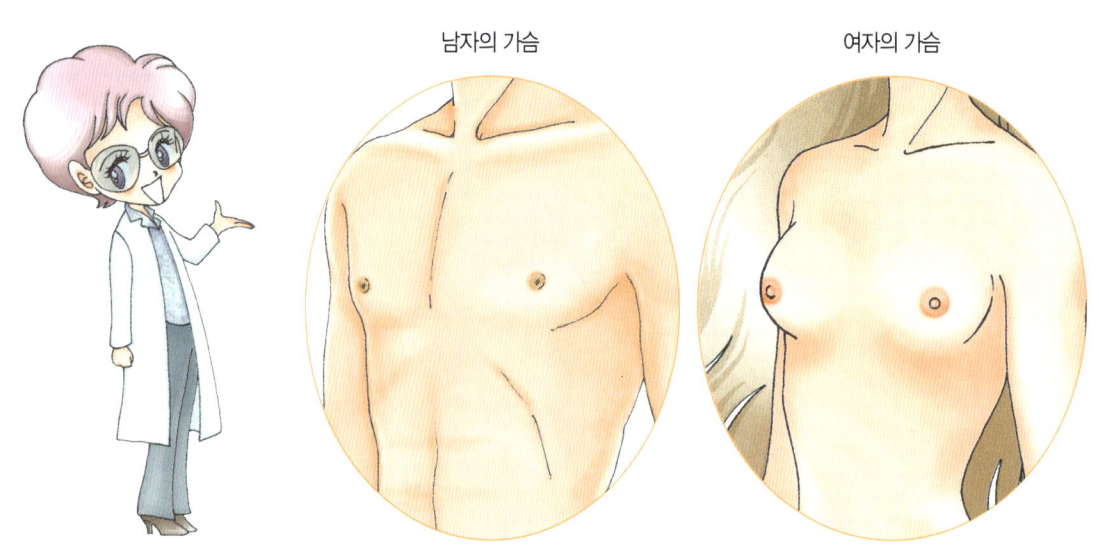

남자의 가슴    여자의 가슴

이렇게 남자와 여자는 몸 구조가 달라요.
아까 말한 것처럼 가슴이 다르고 또
거기가 다르죠.

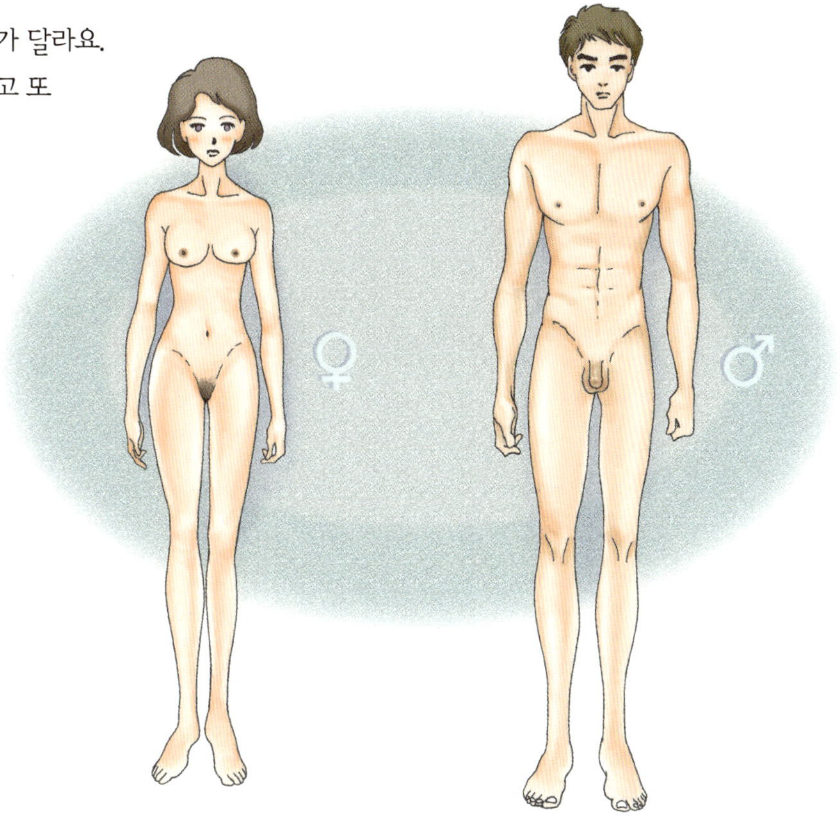

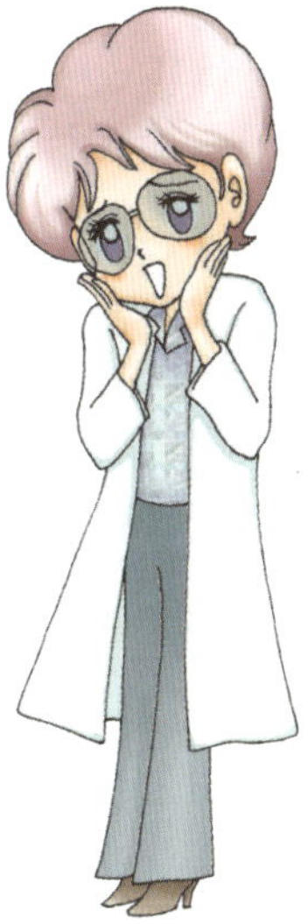

겉모습만 다른 게 아니라 근육도 차이가 있어요. 남자들은 여자보다 근육이 더 강하게
발달하기 때문에 어른이 되면 여자보다 힘이 세지고, 여자는 아기를 낳기 위해 몸 안에
지방을 많이 쌓아두게 되죠.

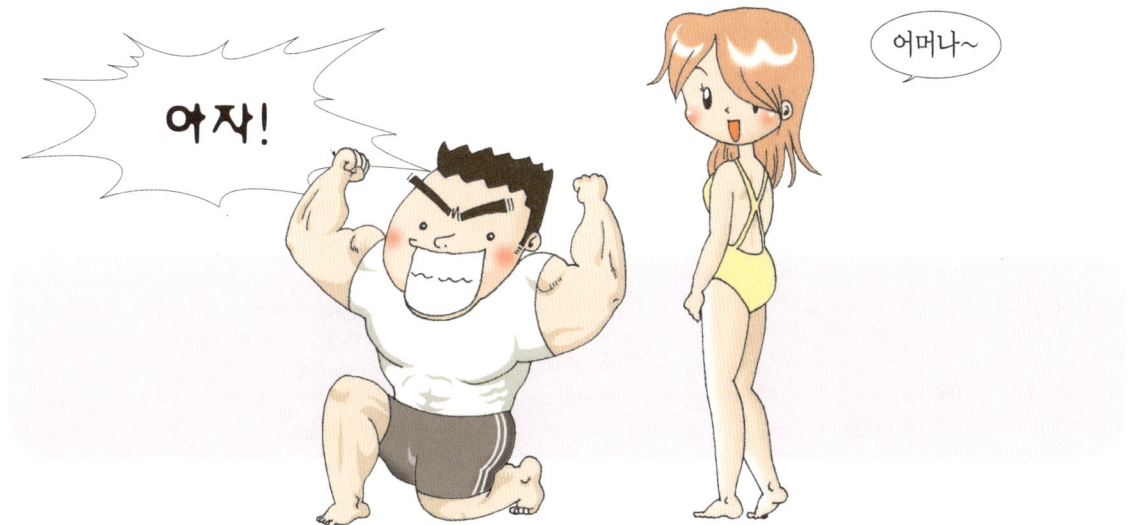

어자!

어머나~

195

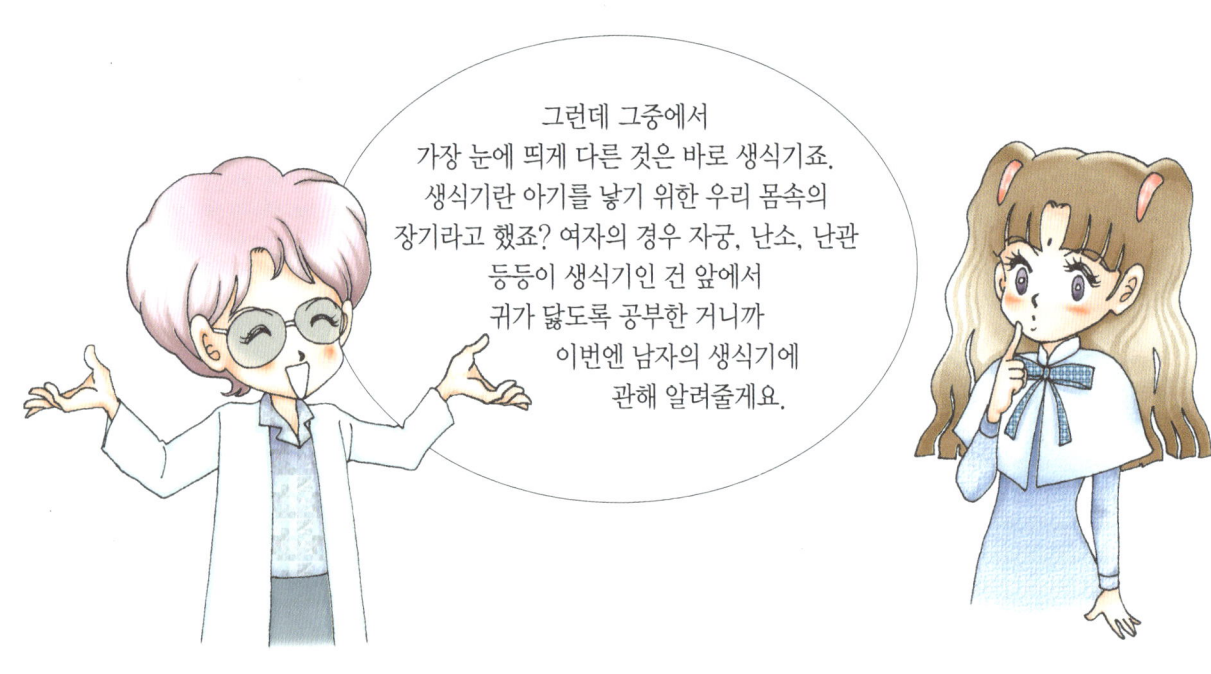

우선 여자와 남자의 몸속 구조를 비교해보면 얼마나 많은 차이가 있는지 알게 될 거예요.

### 여자의 몸속 장기

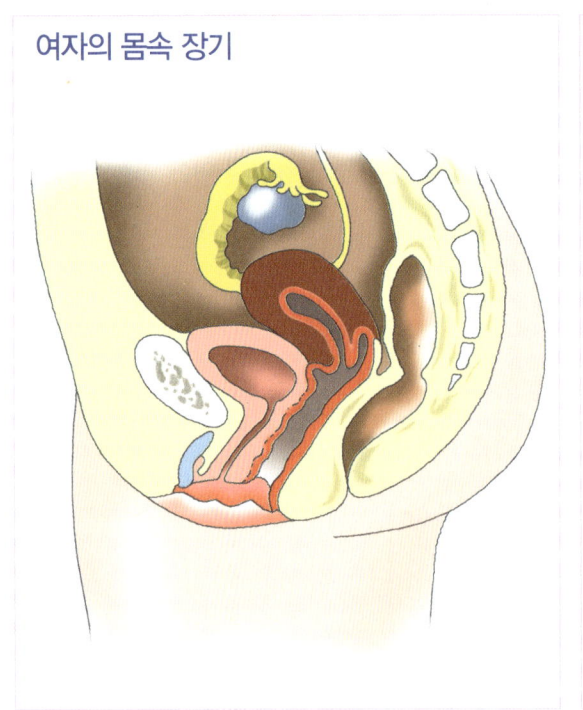

### 남자의 몸속 장기

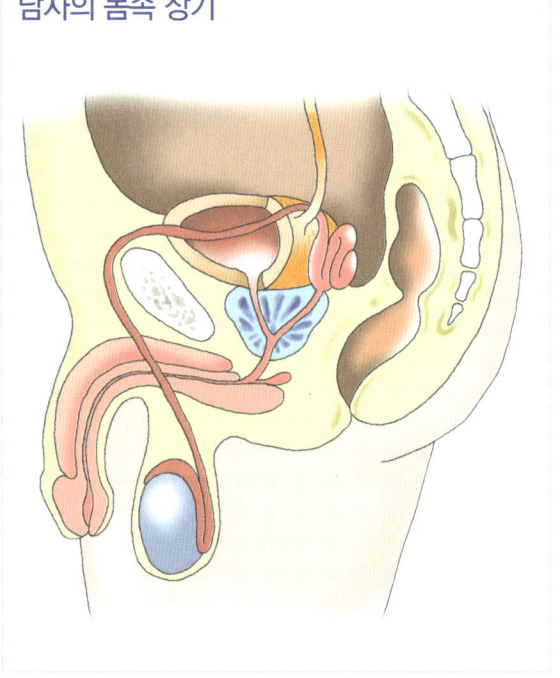

여자는 질 입구만 몸 밖으로 연결되어 있고, 나머지는
몸속에 있지만 남자는 밖으로 나와 있는 게 많아요.
우리가 흔히 말하는 고추가 바로 그것이죠.

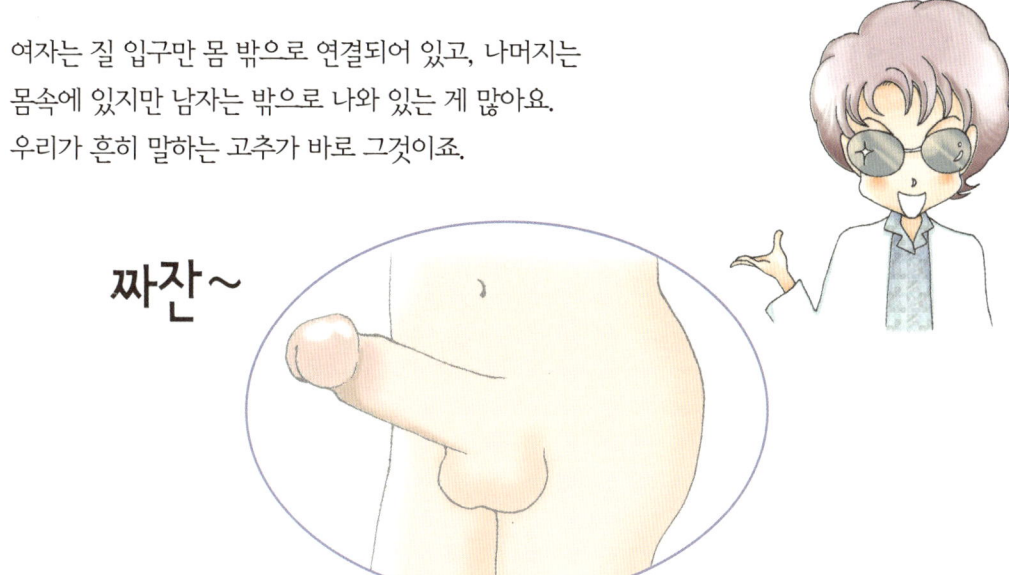

고추의 끝부분인 귀두에는 아주 작은 구멍이 있는데 바로 이 구멍으로 소변도 나오고 정자도
나오게 되는 거죠. 그 구멍은 몸 안쪽으로 이어져서 소변이 만들어지는 방광이랑 정자가
만들어지는 고환까지 연결이 되어 있어요.

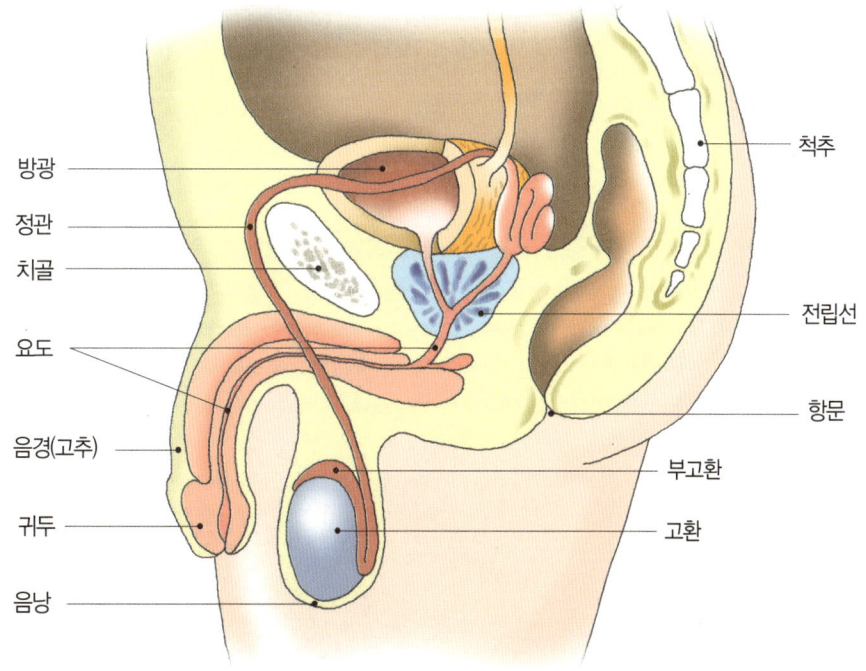

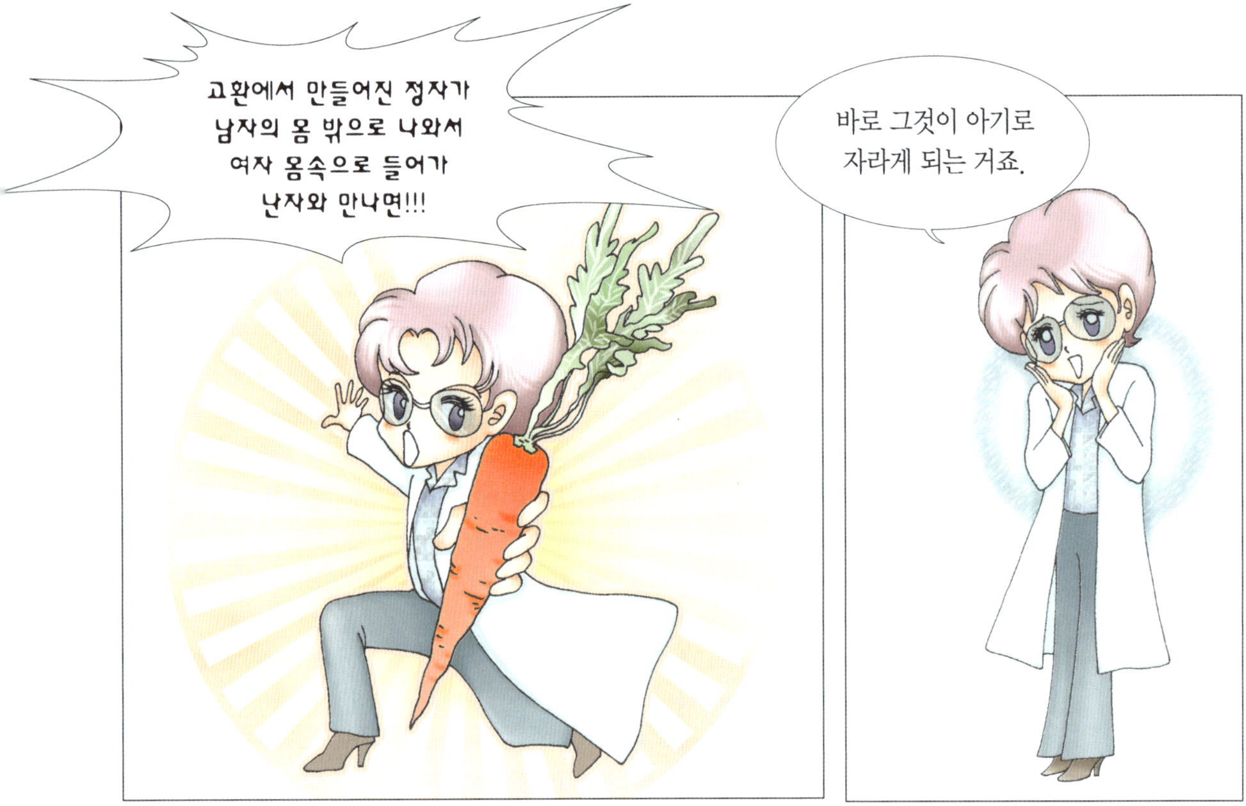

그런데 정자 하나가 나와서 난자와 만나는 게 아니라 아주 아주 아주~ 많은 정자가 들어 있는 액체가 남자 몸 밖으로 나가고, 그 액체 안에 있던 정자들 중에서 하나의 정자가 난자와 만나게 되는 거예요. 정자들이 들어 있는 액체를 정액이라고 하고, 정액을 몸 밖으로 내보내는 걸 사정이라고 하죠.

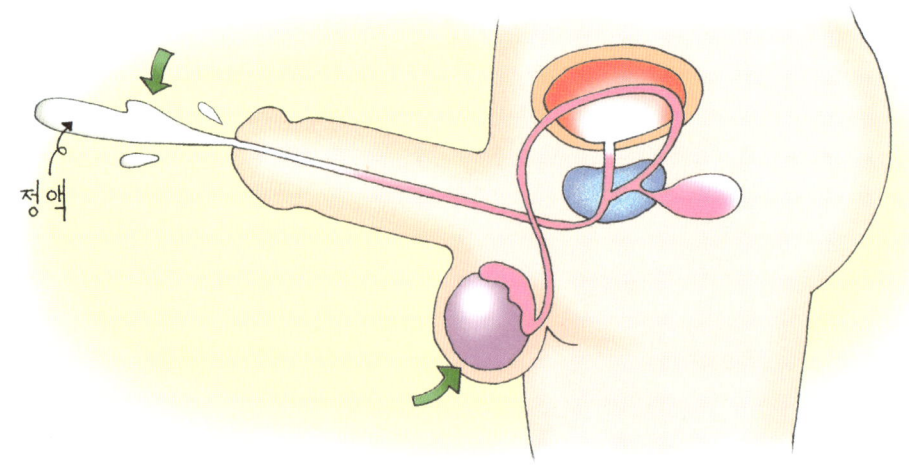

한 번 사정할 때 나오는 정액은 보통 2~5ml이고 한 번 나오는 정액 안에 들어 있는 정자는 무려 6천만에서 2억 마리 정도나 되죠.

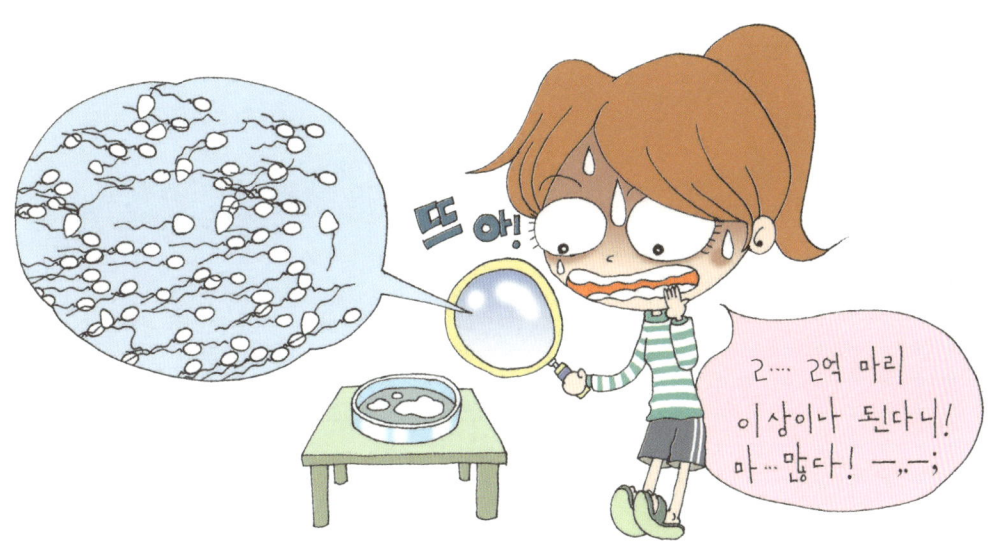

정자는 어찌 보면 꼭 콩나물처럼 생겼는데, 그 긴 꼬리로 여자 몸속에서 난자를 찾아서 헤엄쳐 가는 거예요.

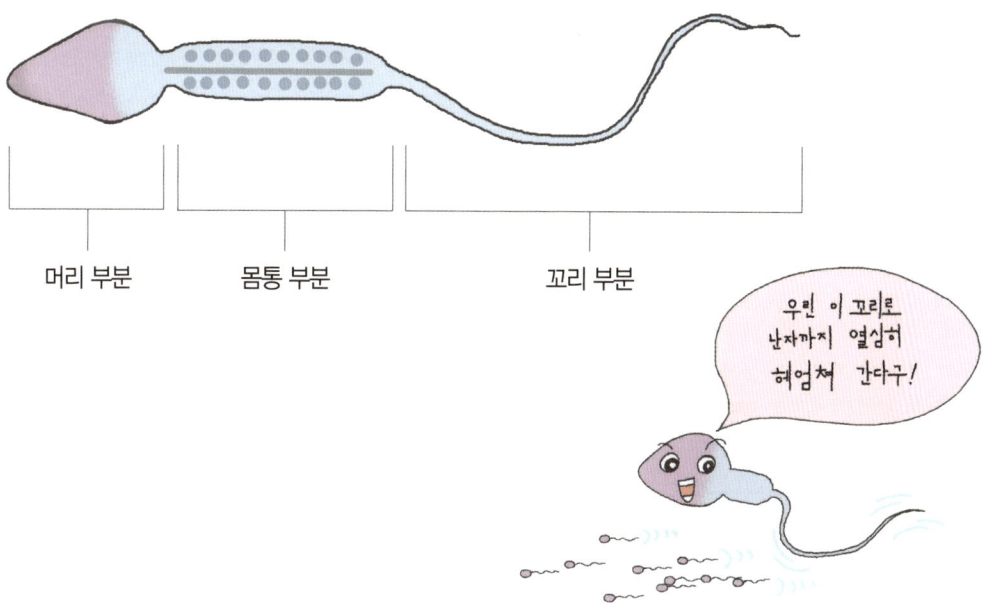

그 수억 마리의 정자들은 난자를 향해서 열심히 헤엄쳐 가지만,
그중에서 단 한 마리의 정자만이 난자 안으로 들어가서 아기가 되는 거지요.

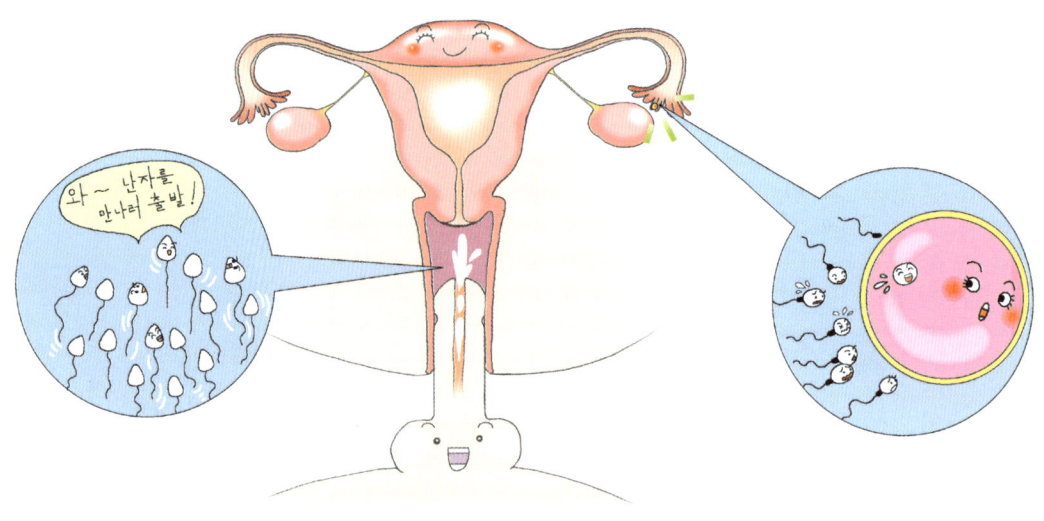

하지만 만일 난자가 나오지 않은 날이었다면 수억 마리의 정자들은
여자 몸속에서 난자를 기다리며 2~3일간 살아 있어요.

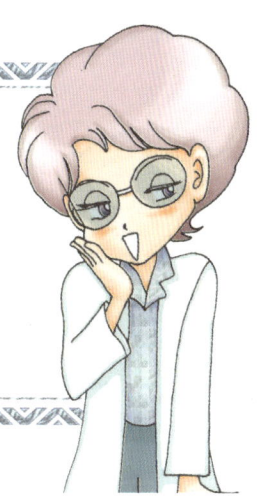

그런데 아주 어릴 때부터 이렇게 정자를 만들고 밖으로 내보내고 하는 게 아녜요. 여자들이 사춘기가 되어가면서 가슴이 커지고 몸에 털이 나고 또 생리를 하는 것처럼 남자들도 마찬가지죠. 단지 몸 구조가 다르니까 자라는 것도 다를 뿐이에요. 그럼 남자들이 자라는 순서를 한번 볼까요?

1. 고환이 커져요

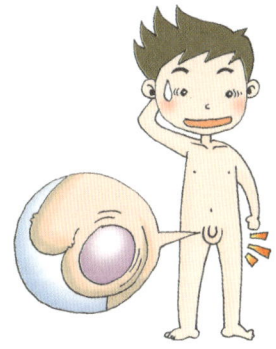

2. 고추 주변에 털이 나요

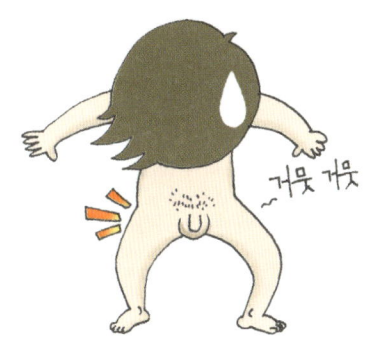

3. 음경(고추)과 음낭(불알)이 커져요

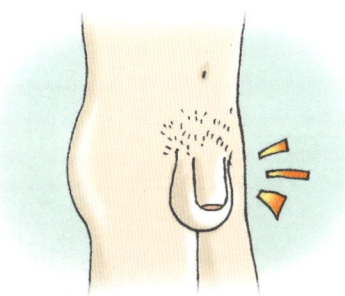

4. 겨드랑이에 털이 나요

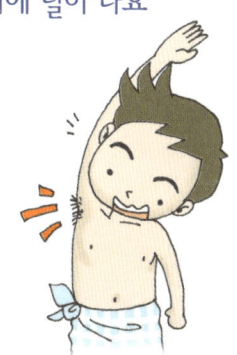

### 5. 몽정을 해요

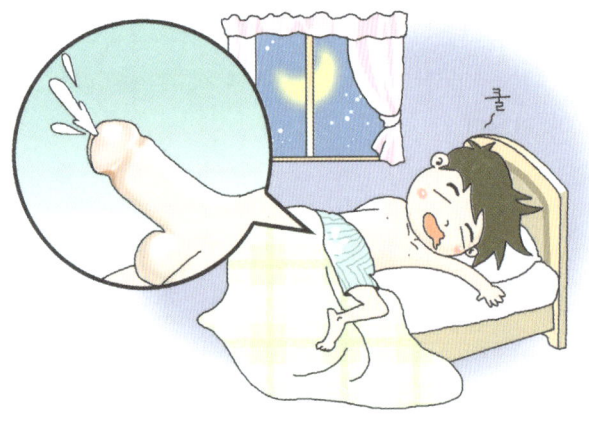

몽정은 꿈을 꾸면서 정액을 밖으로 내보내는 것, 즉 사정을 하는 거예요. 여자가 생리를 하면서 아기를 만들 수 있는 준비를 하는 것과 같이 남자 역시 아기를 만들기 위해 꿈을 통해서 정자를 밖으로 내보내는 연습을 하는 거라고 생각하면 쉽죠?

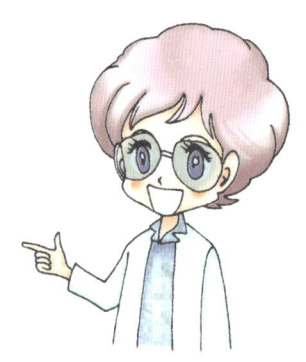

### 6. 키가 빨리 자라기 시작해요

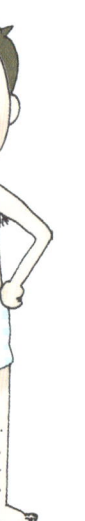

### 7. 수염이 나요

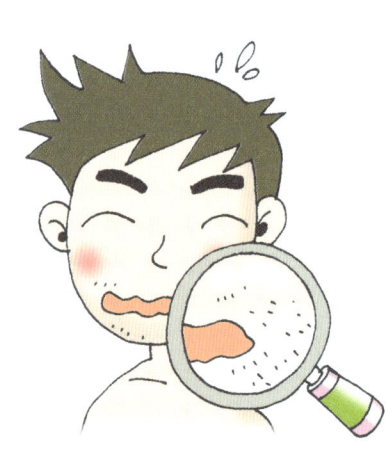

### 8. 키가 더 자라서 어른 키가 돼요

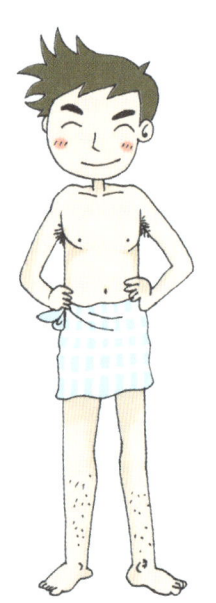

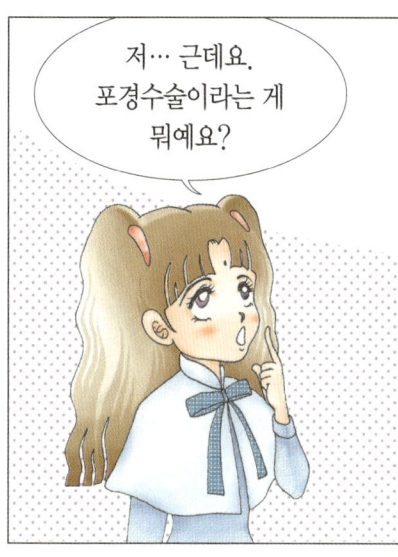
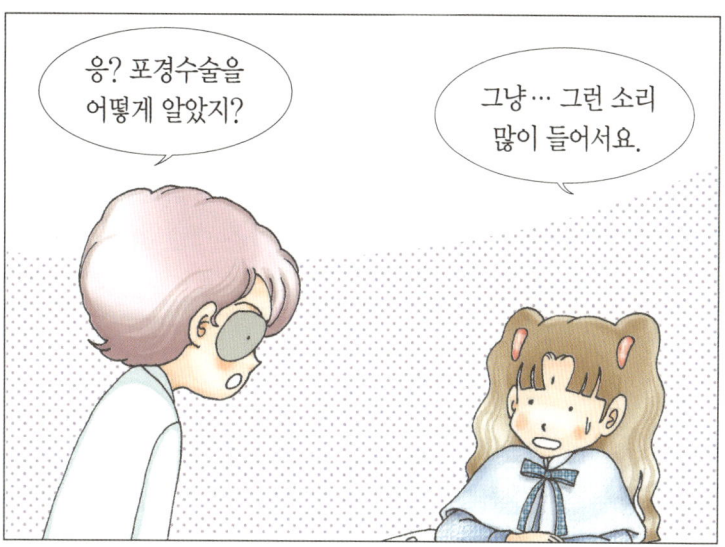
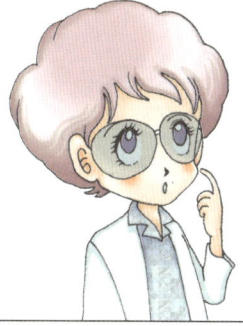

포경수술은 남자들의 고추 수술이에요. 남자들의 고추는 소변을 보기도 하고 정액을 내보내기도 하는 데다 또 밖으로 노출돼 있기 때문에 병균이 쉽게 몸 안으로 들어갈 수가 있어요.

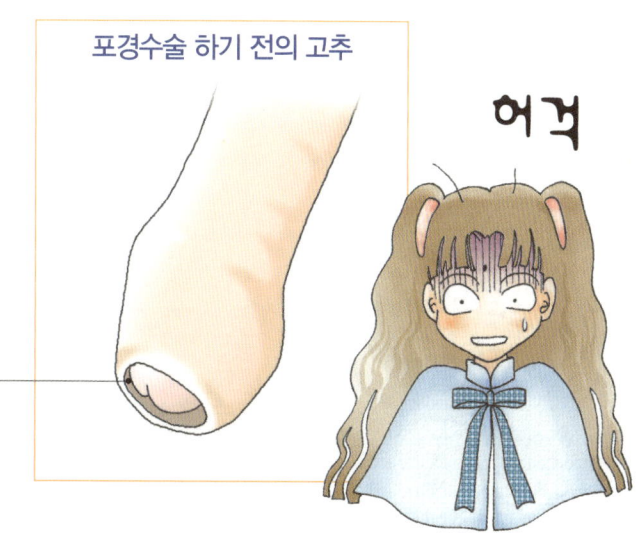

포경수술 하기 전의 고추

병균이나 더러운 것들이 여기에 낄 수 있어요.

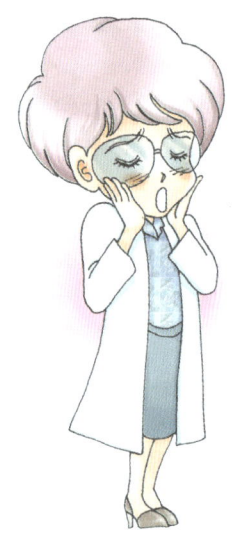

게다가 고추 끝부분을 싸고 있는 피부는 주름이 많기 때문에 불결한 것이 주름 사이사이에 끼여 병균이 자라날 염려가 많죠.

그래서 어른이 되기 전에 고추 끝을 싸고 있는 피부를 벗겨내는 수술을 하는데 그걸 포경수술이라고 해요.

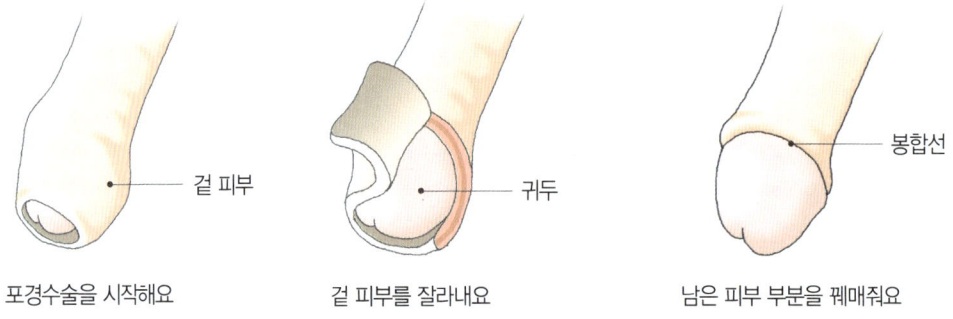

포경수술을 시작해요 / 겉 피부를 잘라내요 / 남은 피부 부분을 꿰매줘요

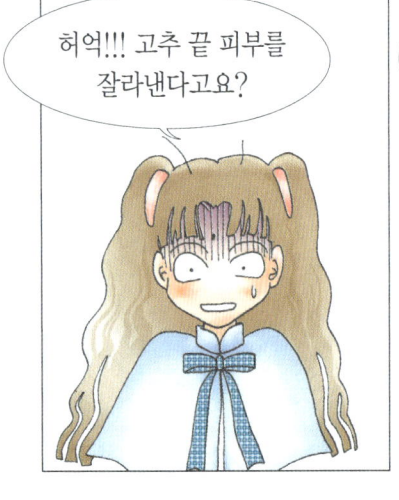

허억!!! 고추 끝 피부를 잘라낸다고요?

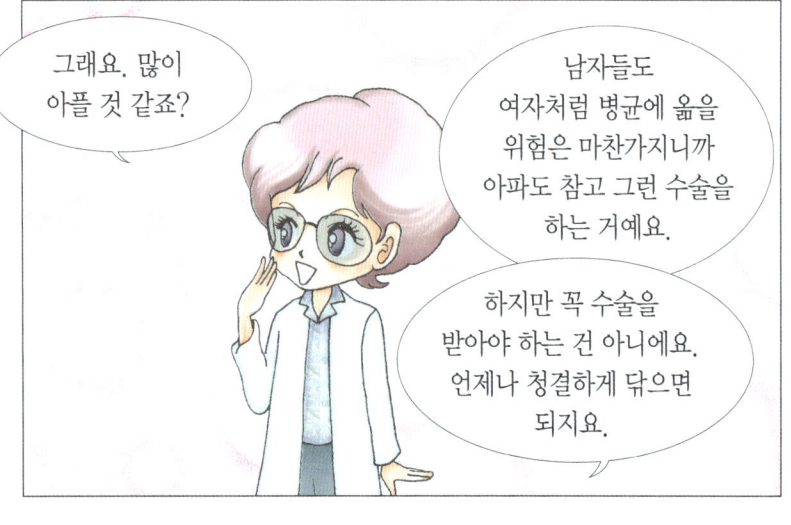

그래요. 많이 아플 것 같죠?

남자들도 여자처럼 병균에 옮을 위험은 마찬가지니까 아파도 참고 그런 수술을 하는 거예요.

하지만 꼭 수술을 받아야 하는 건 아니에요. 언제나 청결하게 닦으면 되지요.

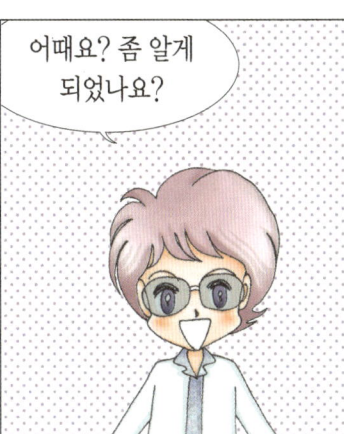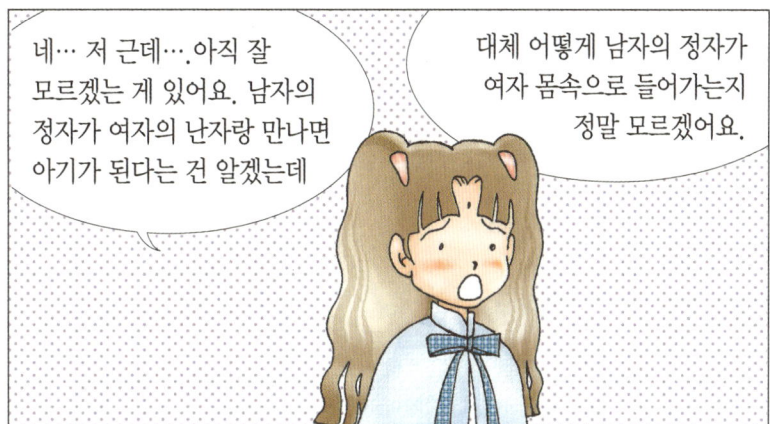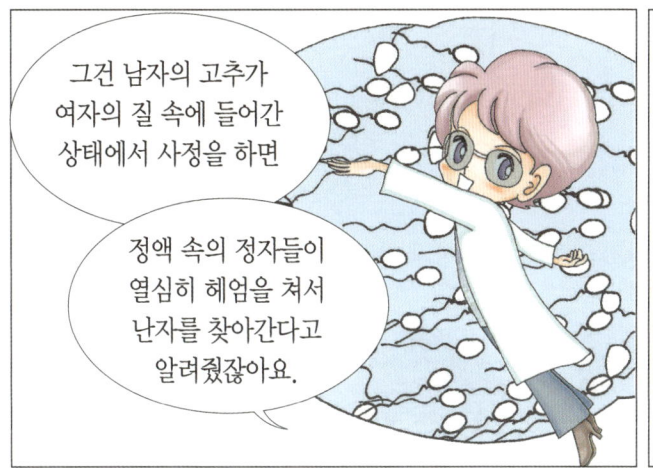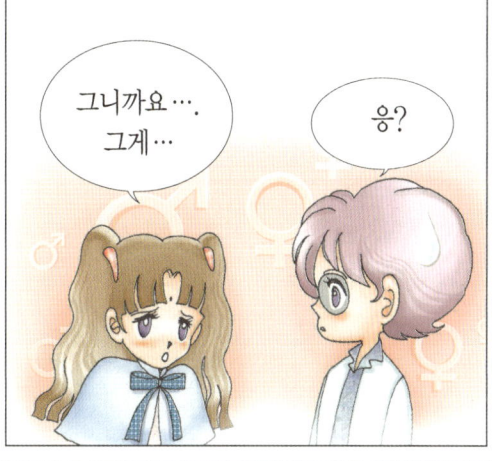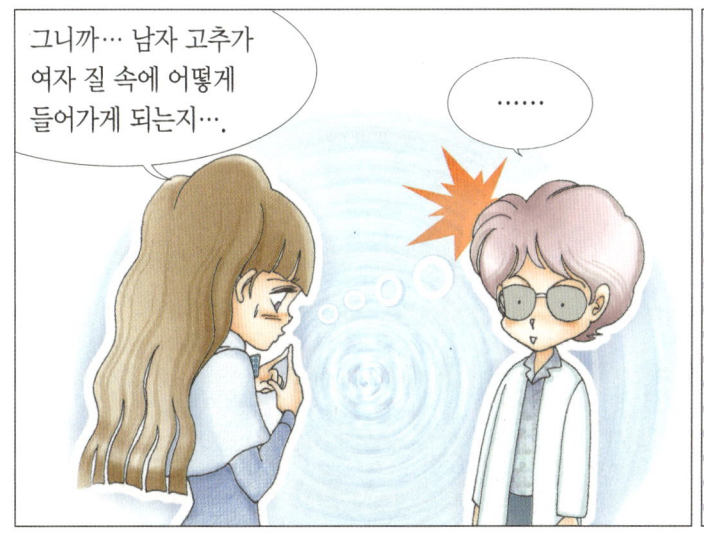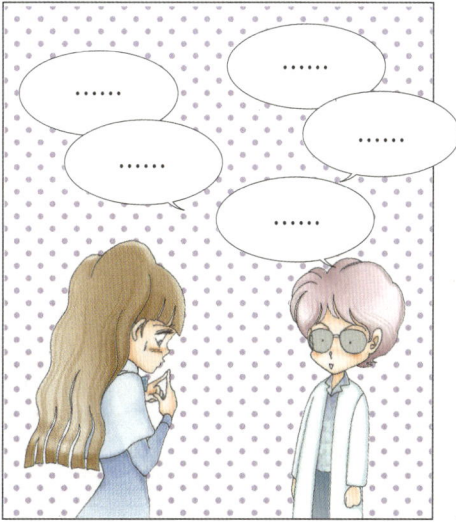

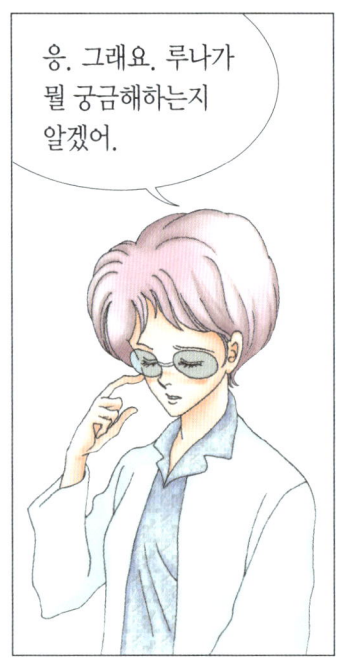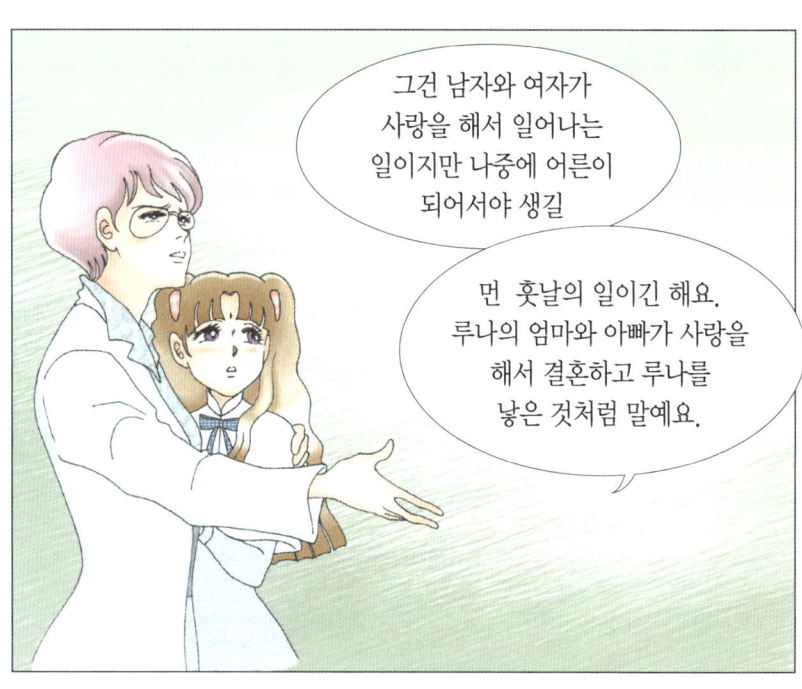

여자와 남자가 사랑을 하게 되면 자연스럽게 만지고 싶고, 키스하고 싶고, 그리고 아기를 만들고 싶어지게 되죠.

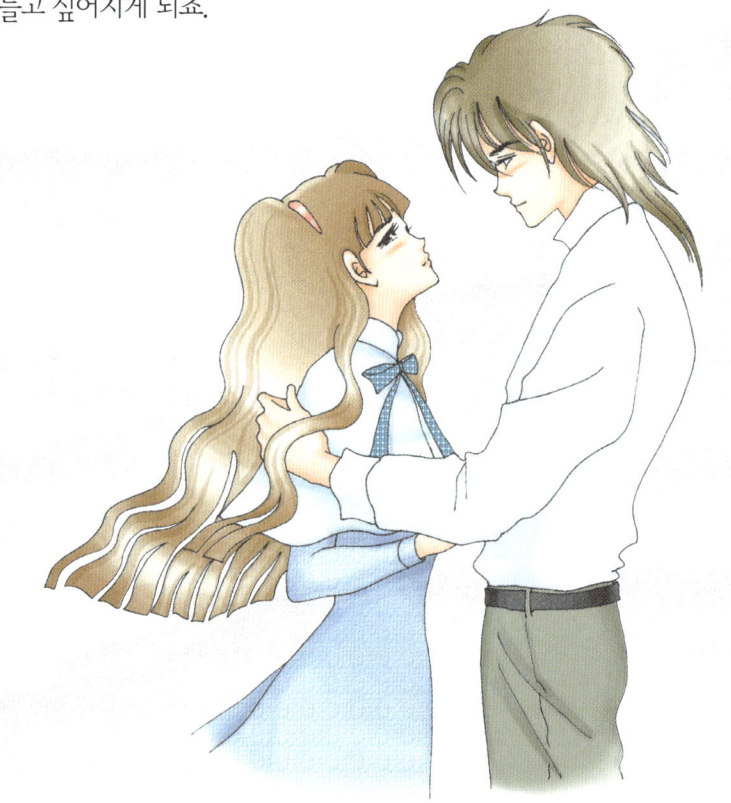

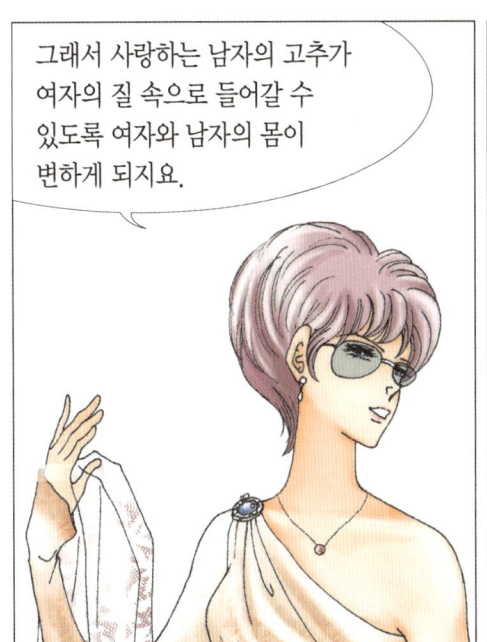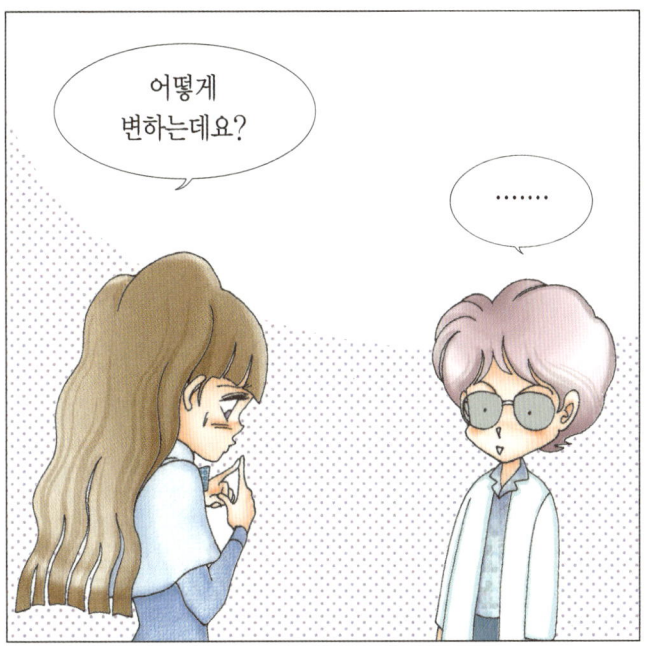

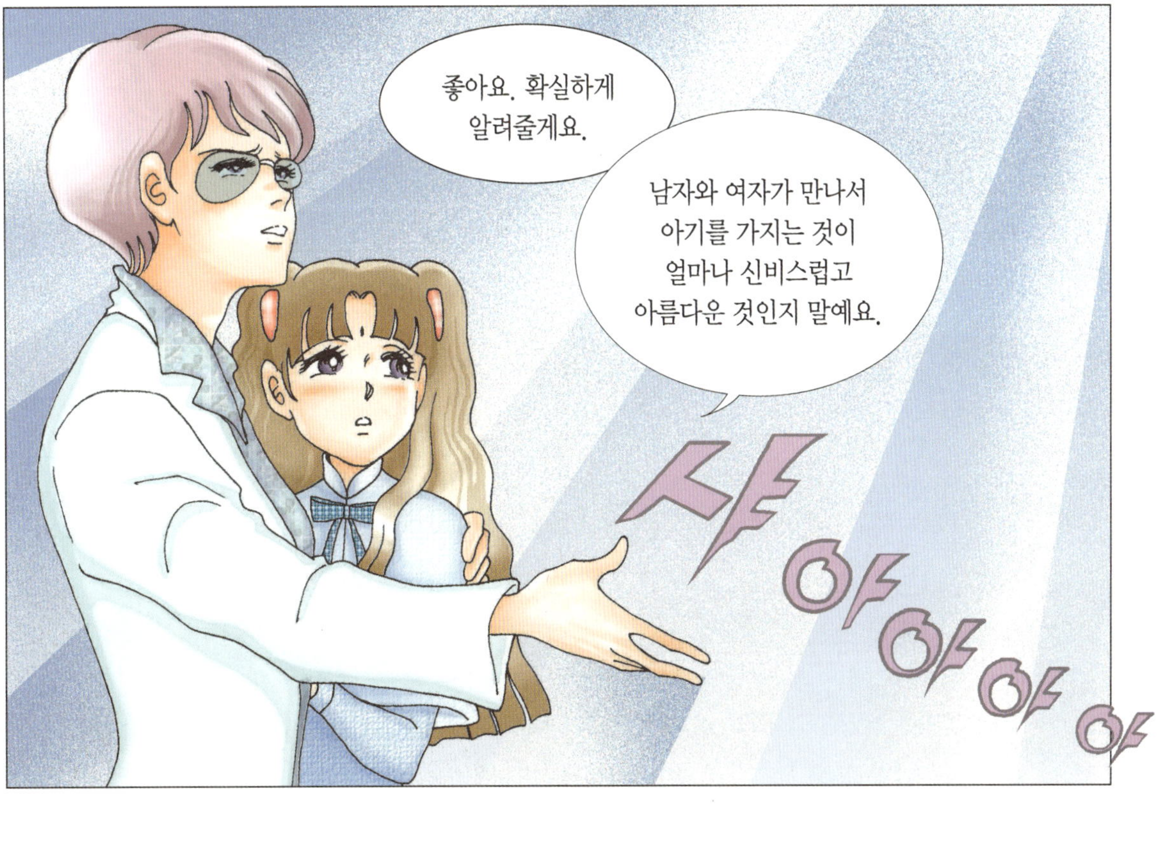

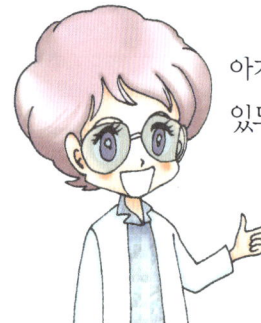

아기를 만들고 싶을 때 남자의 고추는 여자의 질 안으로 들어갈 수 있도록 단단하고 힘 있게 변해요. 그걸 발기라고 하죠.

보통 때

발기했을 때

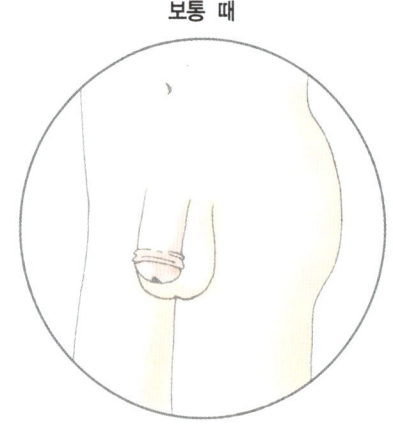
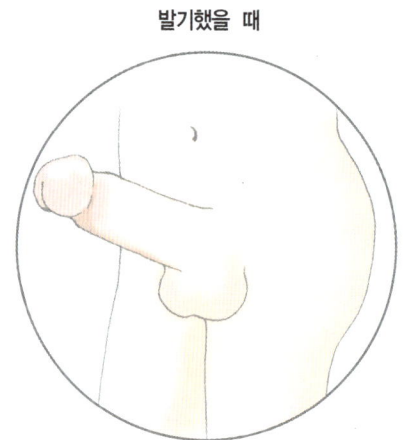

그리고 여자의 질에서는 남자의 단단한 고추가 들어오기 쉽고,
또 서로 다치지 않도록 부드러운 액체가 나오게 돼요.

여자의 몸 안에는 부드러운 액체가 나오는 샘이 있어서 필요할 때에 나와요

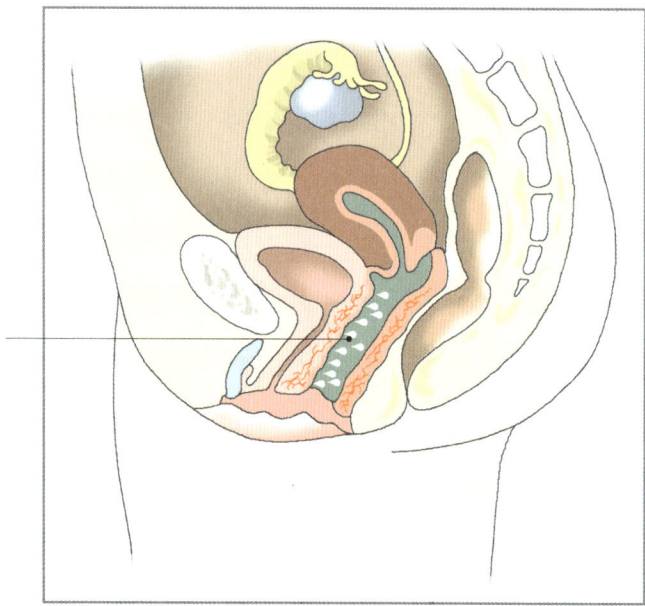

그래서 부드러워진 질 속으로 남자의 단단한 고추가 들어가고,
질 안에서 사정을 하게 되는 거죠.

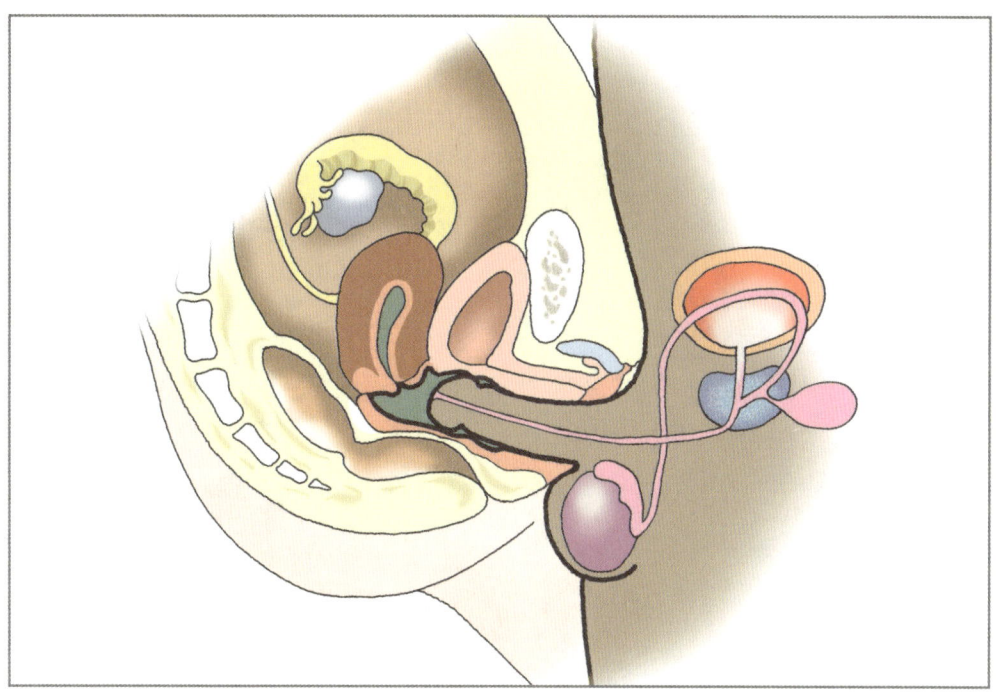

앞에서 설명했듯이 정액 속 수억 마리의 정자들이 난자를 만나 아기를 만들기 위해
열심히 헤엄을 쳐 가죠. 그러다가 단 한 마리의 정자가 난자 안으로 들어가게 되면
난자에는 얇은 막이 생겨서 더 이상 다른 정자들이 들어갈 수가 없게 되는 거예요.

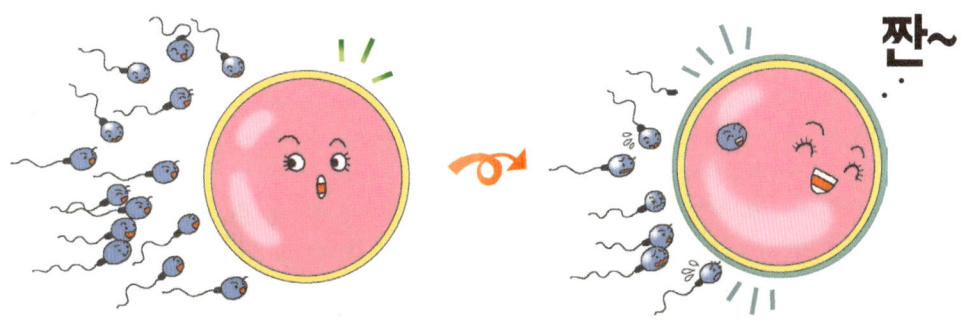

간혹 정자가 들어간 난자가 세포분열을 할 때 둘이 되는 경우도 있는데, 그렇게 되면 일란성 쌍둥이가 되는 거구요.

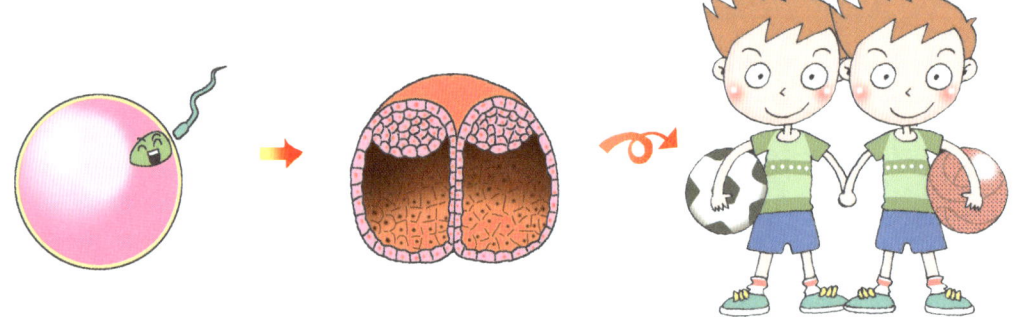

두 개의 난자가 동시에 나와서 각 난자마다 정자가 하나씩 들어가는 경우도 있는데 그렇게 되면 이란성 쌍둥이가 되는 거예요.

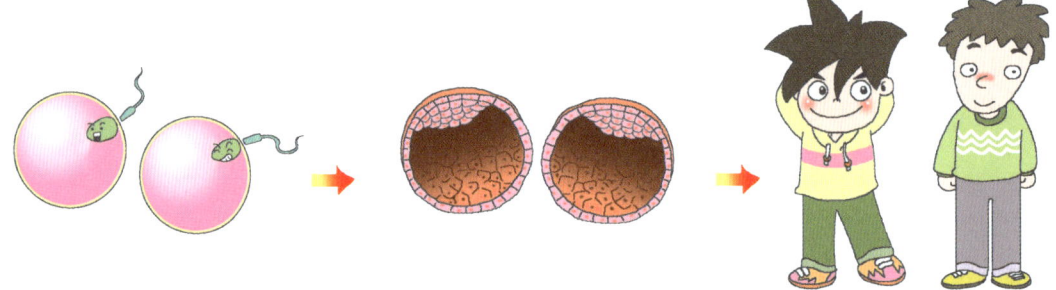

정자가 난자 안으로 들어간 것을 수정란이라고 하는데, 이 수정란이 자궁벽에 붙어서 엄마의 영양분을 먹고 자라면서 아기가 되는 거죠.

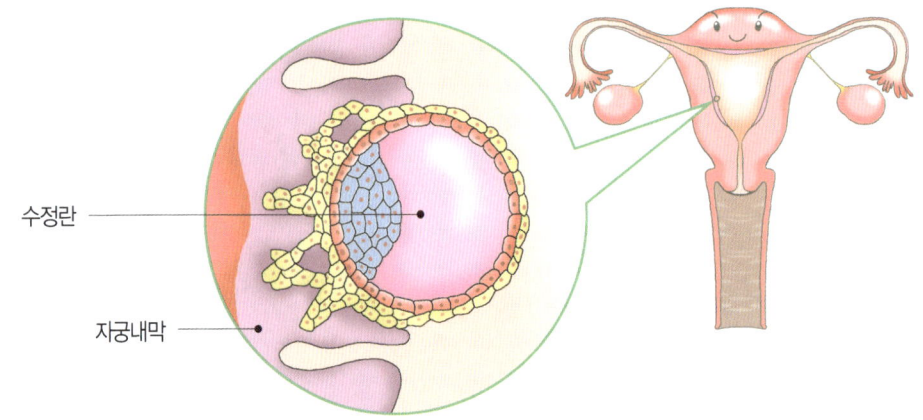

이 수정란은 점점 자라서 12주 정도면 사람의 몸 모양을 다 갖추게 되고, 37주면 완전한 사람의 모습이 되지요.

12주

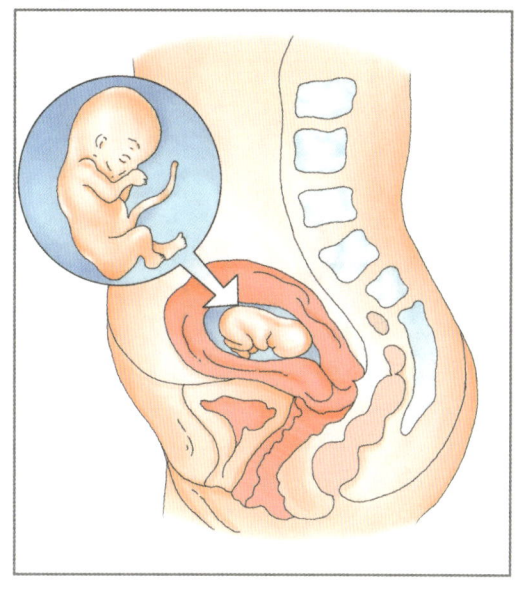

24주

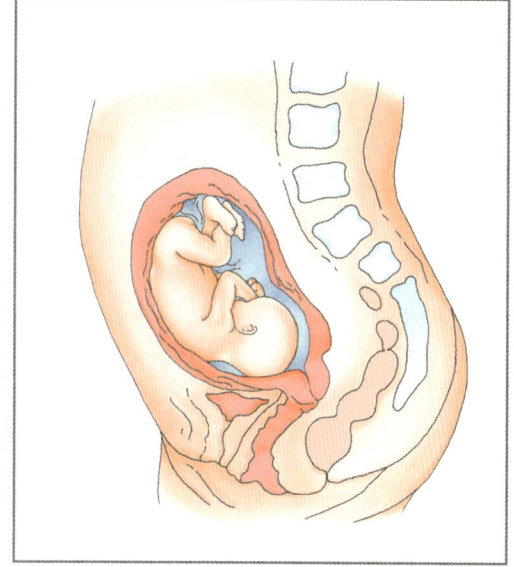

32주

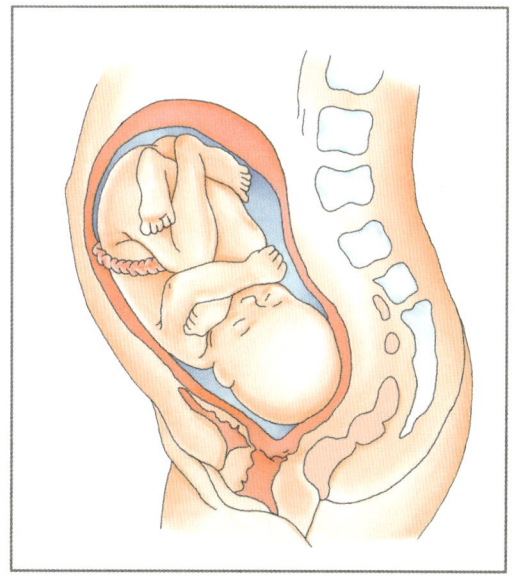

태어날 무렵

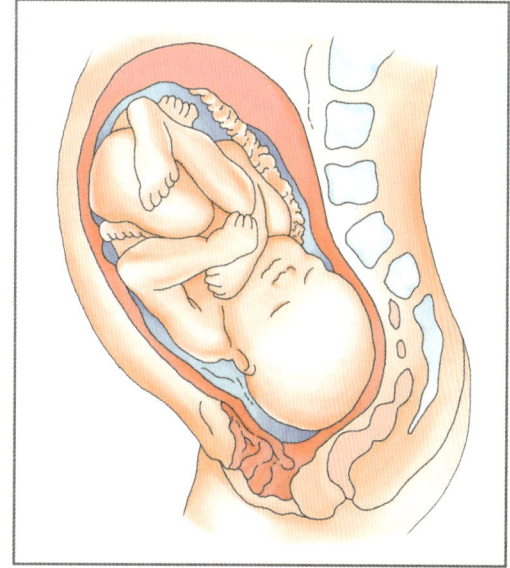

그리고 40주가 되어 아기가 세상에 나오고 싶어 하면,
엄마 몸은 그걸 저절로 알아차리고 아기가 나올 수 있게
자궁문이 열리는 거예요. 그러면 아기는 몸을 돌려가면서
엄마 몸으로부터 세상 밖으로 나오게 되죠.

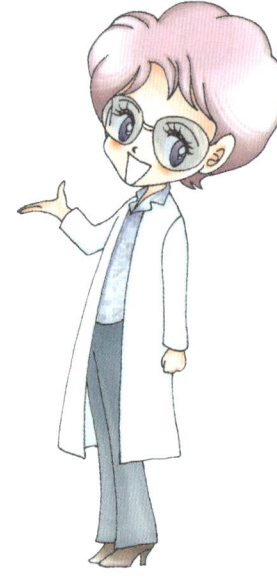

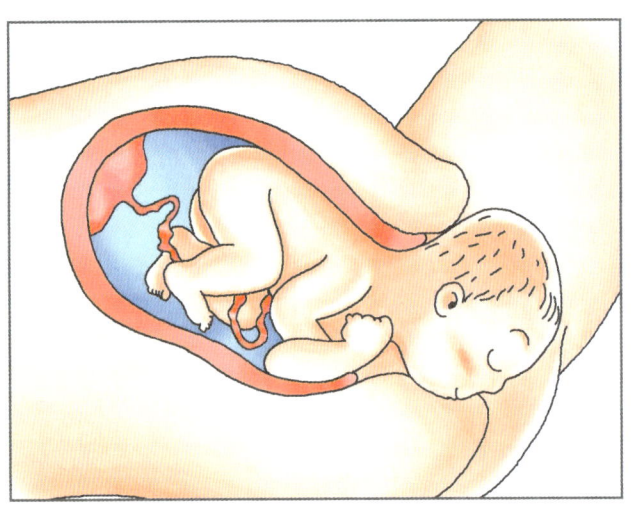

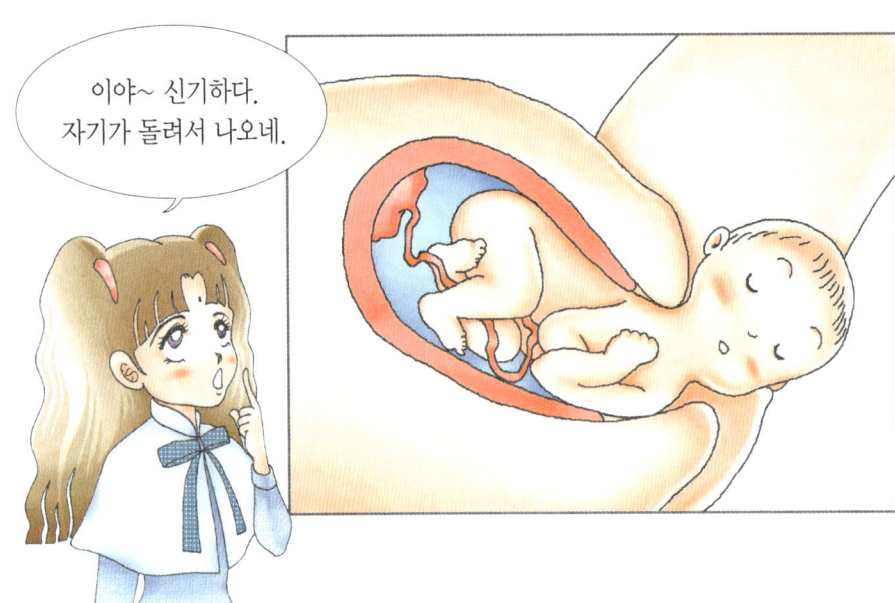

이야~ 신기하다.
자기가 돌려서 나오네.

이렇게 아기는 세상에 태어나게 되는 거죠.

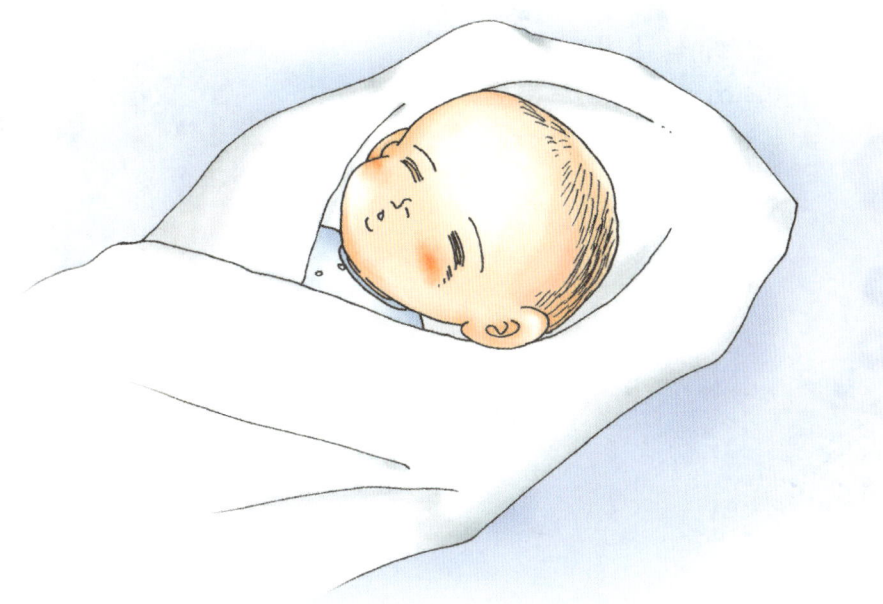

이 얼마나 신비로운 일인가요? 루나도 루나 친구도
이 세상 그 누구도 모두 이렇게 세상에 태어난 거예요.

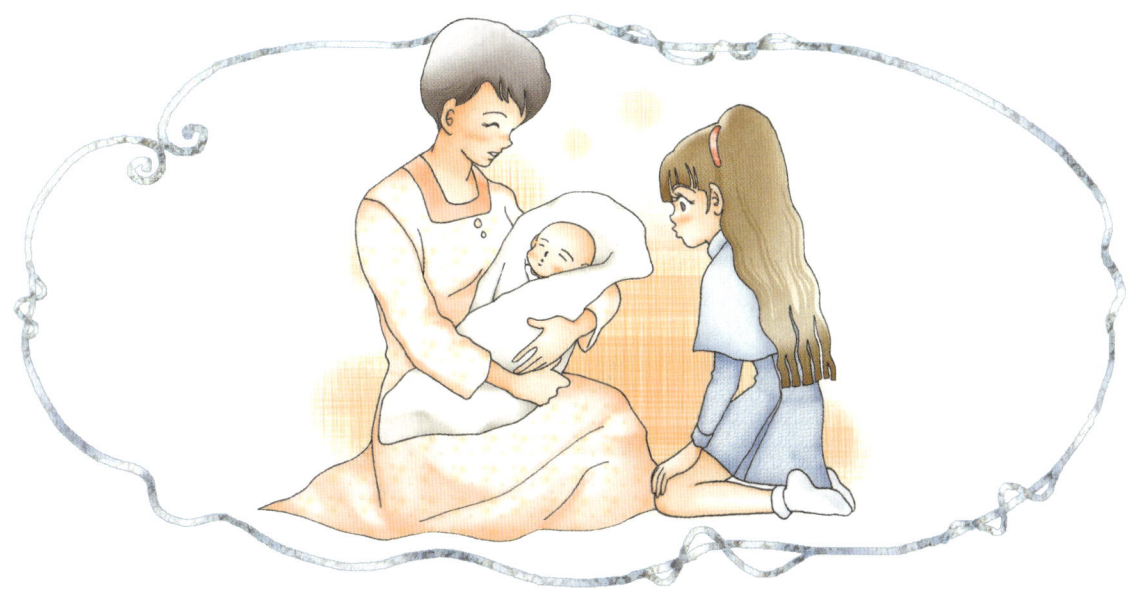

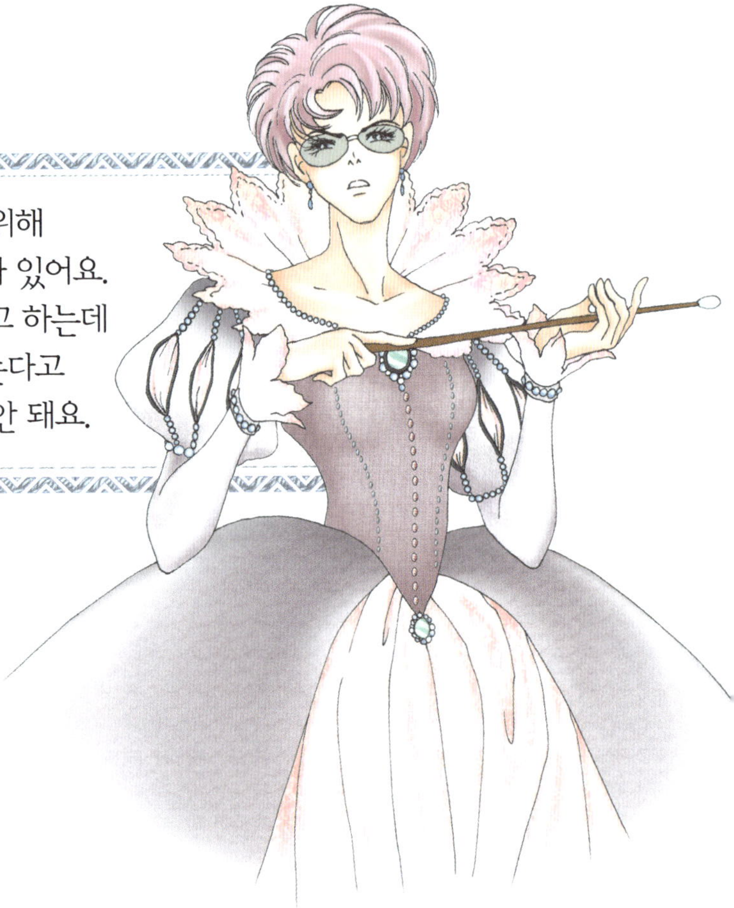

그런데 가끔 아기를 낳지 않기 위해
배 속에서 아기를 없애는 경우가 있어요.
그걸 인공 유산(낙태) 수술이라고 하는데
겉으로 아기 모습이 보이지 않는다고
함부로 인공 유산 수술을 하면 안 돼요.

사진을 보세요. 저 작은 발이 보이지요? 저 발은 임신한 지 10주 된 아기의 발이에요. 아무리 작아도 우리와 똑같은 모습이잖아요. 그 아기를 죽이는 건 사람을 죽이는 것과 마찬가지라는 생각이 들지 않나요?

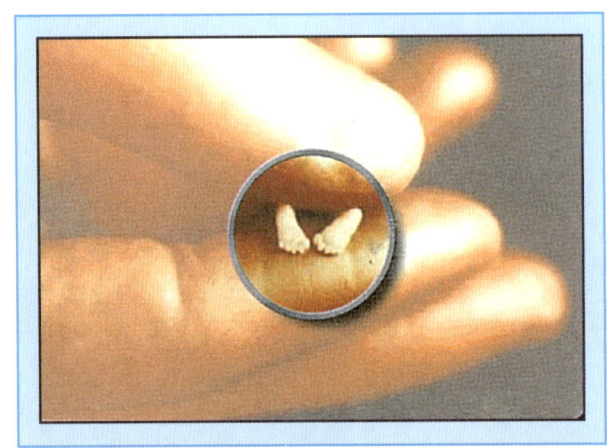

낳아서 키울 수 없는 아기는 애초에 만들지 않도록 조심하는 게 우선
해야 할 일이죠. 무책임하게 아기를 만들어놓고 어떻게 해야 좋을지
몰라서 배 속에서 죽여버리거나 키울 수 없는 아기를 낳게 되면
아기에게도 그 아기의 엄마 아빠에게도 얼마나 큰 불행이겠어요.
그러니까 아기를 만드는 사랑 행위는 정말로 그 결과로 생긴
아기까지 책임질 수 있을 때 해야겠죠.

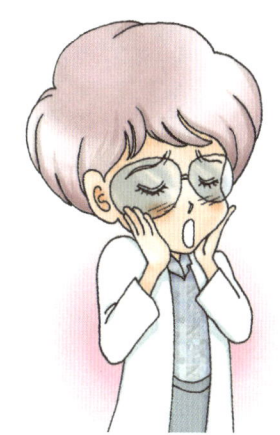

아기를 낳아서 키울 수 있으려면 어른이
되어야 하는 건 당연하잖아요? 그러니까
어른이 되기 전에는 건강한 아기를 만들 수
있는 몸으로 가꾸는 게 더 중요해요.

지금 루나나 루나 친구도 생리를
시작했기 때문에 아기를 만들 수 있는
몸이 된 건 맞지만, 아직은 어리기 때문에
완전하지 않아요. 그래서 몸이 완전히 큰
다음에 사랑하는 남자와 함께 아기를 만드는
거예요. 지금은 건강한 아기를 만들 수 있는
완전한 몸이 될 때까지 자신의 몸을
잘 가꾸고 지켜가는 게 중요하지요.
알겠어요?

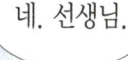

네. 선생님.

딩동~~  쪽지가 도착했습니다

루나야- 처녀막이 뭔지도 좀 여쭤봐줄래?

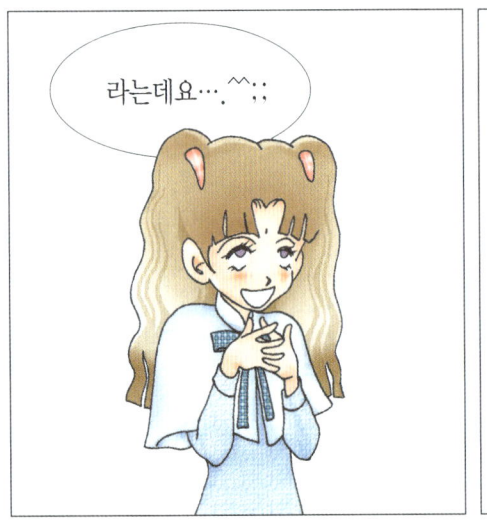

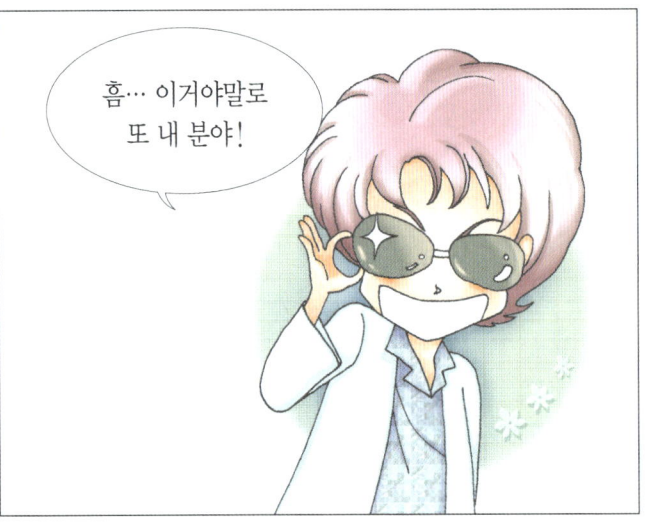

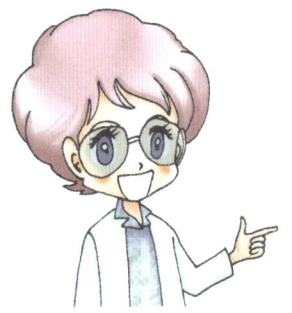

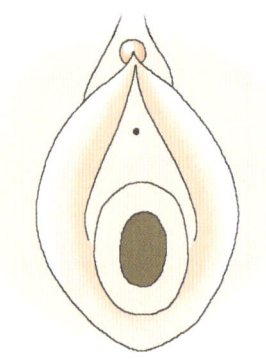

**보통 처녀막의 형태**

처녀막이란 막의 형태가 아니라 질 입구 겉 부분에 있는 근육인데 손가락이 통과할 정도의 작은 구멍이 있어서 생리피도 그 구멍으로 나올 수 있는 거죠.

이 근육은 크기나 형태 그리고 질 입구를 막고 있는
범위가 사람마다 아주 다르고 일부 여성들은
처녀막이 없는 상태로 태어나기도 해요.

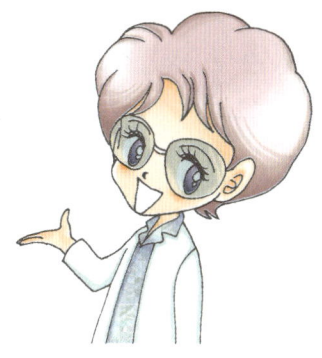

### 비정상적인 형태의 여러 가지 처녀막

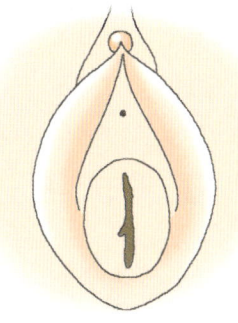 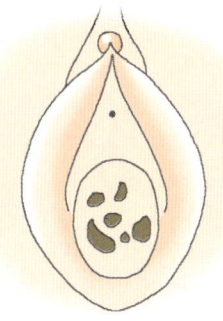 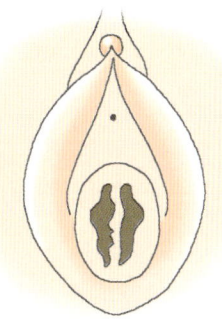

그리고 처녀막은 자전거나 말을 타는 등 심한 운동을 하거나,
생리 때 탐폰을 넣으면서 쉽게 파열되기도 하죠.

### 처녀막이 파열된 상태

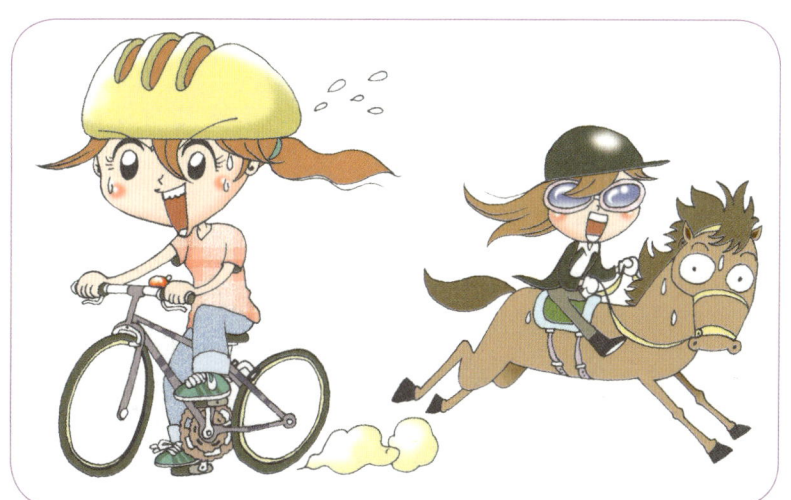 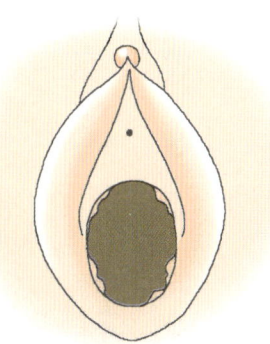

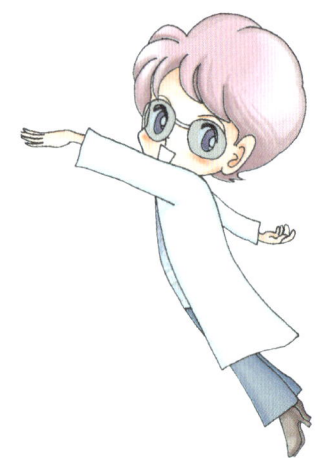

요즘에는 의학적으로 처녀막을 맹장처럼 생리적 기능이 없는 것으로 결론짓기도 해요. 따라서 일부 사람들이 처녀막으로 여성의 성 경험, 즉 질 안에 남자의 고추가 들어간 적이 있다 없다를 판단하는 건 옳지 않은 일이죠. 그러니까 마음을 편히 가지고 자신이 즐기는 운동도 열심히 하고 건강한 신체를 가꾸면서 지내세요.

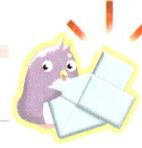

딩동~~    쪽지가 도착했습니다

루나야- 피임이 뭔지도 좀 물어봐줘. 미안해. 자꾸 물어봐서. 하지만 궁금해서 말야. 피임, 피임, 많이 듣긴 했는데 잘 알지 못하니까 궁금해잉….

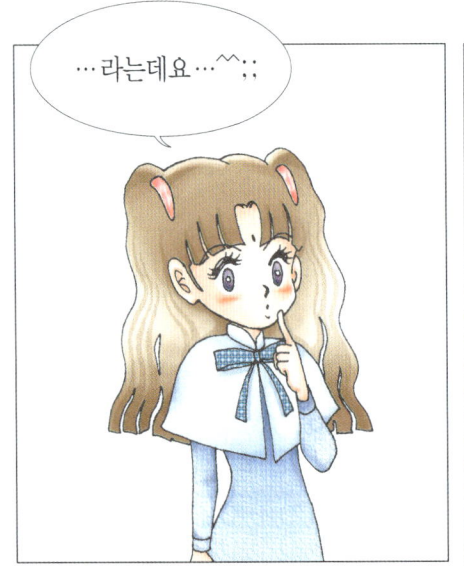

…라는데요…^^;;

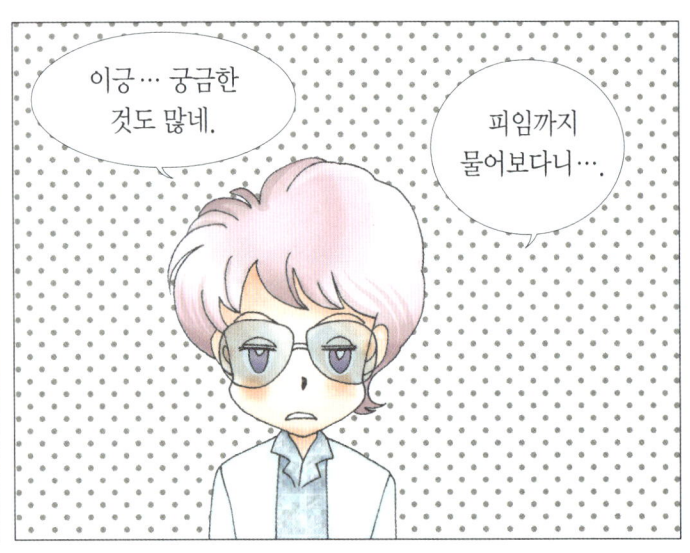

이긍… 궁금한 것도 많네.

피임까지 물어보다니….

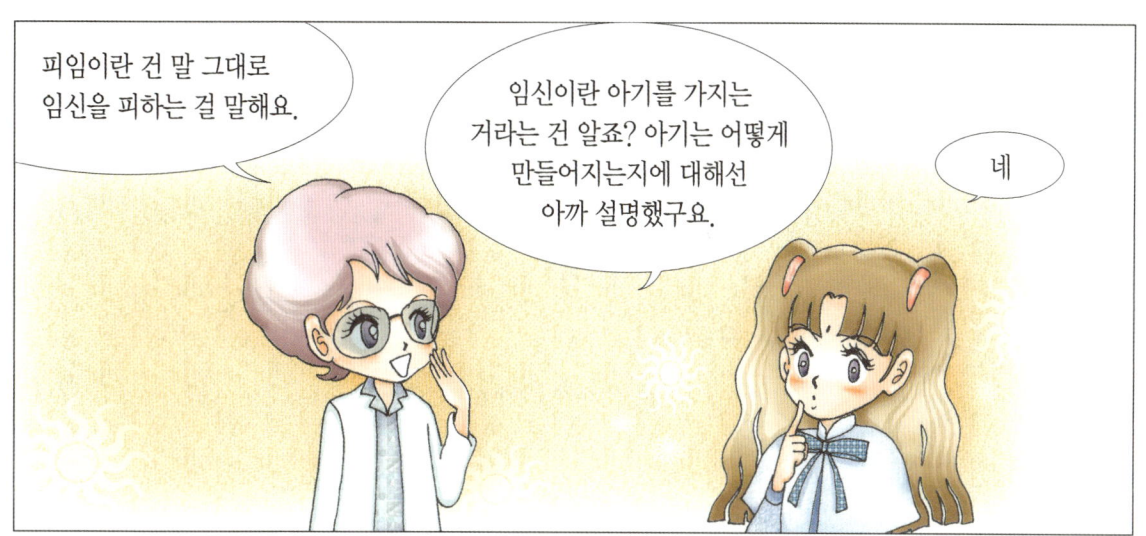

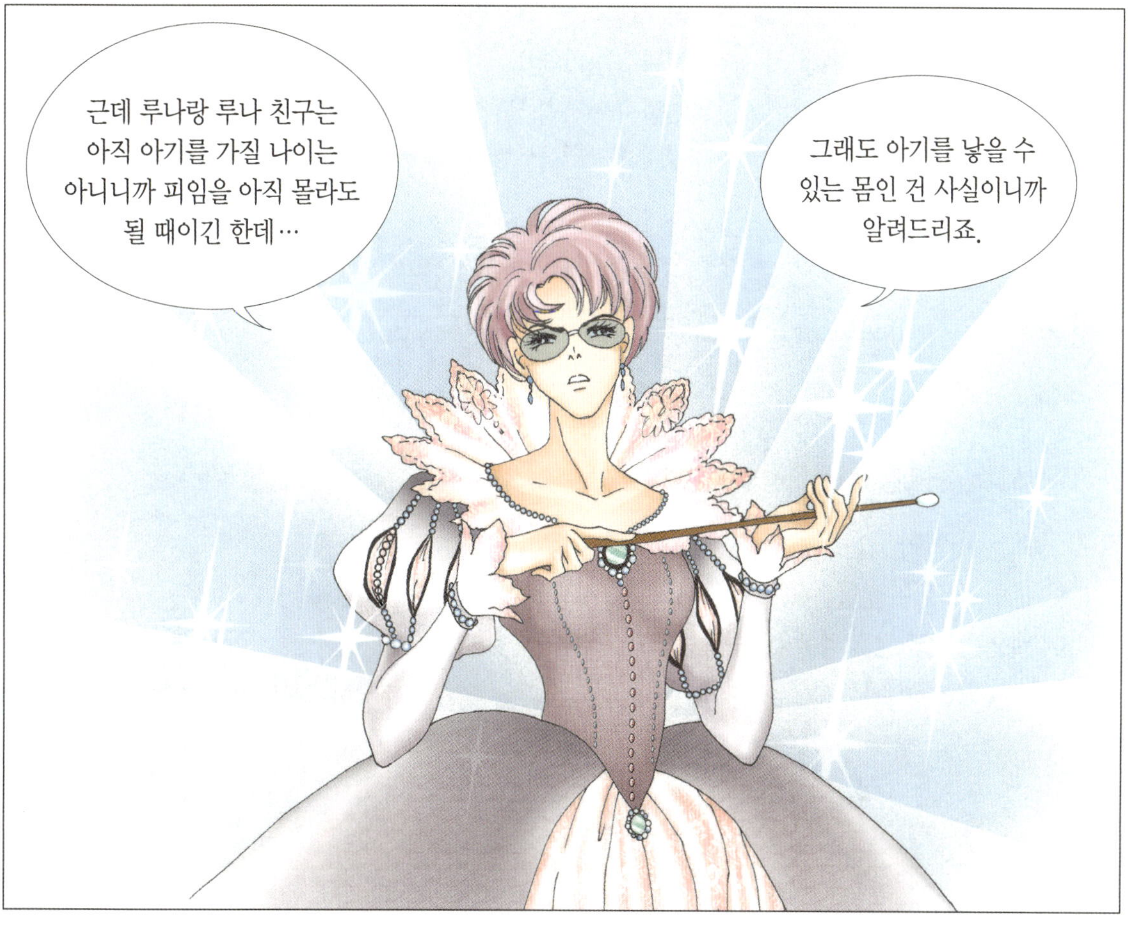

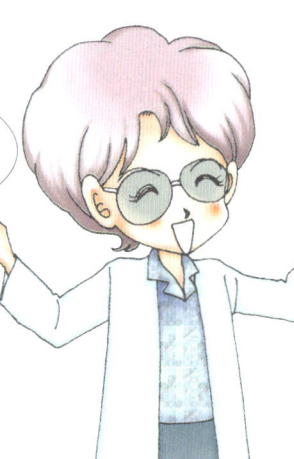

피임에는 몇 가지 방법이 있어요. 남자가 하는 경우와 여자가 하는 경우,

그리고 약을 사용하는 방법과 배란일을 피해서 하는 방법이 있죠.

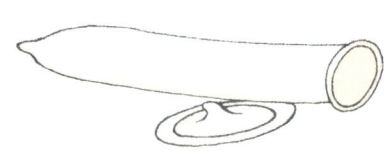

남자가 하는 피임 중에 가장 쉬운 게 콘돔을 사용하는 거죠. 콘돔은 얇은 비닐 주머니로 남자의 고추를 씌워주는 거예요. 그러니까 남자가 사정을 해도 정액이 비닐 주머니 밖으로 나가지 못하기 때문에 정자가 아예 여자의 질 속으로 들어가지 못하는 거죠.

여자가 피임하는 방법으로는 약을 먹는 게 가장 대표적인 방법이에요. 매일 시간 맞춰서 먹는 약도 있고, 남자와 사랑을 하기 직전에 질 안에 넣는 약도 있어요.

### 먹는 피임약
주로 사용되는 방법은 21일 동안 매일 약을 한 알씩 먹고 7일 동안은 먹지 않는 거예요.

### 넣는 피임약
사랑을 하기 직전에 질 안에 넣는 거예요.

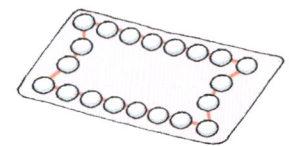

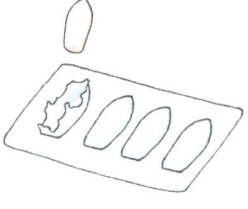

그리고 루프라는 것도 있는데, 이건 주로 엄마들이 쓰는 방법이에요. 여자의 자궁 속에 아주 작고 좁은 관을 넣어서 정자와 난자가 결합된 수정란이 자궁벽에 붙지 못하게 하는 방법이죠. 그런데 이것은 어른만이 할 수 있는 방법이에요.

**여러 가지 루프 중의 한 종류**

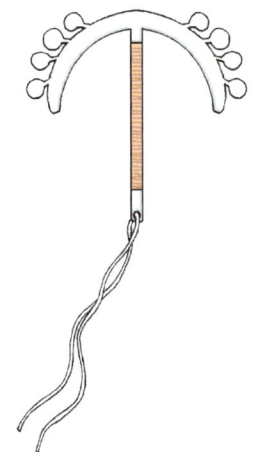

**루프를 자궁 안에 넣은 모습**

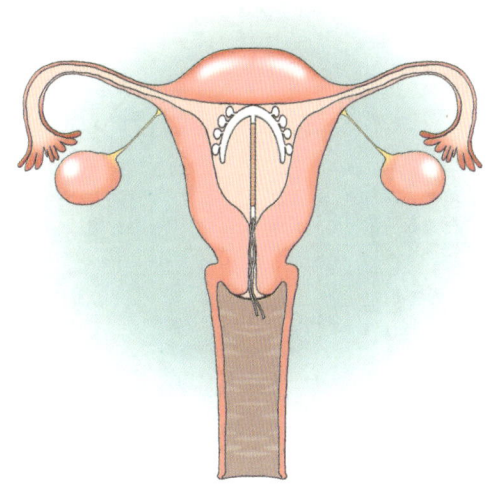

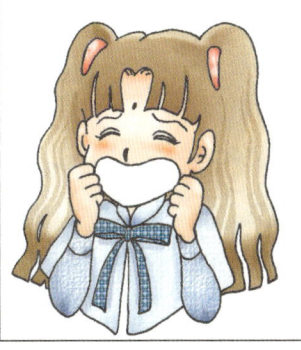

으앙, 저런 게 어떻게 몸속에 들어가~

그러니까 엄마들이 쓰는 방법이라고 했잖아요.

이외에도 여러 가지 피임법이 있지만 여러분들이 지금 알지 않아도 되는 것들이에요. 그러니까 나머지 피임법에 대해서는 나중에 공부하도록 하죠. 단, 가장 중요한 한 가지는 알려줄게요.

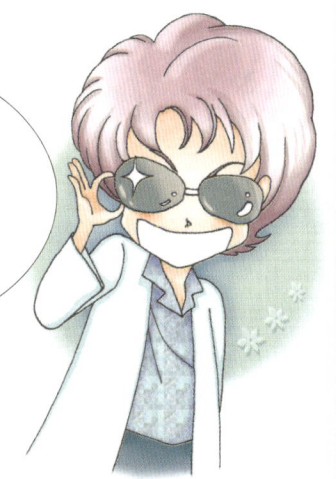

피임법 중에는 난자가 나오는 배란일을 계산해서 그날은 사랑을 하지 않는 방법이 있어요. 난자가 있어야 정자가 난자 안으로 들어가 수정이 되니까 난자가 없는 날에만 사랑을 하는 방법이죠. 배란일 계산은 앞에서 들었겠지만 다시 한 번 설명해줄게요.

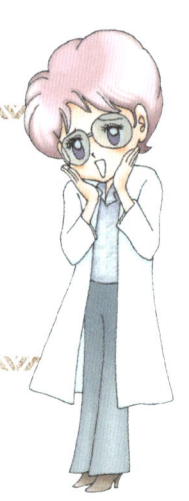

### 생리 주기가 30일인 경우

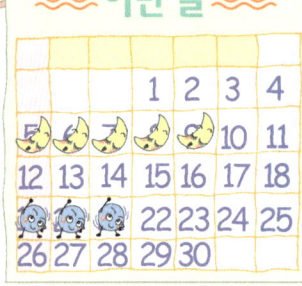

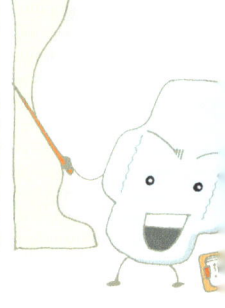

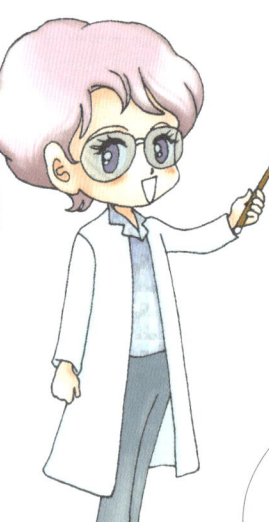

생리 주기가 28일에서 30일인 경우엔 난자가 나온 뒤 생리가 나오기까지 14일에서 16일 걸린다고 했죠?

| | |
|---|---|
| 🌙 | 생리를 한 날 |
| 🍑 | 앞으로 생리를 할 생리 예정일 |
| 🍑 | 배란이 되었던 시기 |
| 🍑 | 앞으로 배란이 될 배란 예정 시기 |

그러니까 이번 달에 난자가 나오고 난 뒤 생리가 나오기까지가 14일에서 16일이니까 돌아오는 생리 예정일부터 14일에서 16일 전이 바로 난자가 나오는 배란일이죠.

거기다 정자는 여자의 질 속에서 이틀이나 사흘간 살아 있다고 했죠? 그러니까 배란일에서 3일 전에 사랑을 해도 임신이 될 수 있는 거예요.

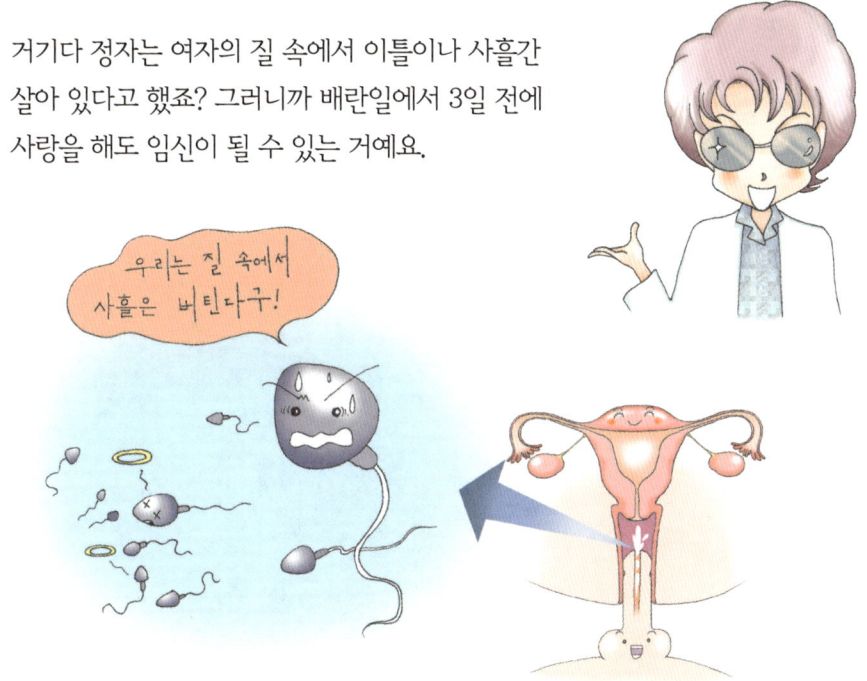

하지만 그 누구도 정확한 배란일을 알아낼 수는 없어요. 생리 예정일이라는 건 어디까지나 예정일이지 확정일은 아니잖아요. 게다가 3일간의 배란기 중에서 단 하루의 배란일은 정말 그 누구도 미리 알 수가 없죠. 그러니까 자신의 생리 주기를 정확하게 알면 보다 더 정확한 날짜에 가까운 배란일을 알 수가 있다는 것이에요. 게다가 배란일 계산은 생리 주기가 28일에서 30일인 경우만 해당된다는 것도 꼭 기억하셔야 해요.

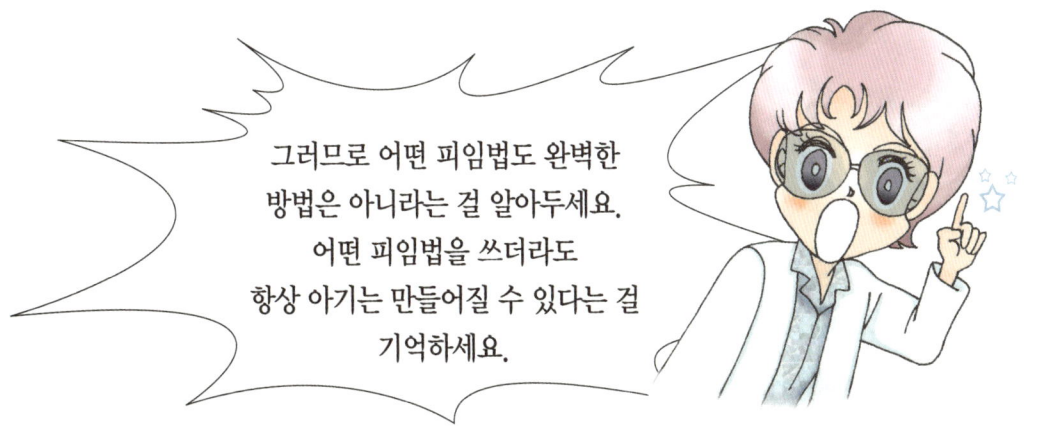

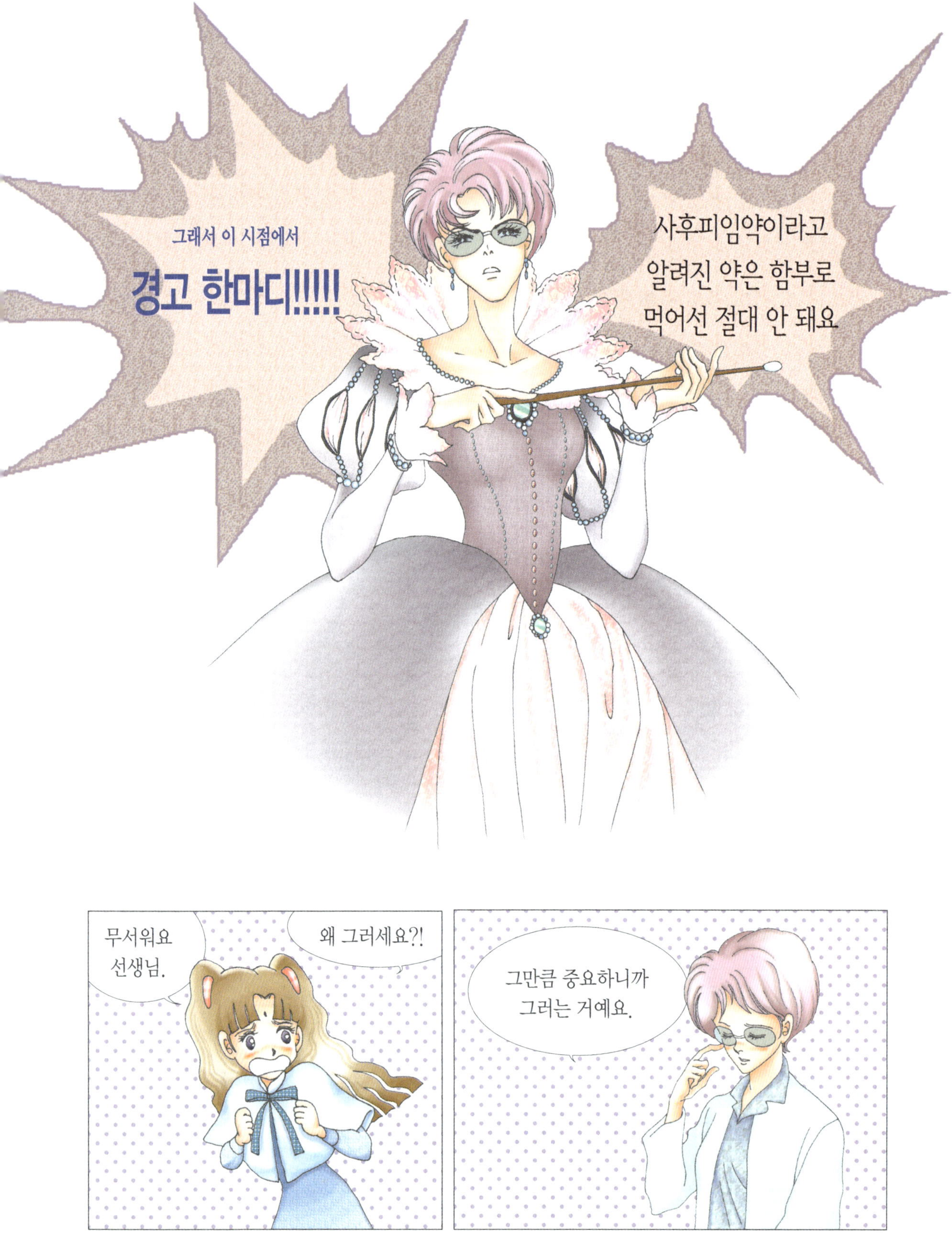

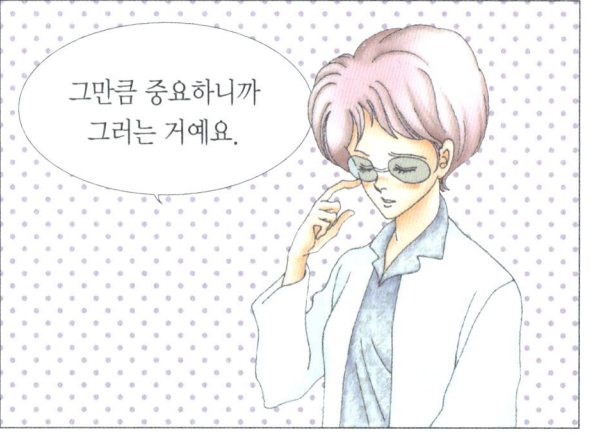
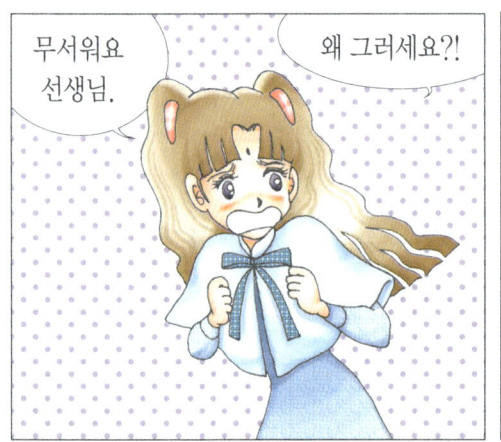

사랑을 한 후에 먹으면 피임이 된다고 알려진 사후피임약이란 약은 잘못 알려진 거예요. 피임은 사랑을 하기 전에 하는 것이지 사랑을 한 후에 하는 게 아녜요. 그러니까 사후피임약이란 말부터가 잘못된 거죠.

이 약은 정확하게 말하면 응급피임약이에요. 그러니까 일어나서는 안 될 경우, 즉 성폭행을 당했을 때, 특히 배란기에 강간이 있었을 경우에 사용하는 약이죠. 게다가 우리 몸에 아주 많은 양의 호르몬을 투입하는 약이기 때문에 몸에 심한 이상이 올 수도 있어요.

이 약을 먹었을 경우에는 구토, 어지럼증, 몸 내부 호르몬의 급격한 변화가 일어날 수 있고, 자궁외 임신의 확률이 5배 이상 증가해요. 그리고 간 기능이 약해지고, 심하게는 혈전증 (혈액 응고 장애-피가 밖으로 나와서 굳지 않는 것) 때문에 죽을 수도 있습니다. 그렇기 때문에 평생 동안 단 한 번이라도 먹어서는 안 된다고 말할 만큼 우리 몸에 심한 이상을 가져올 수도 있는 아주 무서운 약이에요.

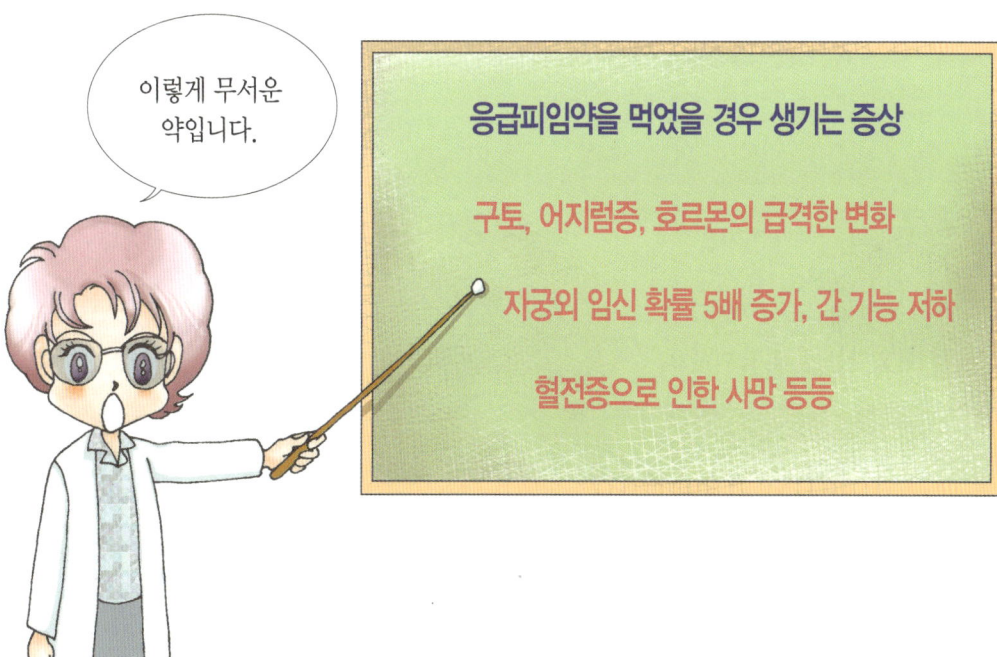

그래서 이 약은 의사 선생님의 처방이 있어야만 살 수 있습니다.
그러므로 평상시에는 절대로 사용해서는 안 되고, 임신이 예상되는 성폭력을 당했을 경우에만 병원을 찾아가서 의사 선생님의 처방대로 먹어야 하는 거지요.

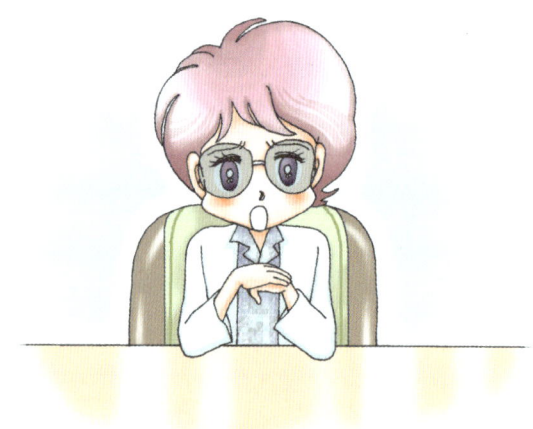

다시 한 번 강조하지만 이 응급피임약을 사용하는 경우는 정말 없었으면 합니다.
피임약으로 알고 사용하는 경우도 없어야 하고, 이 약을 먹지 않으면 안 되는 상황,
즉 배란기에 성폭력을 당하는 일도 절대 일어나지 않기를 바랍니다.
이 약을 먹는다는 것은 여성의 몸에 대한 또 다른 형태의 폭력인 셈이니까요.

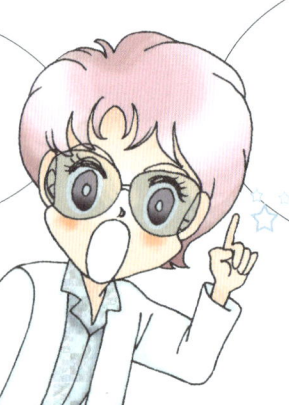

남자와 여자가 아기를 가질 수 있는 행동, 즉 성관계를 하면 언제나 임신이 될 수 있다는 걸 잊지 마세요.

그러니까 자신의 행동이 어떤 결과를 가져올지 반드시 생각하고 책임질 수 있을 때에만 행동하는 성숙한 사람이 되길 간절히 바랍니다.

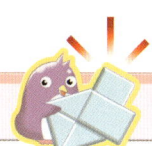 딩동~~ 쪽지가 도착했습니다

 와아- 대단쓰~ 아기가 그렇게 해서 생기는 거구나. 우와… 조심해야겠다, 우리….

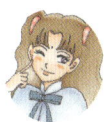 그치? 우리 몸 정말 정말 소중하지 않니? 어떤 사람도 우리 몸을 함부로 대하지 못하게 해야겠어.

 응 맞아. 넌 정말 좋겠다. 이런 걸 다 알려주시는 닥터 아모가 옆에 계셔서….

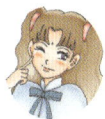 너도 엄마한테 물어보면 되잖아. 아니면 내가 닥터 아모께 여쭤봐주면 되고….

 울 엄마는 그렇게 정확하게는 안 가르쳐주셔. 니들이 알아서 뭐해? 그런 식이야. 나도 너한테 듣기 전까지는 생리통 때문에 병원에 가야 한다는 걸 몰랐으니까.

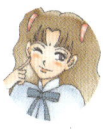 아- 맞아. 너 병원은 가기로 했어?

 응. 엄마한테 닥터 아모의 동영상을 보여드렸더니 병원에 가자고 하셔서 내일 갈 거야. 갔다 와서 결과 알려줄게. ^^

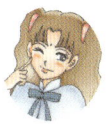 그래. 꼭 알려줘야 해. 그럼 오늘은 빠이~

 앙. 빠이~

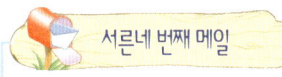

 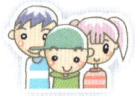   

보내는 이 : lunarena@urinara.co.kr
받는 이 : chinguu@urinara.co.kr
제목 : 다른 친구들에게도 메일을 보내지 않을래?

잘됐다. 정말 잘됐어. ^^ 네 검사 결과도
큰 이상이 없다고 나왔다니 정말 다행이야.
내 말대로 검사 받는 거 하나도 안 무섭지?

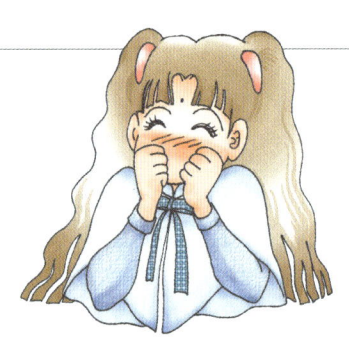

너는 자궁경부협착인가? 그런 거였구나. 자궁경부가 좁아서
피가 잘 내려오지 않는 증세라니…. 그래도 그건 금방 고칠 수 있다니까
정말 다행이지 뭐니. ^^

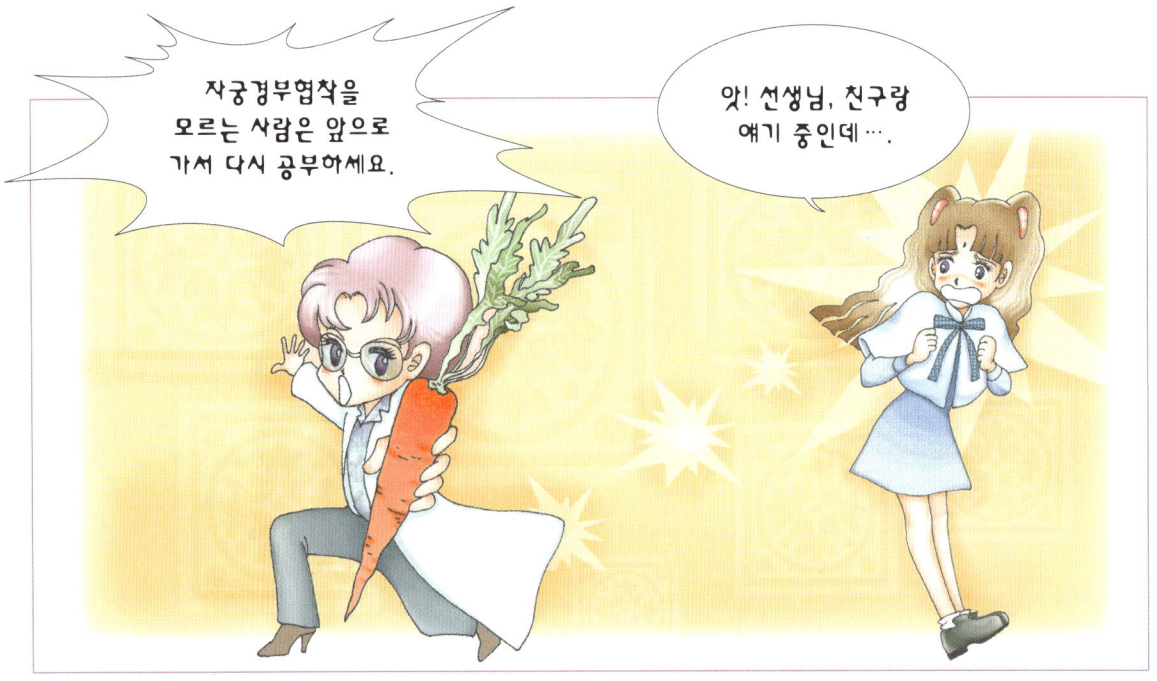

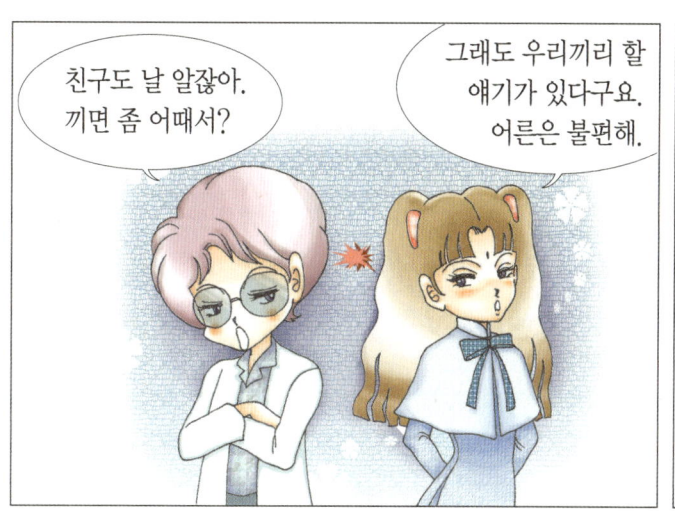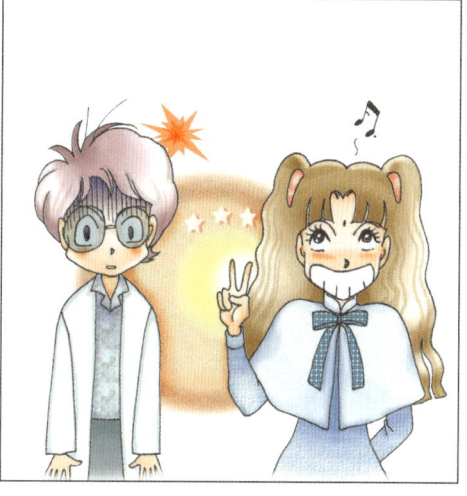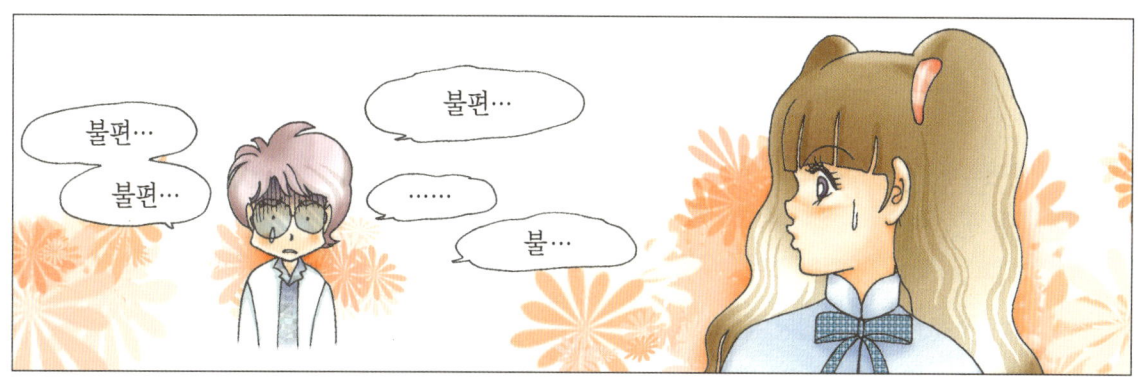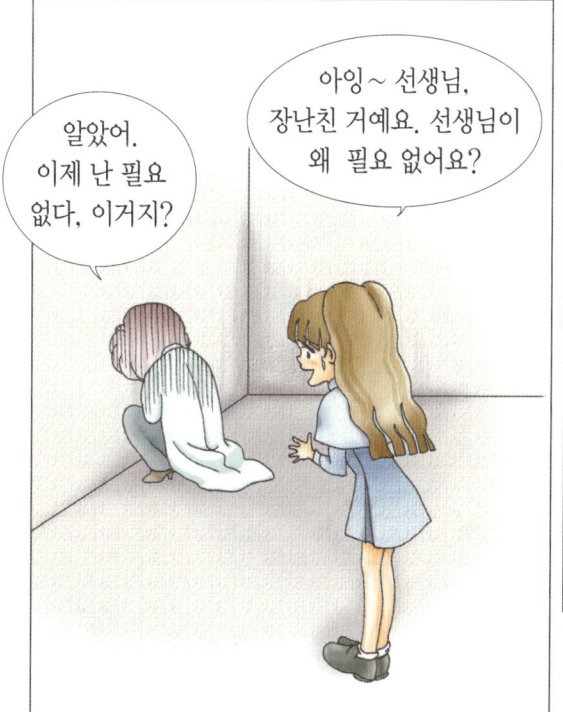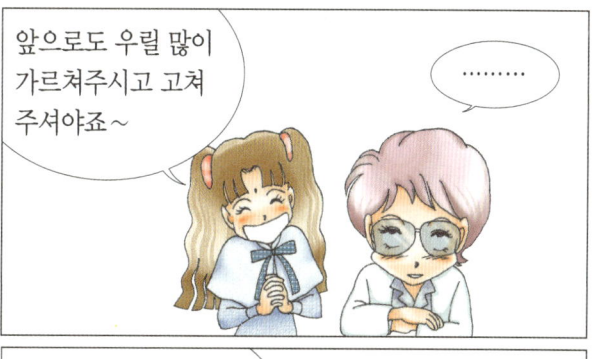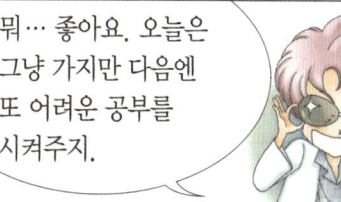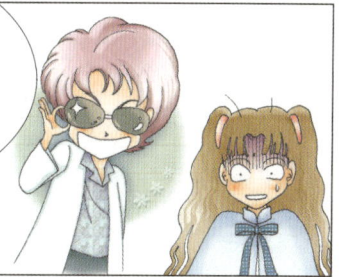

움… 선생님이 어려운 공부를 시키신다는 게
좀 두렵긴 하지만….

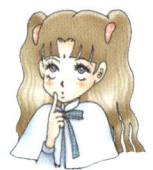

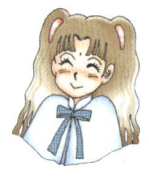

선생님께서 많이 가르쳐주셔서 정말 다행이지 않니?
산부인과에 가는 것도 무섭지 않게 됐고 말야….

다른 여자 애들도 모두 병원 가는 걸 무서워하지 않았으면 좋겠어, 그치?
산부인과라는 곳은 아기를 가진 후에만 가는 곳이 아니라는 걸 다른
친구들한테도 말해주고 싶어.

우리 있잖아~ 친구들한테 메일 보내지 않을래? 우리가 주고받은
메일 중에서 중요한 것들도 함께 말야. 응? 그래서 우리 같은
여자애들이 생리를 할 때 아파도 무조건 참지 않고, 생리할 때
맘 편하게 할 수 있고, 자기 몸을 소중하게 여길 줄 알고 생리 중의
에티켓도 배울 수 있게 말야.

그러니까 우리 같이 보내보자. 친구야, 알았지?

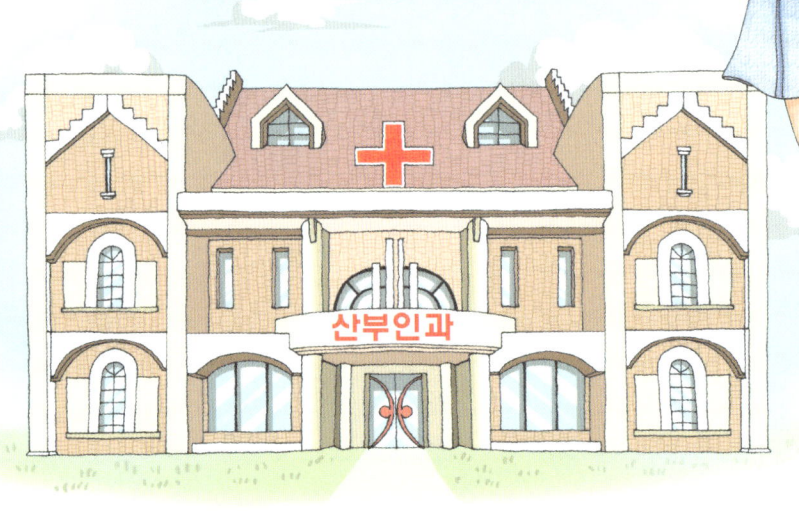

 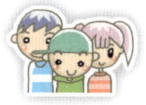   

보내는 이 : lunarena@urinara.co.kr
받는 이 : chinguu@urinara.co.kr
제목 : **다른 친구들한테서 메일이 많이 왔어 ^^**

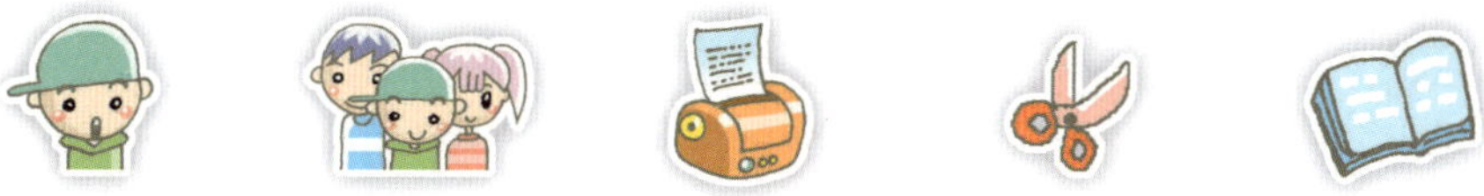

우와아아아아~ 친구야. 내가 여기저기 메일을 보냈거든? 그랬더니 애들이 나한테 이것저것 물어보는 거 있지?

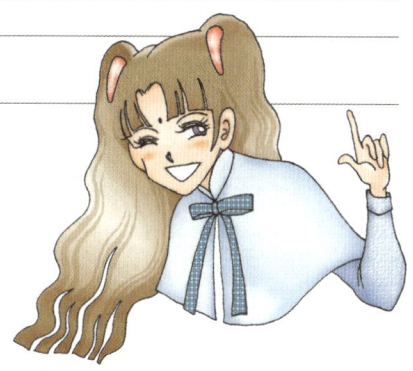

내가 마치 선생님이 된 것 같아. ^^ 너한테도 누가 물어본 거 있니? 그럼 나한테 보내줘. 내가 닥터 아모께 여쭤보고 답멜 보내줘야겠어. 아아아~ 바쁘다 바빠. 이걸 언제 다 보내나. ^^

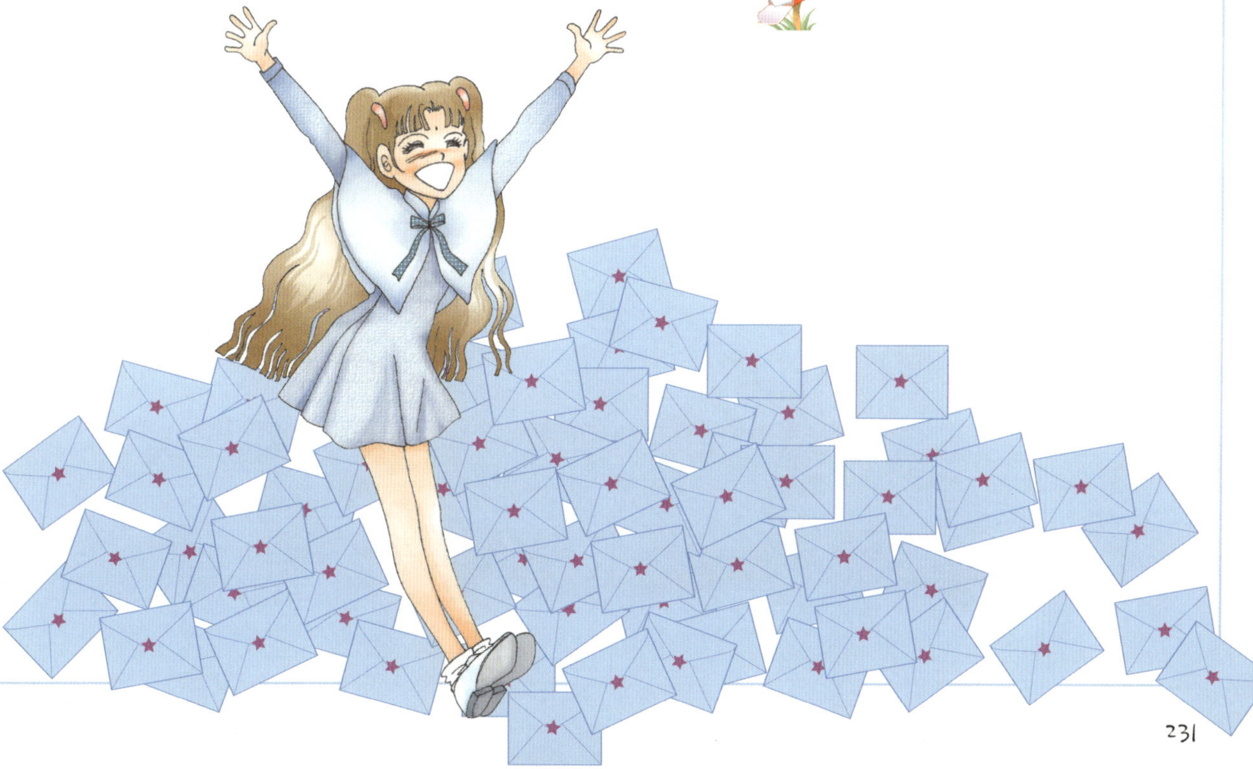

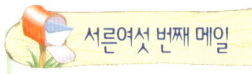

보내는 이 : lunarena@urinara.co.kr
받는 이 : chinguu@urinara.co.kr
제목 : **내 이름은 달**

우띵… 친구들이 나한테 보낸 질문 메일에 일일이
답하려니까 첨엔 즐거웠는데 하다 보니까
막막한 거 있지…. 이걸 언제 다 하나 싶고 말야.

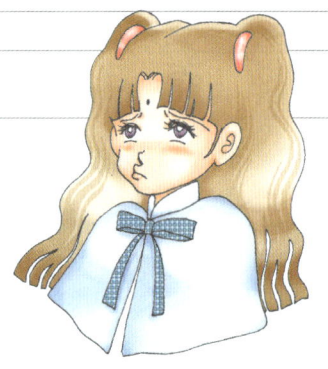

그래서 그만둘까 하고 있었는데 필라르 어머님 있잖아. 그분이
그러시더라. 우리 여자들 생리는 하늘의 달이랑 연관이 있다고 말야.
우리 생리는 매달 하는 월경이고 그것도 양력보다 음력이랑 더
잘 맞고 말야. 그런데 그 얘기를 들으니까 갑자기 머리에 필이
팍 하고 꽂히는 거 있지?

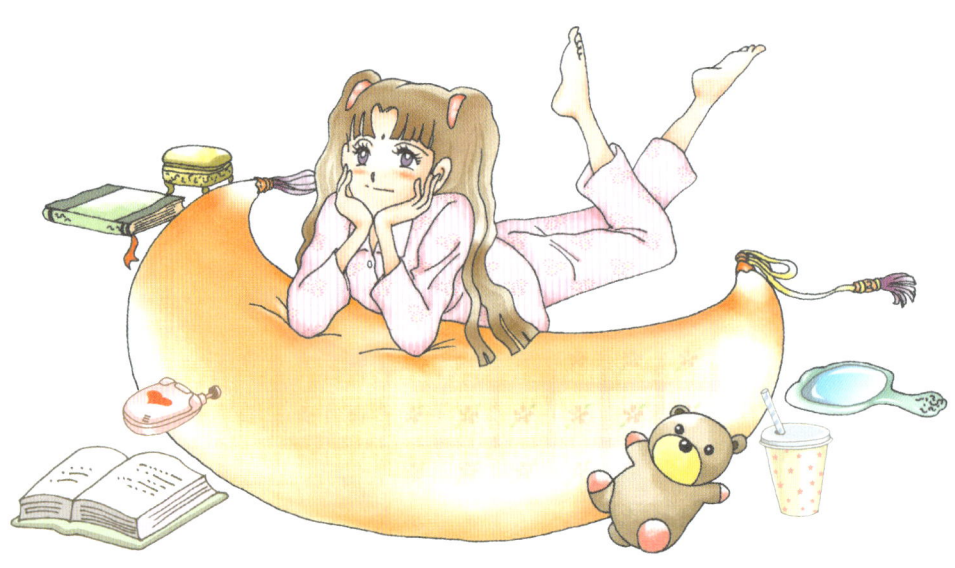

내 이름이 '달'이라는 뜻의 '루나'잖아. 그래서 이게
아무래도 운명이구나 싶었어. 내가 달님이니까
달의 영향을 받는 우리 여자들 생리 문제에 대해서
달님이인 내가 알아보고 또 알려주고…
그런 게 임무인 내 운명 말야.

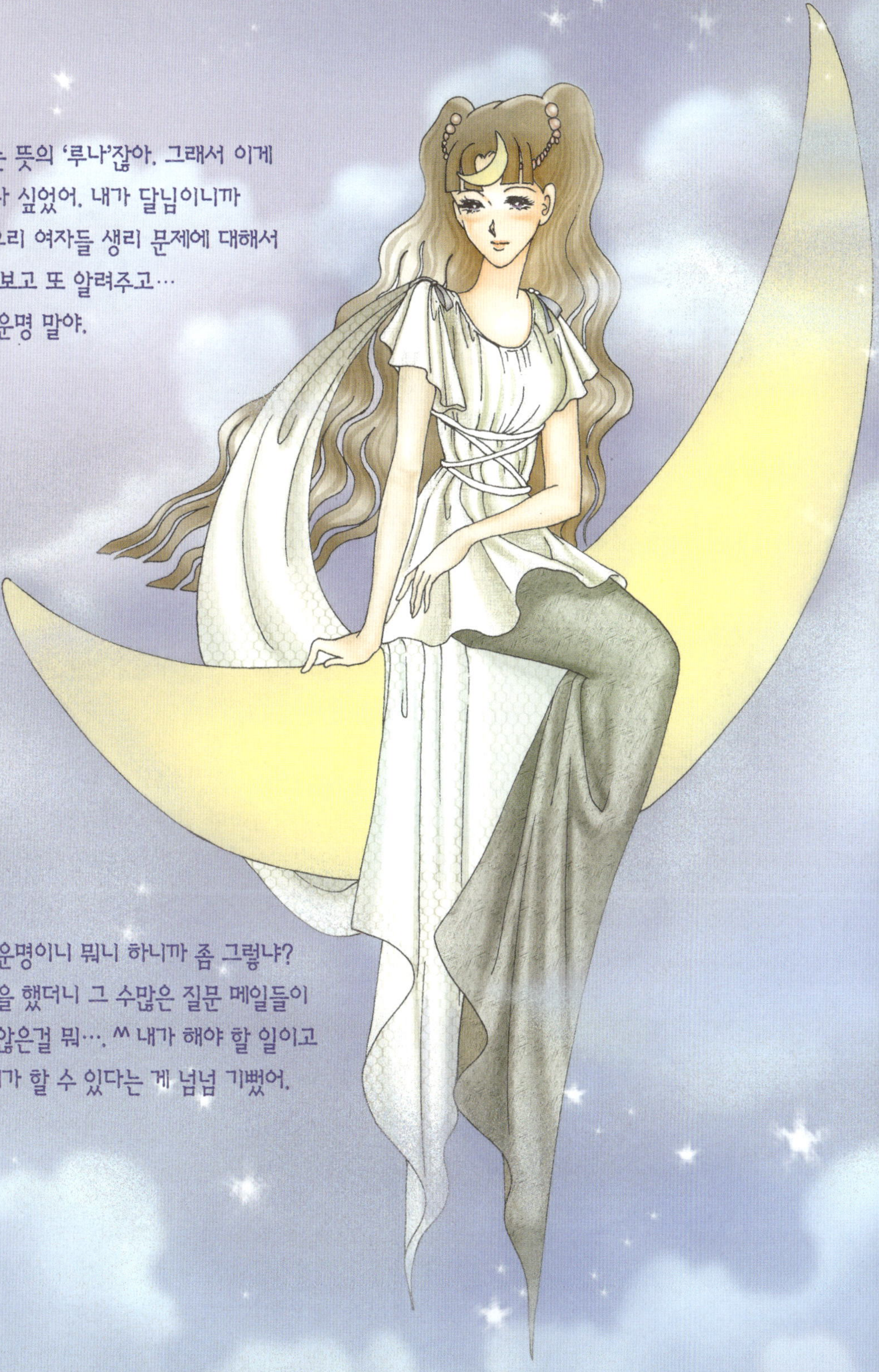

너무 거창하게 운명이니 뭐니 하니까 좀 그렇냐?
그래두 그 생각을 했더니 그 수많은 질문 메일들이
하나도 귀찮지 않은걸 뭐…. ^^ 내가 해야 할 일이고
또 그런 일을 내가 할 수 있다는 게 넘넘 기뻤어.

그니까 너도 미안해하지 말고 네 친구들이 보낸 질문 나한테 다 보내.
내가 다 알아보고 여쭤봐줄게. 알았지이이이 ^0^

# 루나레나 Q&A
# 이런 것이 궁금해

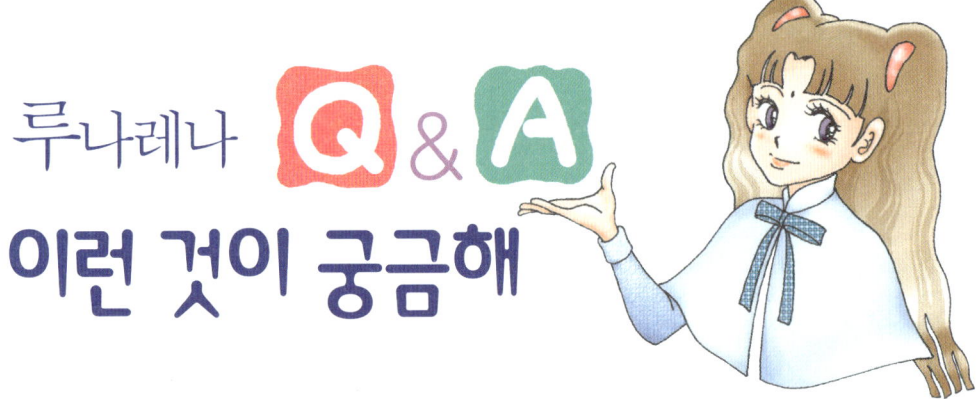

## 친구들의 질문과 닥터 아모의 대답

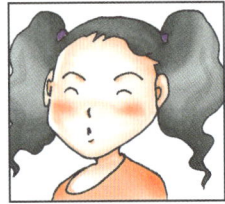

아이디 : anjfksh

**Q** 루나야. 나는 6학년인데 내 친구들에 비해 가슴이 작은 편이야. 브래지어를 A컵도 아닌 어린이용을 쓰고 있거든. 괜찮은 건가? 내 나이에 가슴 크기는 어느 정도가 적당한 거니?

**A** 가슴은 앞으로도 얼마든지 커집니다. 스무 살 이후에도 커지니까 전혀 걱정하지 마세요. 사람마다 얼굴이 다르듯이 가슴 크기와 성장 속도도 모두 다릅니다. 그러므로 지금은 가슴이 작아도 나중에는 어쩌면 너무 크다고 고민을 하게 될 수도 있어요.

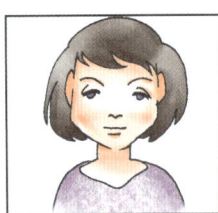

아이디 : 이쁘니

**Q** 저기 … 나는 열두 살 소녀인데, 가슴이 아프거든. 조금만 건드려도 무지 아파. 그래서 자꾸 눌러보니까 가슴 안에 조그만 알이 세 개나 있더라. 그런데, 딱 하나만 가운데 있고, 나머지는 위쪽에 붙어 있어. 근데 가슴은 왜 아프고 왜 알이 있지?

**A** 젖몽우리는 가슴 속에 몇 개가 들어 있든 정상입니다. 그러나 소녀들은 이런 정상적인 성장발달이 때로는 이상이 아닐까 하고 무서워할 때도 있지요. 이럴 땐 주변의 도움을 받으세요. 엄마, 언니도 있고 가장 좋기로는 산부인과 전문의 선생님의 도움을 받는 것이죠. 산부인과 선생님은 전문가로서 언제든지 도와드릴 거예요.

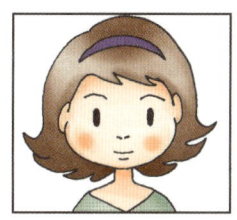

아이디 : 공주3

**Q** 루나야 나는 거기 주변이 다른 부분하고는 다르게 검은색을 띠는 것 같아. 친구들한테 물어보니까 자기들도 그렇대. 햇빛을 못 받고 허벅지에 살이 많아서 그런 건가? 인터넷에 뜬 여자 사진들 보면 검지 않던데…. 해결책이나 유의 사항 같은 거 없을까?

**A** 사춘기가 지나면서 호르몬의 변화 등으로 외부생식기 부분의 색이 달라지지요. 그것은 여성으로 성숙해가는 정상적인 과정이에요. 이것은 남자들도 마찬가지니까 너무 염려하지 마세요. 그러나 아주 신경이 쓰일 정도라면 의사 선생님을 찾아가 내가 평균적으로 정상에 속하는지 확인하는 것이 쓸데없는 걱정을 더는 가장 좋은 방법이겠죠. ^^

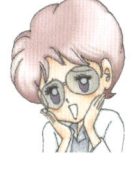

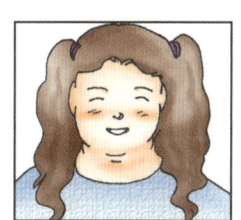

아이디 : 아나토미

**Q** 오늘 학교에서 '생리'에 대해 성교육을 받았는데, 냉이 나오기 시작하면 6개월쯤 후에는 생리를 시작한다고 하더라. 나는 원래 냉이 조금 있었는데…. 냉이 나온 지 벌써 6개월이 훨씬 넘었거든? 그럼 벌써 생리를 했어야 하는데…. 잘못된 건 아닐까?

**A** 냉은 있는데 생리가 없는 게 잘못되었다고 보지 않습니다. 냉이 호르몬의 영향을 받는 것은 사실이에요. 그러나 냉은 언제라도 생리와 상관없이 질에 염증이 있어도 나올 수 있지요. 정상적으로 무색무취의 냉(질 분비물)이 배란기 전후로는 많아질 수 있습니다만 냉이 색을 띠거나 지나치게 양이 많아지면 질의 염증을 의심해야 합니다. 이런 경우에는 균검사를 해서 적절한 치료를 해야 나아집니다. 질염은 손으로 거기를 만지거나 대변을 닦을 때 앞에서 뒤로 닦지 않고 뒤에서 앞으로 닦다가 균이 질 속으로 들어가 감염되어 걸릴 수도 있습니다.

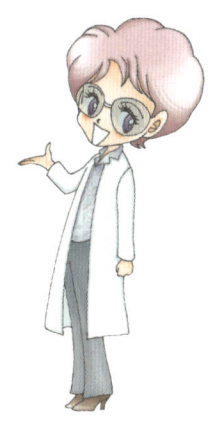

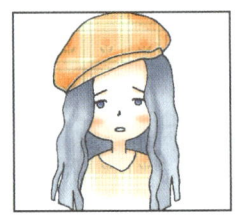

아이디 : tbaktbak90

**Q** 루나야 생리를 시작하면 여자는 모든 성장이 멈춘다고 하던데 정말이니? 키도 처음 생리하고 2년까지만 자라고 안 자란다고 하더라구. 그 2년 동안에도 3~4cm 정도라고…. 정말 그런지 좀 여쭤봐줄래? 아참, 그리고 생리를 해도 가슴은 계속 크겠지?

**A** 키는 생리를 한 후에도 물론 조금씩은 큽니다. 그러나 키가 가장 많이 크는 때는 초경을 하기 전이죠. 유방은 초경과 상관없이 조금씩 더 많이 커집니다. 아기를 낳고도 커지는 등 언제라도 커질 수 있는 거예요.

---

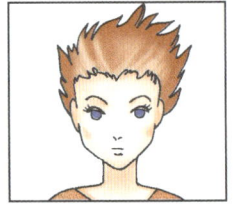

아이디 : 발빠른

**Q** 루나야. 우리 엄마랑 언니는 질 세정제라는 걸 쓰고 있어. 액체로 되어서 소독약 냄새 팍 나는 건데, 물에 타서 거기 씻는 약 말야. 그걸 내가 써도 될까? 엄마 말씀은 여자는 가끔 그 약을 탄 물로 뒷물을 해야 한대. 근데 약 냄새가 너무 심해서 난 쓰고 싶지 않거든.

**A** 어린 소녀들은 아직 질 세정제를 쓸 필요가 없어요. 질 세정제는 그곳에 있는 병균을 죽이는데 나쁜 균뿐만 아니라 우리 몸에 필요한 좋은 균까지도 죽이거든요. 질 세정제는 나중에 어른이 되어 아이를 낳고 난 뒤에 가끔 사용하시고 지금은 그저 샤워로 깨끗하게 닦아만 주세요. 물론 비누는 사용해도 괜찮아요.

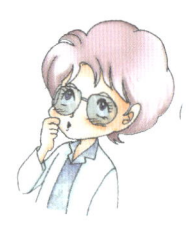

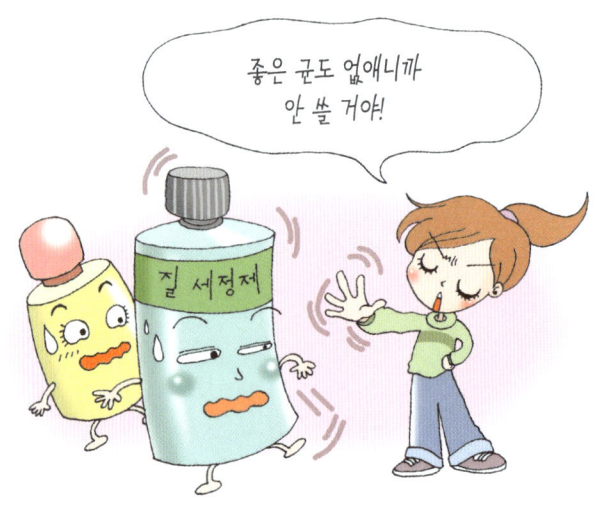

좋은 균도 없애니까 안 쓸 거야!

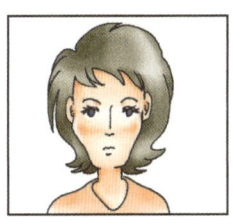

아이디 : 멋지다갈비씨

**Q** 루나야 난 몸이 말랐는데도 생리 양이 굉장히 많거든? 일주일 정도 하는데, 시작한 지 이틀째 되는 날에는 옆으로 너무 많이 새서 밖에 나가기 겁날 정도야. 키만 크고 몸은 말랐는데, 애들이 왜 그렇게 생리 양이 많은지 묻더라구. 정말 왜 그럴지? 걱정되고 너무 불편해. 무슨 방법이 없을까?

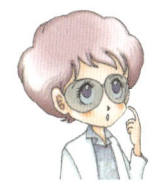

**A** 생리피가 아주 많이 나오면 혹시 자궁이나 난소에 이상이 있는지 알아봐야 해요. 빈혈이 있는지도 알아보는 것이 좋구요. 그리고 몸이 말랐다거나 조금 살이 통통하게 쪄 있는 것과 생리 양은 원칙적으로 관계가 없어요.

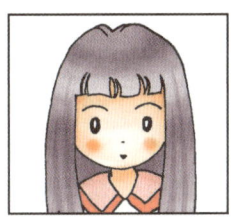

아이디 : 마야붐붐

**Q** 나는 생리를 아직 시작하지 않았는데 냉은 있거든. 근데 냉이 처음엔 찐득한 하얀색이고 나중엔 노란색으로 굳어지는데 그거 정상이니?

**A** 냉은 어린 3~4세 아이에게도 있을 수 있습니다. 그러므로 생리 전에 냉이 나온다는 것 자체가 정상이 아닌 것은 아닙니다만 색이 있거나 너무 많이 나온다면 정상이 아닐 수 있지요. 냉은 무색무취여야 하는데 노란색이면 검사를 해보는 것이 좋습니다. 질에 염증이 있을 수도 있어요. 즉 나쁜 균이 있을지도 모른다는 거죠. 그러니까 병원에 가보는 것이 가장 좋아요. 산부인과는 여성의 몸과 건강을 돌보는 곳입니다. 여성이라면 당연히 자신의 몸을 존중하고 알기 위하여 백화점보다 더 친숙히 생각하고 가야 하는 곳이어야 합니다. 피부질환 등은 눈으로 보이지만 자궁과 난소는 우리 몸 안쪽에 숨겨져 있는 것이기 때문에 더 관심을 가지고 돌보아야 그 문제를 알 수 있으니까요.

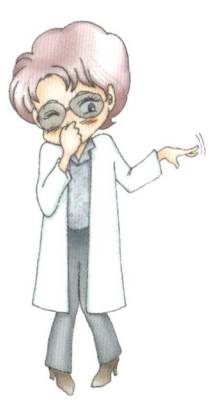

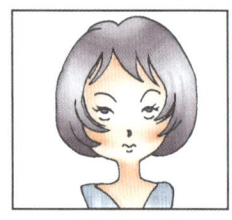

아이디 : bts짱

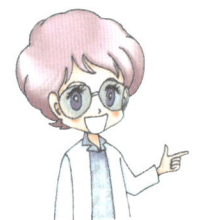

**Q** 루나야 안녕. ^^ 나는 열두 살인데 4월 13일에 초경을 했어. 그리고 두 번째 생리는 6월 3일에 시작해서 4~5일 동안 정상적으로 했거든. 그런데 보름 만인 6월 19일에 또 생리를 했어. 이번엔 생리 양이 그리 많지는 않구 말야. 루나야 나 어떻게 해야 하지? 왜 그런지 선생님께 좀 여쭤봐줄래? 아 참 그리고 또, 생리 중에 어지럽기도 해.

**A** 초경을 시작하고 나서 6개월에서 1년까지는 무배란성 월경을 하여 불규칙할 수도 있으니까 조금 두고 보는 것도 괜찮겠습니다만 생리 중 어지럽다고 하니 혹시 빈혈이 생겼을지도 모르겠네요. 혈액 검사로 일단 빈혈 여부를 알아보는 것이 좋겠고, 언제나 이상이 있다고 생각하면 산부인과 진찰을 받고 초음파 검사 등을 해보는 것이 가장 좋은 방법이지요.

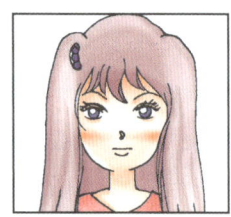

아이디 : 스트랄라

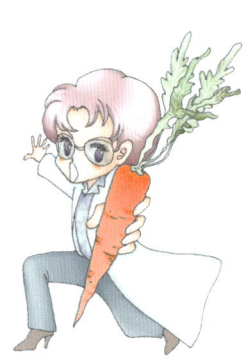

**Q** 루나야 난 생리할 때 아랫배가 넘넘 아퍼. 생리통이 심해서 한약도 먹어보고… 그랬거든. 지금은 전체적으로 아프면서 왼쪽 아랫배가 유난히 더 아퍼. 진통제를 먹어도 효과는 그때뿐이고, 조금 있으면 또 아파오거든. 그래서 얼마 전 산부인과에 가서 진료를 받았는데, 아무 이상이 없다고 나왔어. 그런데도 왜 계속 아픈 건지 넘 속상하고 궁금해.

**A** 초음파 검사를 했는데 아무 이상이 없었다는 얘기지요? 혈액검사는 해보았는가요? 생리통의 원인은 아주 다양하기 때문에 산부인과 선생님과 함께 깊이 있게 의논해볼 필요가 있어요. 상황에 따른 좋은 약이 많이 나와 있으므로 진통도 없애고 치료도 할 수 있습니다. 생리통을 참고 견디면서 힘들게 살 이유는 하나도 없어요. 산부인과 주치의 선생님과 함께 해결책을 찾으세요.

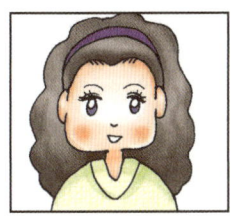

아이디 : 패션모델

**Q** 아흑. ㅠㅠ 어느 날인가 거울로 거기를 봤는데 기절할 뻔했어. 거기에 하얗게 곰팡이가 피어 있는 걸 보고 정말 너무 놀랐거든. 손으로 긁어 떼어 내 보니까 곰팡이가 맞는 것 같아서 약국에 가서 말하고 약을 사다 먹었는데도 안 없어져. ㅠㅠ 어떡하지? 루나야 그리고 닥터 아모 선생님, 제발 저 좀 살려주세요. ㅠㅠ

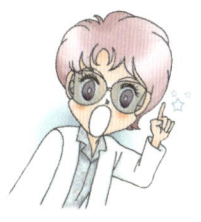

**A** 곰팡이균은 눈으로 보고 알 수 있는 것이 아닙니다. 물론 산부인과 선생님들은 냉을 보고 대강 알 수는 있습니다만 그럼에도 불구하고 꼭 맞는 치료를 위해서 균 검사나 균배양 검사를 통하여 정확한 원인균을 알아내 그 균에 딱 맞는 치료약을 처방하는 것이죠. 마구 약을 먹으면 낫지도 않고 오히려 내성만 생겨서 곰팡이를 없애기가 힘들어질 수 있으니까 병원에서 제대로 진찰을 받도록 하세요.

---

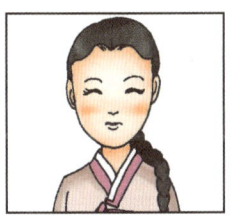

아이디 : 지화자

**Q** 나는 중학교 3학년인데 생리가 3년째 안 나와. 아무래도 내 몸에 이상이 있는 것 같아. 친구들은 한 달에 한 번씩은 한다고 하던데 나는 왜 3년째 안 나오는 걸까?

**A** 초경 후 6개월에서 1년간은 무배란성 생리로 불규칙할 수 있습니다만(초경 후 2년까지는 불규칙할 수도 있어요) 월경을 하지 않은 기간이 3년이나 지속되었다면 산부인과적인 검사, 즉 자궁이나 난소에 이상이 있는지 초음파 검사 등을 통하여 꼭 의학적인 원인을 알아내셔야 해요.

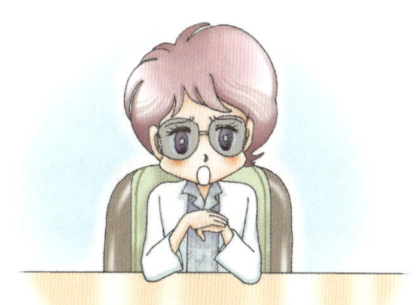

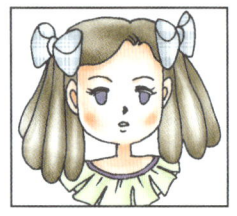
아이디 : 공주는못말려

**Q** 외부생식기에… 음… 대음순 안쪽 정도에… 노란 이물질이 끼여 있는 걸 확인했는데… 병일까? 안쪽 외부생식기까지 씻어야 한다는 걸 모르고 지금까지 샤워할 때 겉만 씻었는데…. ㅜㅜ 여성 전용 질 세정제를 사용해야 할까…?? 세정제를 사용해야 한다면 어떻게 사용해야 하는지 갈켜줘~ 그냥 비누랑 물만으로 세척이 가능하면 어떻게 씻는 건지 그것도 설명해줘잉~…

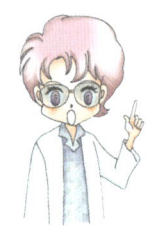

**A** 속까지 닦을 필요는 없고 이물질이 낄 정도는 안 되도록 잘 닦아야지요. 그냥 비누로 샤워할 때 잘 닦고 샤워기의 맑은 물로 잘 헹구면 됩니다. 대부분의 경우는 세정제를 써야 할 필요가 별로 없지요. 오히려 세정제를 써서 우리 몸에 필요한 정상균까지 죽여 곰팡이균이 많아지는 경우도 있으니까요.

---

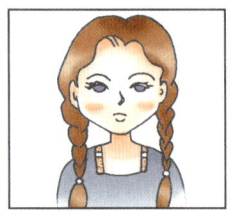
아이디 : leds

**Q** 있잖아 루나야. 나는 냉 때문에 작년에 엄마랑 산부인과에 다녀왔어. 그때 의사 선생님께서 내가 너무 자주 뒷물을 해서 그렇다고 하셨거든? 너무 자주 닦다 보니 병균을 막아주는 균도 없어서 그런 거라구 말야. 그치만 계속 냉이 나오는데 안 닦을 수도 없잖아. 기분 탓인지 괜히 밑이 근질근질한 것도 같구 말야. 팍팍 쑤시거나 그런 건 아니지만 그냥 이상한 느낌이 들어서 물어보는 거야.

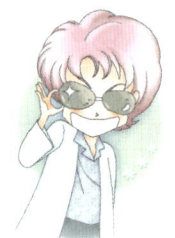

**A** 외부생식기는 평소 샤워할 때 잘 닦으면 됩니다. 빡빡 닦을 이유도 없구요. 괜히 신경 써서 하루에도 여러 번 닦으면 친구가 만난 의사 선생님 말씀대로 정상균까지 없애버려서 오히려 곰팡이균이 더 자라게 되고 그러면 냉도 증가하는 악순환이 생길 수 있습니다. 한번 질염이 생겼다면 우선 그 치료를 확실하게 해야겠죠. 아직 근질근질한 것 같다니까 다시 한 번 진료를 해보고 확실한 치료를 하세요. 그리고 치료가 다 된 후에는 평소 샤워할 때만 잘 닦으세요.

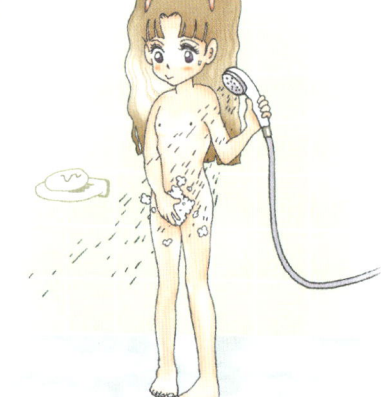

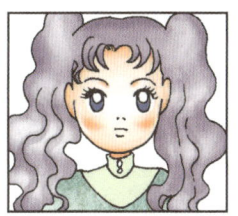

아이디 : 아람777

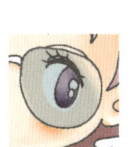

Q 3일 전부터 냉이 갈색을 띠면서 나와. 따갑거나 아프지는 않구. 아무튼 특별한 통증은 없어. 그렇다고 냄새가 심한 것도 아니구 말야…. 단지 색깔이 그런 건데 꼭 생리 시작 첫날 팬티에 갈색 빛깔의 피가 묻는 것처럼 되거든? 무슨 일일까?

A 갈색 분비물이 나오는 것은 정상으로 볼 수 없습니다. 이는 어쩌면 점을 흩뿌린 것처럼 피가 나와 갈색으로 보일 수도 있습니다. 가장 좋은 방법은 혹시 염증이 있는지 아니면 자궁이나 난소에 이상이 있는지 진찰과 검사를 해보는 방법입니다.

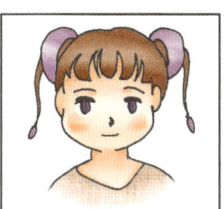

아이디 : Az-1004

Q 다름이 아니라 질에서 액체가 나오는데… 그걸 냉이라고 하는 거 같더라. 난 노란 게 아니라 투명한 색이 나오는데… 냉이 조금씩 나오는 건 괜찮다고 듣긴 했는데 어느 정도가 조금인 건지 모르겠어. 가끔 팬티가 젖을 정도로 나오긴 하거든. 그 외에는 아무런 이상이 없지만… 팬티가 젖을 정도로 나오니까 병이 아닐까 걱정돼. 병이라면 산부인과에 가야 하니? 무서운데….

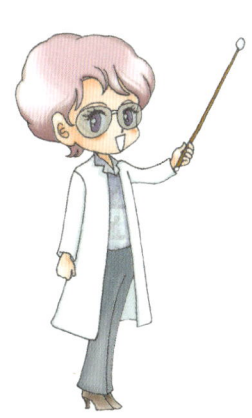

A 정상적으로 무색무취의 냉(질 분비물)이 배란기 전후로는 증가할 수 있습니다. 다만, 가끔 팬티가 젖는다면 어느 정도의 기간인지 관찰해보세요. 무색무취의 냉이라도 너무 많은 양이 나오는 건 정상이 아닐 수도 있거든요. 배란기이기 때문에 냉이 많아졌을 가능성이 높지만, 시도 때도 없이 많이 나오거나 색이 노랗거나 치즈 같은 냉이 나오면 꼭 산부인과에 가서 진찰과 필요한 검사를 받으세요.

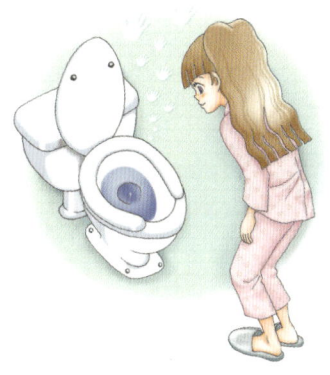

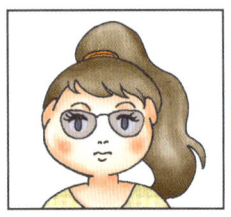
아이디: 궁금이

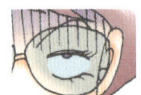

**Q** 안녕? 루나. 나 있잖아, 유방암 자가진단이란 걸 해보면서 젖꼭지를 짰는데 우유에 물 탄 듯한 분비물이 나와…. 이상한 건가? 다른 이상은 없는 듯한데… 왜 그러지? 병원에 가서 진찰을 해보는 게 좋을까?

**A** 젖꼭지에서 유즙이 나오는 경우 어떤 때는 프로락틴이라는 호르몬이 아주 많이 나와서 그럴 수도 있습니다. 뇌하수체 부분의 이상을 말하는 것입니다. 그러므로 유즙이 나온다면 지금 당장 검사를 받아보는 것이 좋습니다.

---

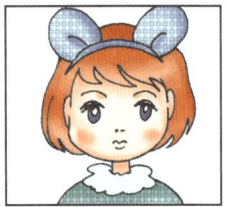
아이디: 미쳐

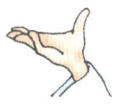

**Q** 루나, 안녕? 있잖아 어느 날 젖꼭지를 짰는데 코 옆에서 나오는 피지 같은 게 젖꼭지 끝에서 쪼옥하고 나왔어. 이게 뭘까? 아주 나쁜 거 아닐까? 닥터 아모께 좀 여쭤봐줘. ㅠㅠ

**A** 한 번만 나오고 다시 짜도 나오지 않는다면, 그것은 평소에 젖꼭지를 신경 써서 닦지 않았기 때문일 수도 있어요. 어른들도 샤워할 때 젖꼭지까지 세심하게 닦는 사람은 별로 없으니까 얼마든지 그럴 수 있거든요. 하지만 계속 피지가 나온다면 산부인과 진찰을 받아 프로락틴 수치가 정상인지 알아보아야 합니다.

---

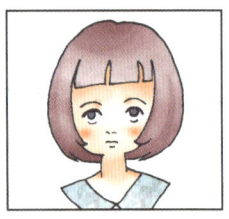
아이디: Angeliqu

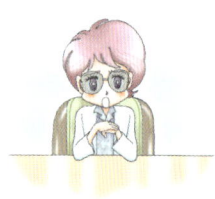

**Q** 루나야, 나는 젖꼭지가 두 달 전부터 간지러워. 자면서 나도 모르게 자꾸 긁다 보니 피도 약간 나더라. 그래서 부스럼에 좋은 연고를 발랐는데, 그때만 괜찮은 것 같고 곧 다시 가려워져. 껍질이 벗겨지기도 하구 많이 따가워. 가슴과 젖꼭지 경계면 있지? 거기가 뭐라고 해야 할까…. 좀 긁혀서 찢어졌다고 해야 할까? 어쨌든 많이 간지러워. 어떻게 해야 하지?

**A** 이상이 있음을 아는 즉시 병원에 가는 것이 병을 키우지 않는 가장 좋은 방법입니다. 염증이 생기게 되면 나중에 더 큰 문제를 야기할 수 있습니다. 병원에서 정확한 상태를 알고 치료 받는 것이 좋겠어요. 차일피일 미루지 말고 바로 하세요.

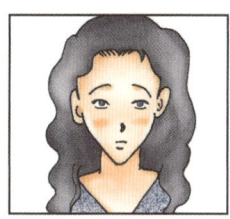

아이디 : 제제인형

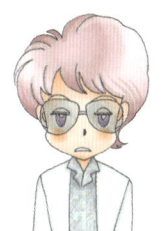

**Q** 생리할 때 가끔 주먹만 한 크기의 이상한 고깃덩어리 같은 게 나와. 처음에 나왔을 때 병원에 가보려고 했지만 못 가봤어. 그리고 얼마 전에 이게 자궁내막일 수 있다는 걸 알게 됐는데… 내막이 다 떨어지면 자궁에 큰 구멍이 생긴다고 하더라, 어떡하지?

**A** 정상적으로도 생리할 때 응고된 혈액이 자궁내막의 조직과 함께 덩어리로 나올 수 있습니다. 실제로는 피가 덩어리져 나오는 것인데 고깃덩어리같이 보일 수도 있지요. 또, 앞에서 설명한 것 같이 자궁내막 등의 조직도 그렇게 보일 수 있구요. 하지만 자궁내막 조직이 나온다고 해서 구멍이 난다는 것은 정말 낭설 중의 낭설이니까 염려 마세요. 다시 차분히 검사 받고 의사 선생님의 설명을 잘 들었으면 좋겠습니다. 걱정할 일이 아닌 것으로 생각됩니다만….

---

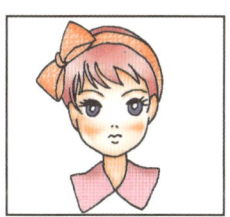

아이디 : 혜영이쁘

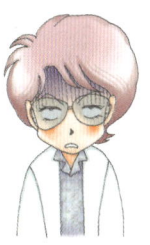

**Q** 에혀… 루나야. 있잖니, 아주 예전에 '똥꼬킥'이라구 친구들끼리 똥침 대신 무릎으로 거길 팍 치는 거 있잖아. 그 장난을 서로 하다가 내가 너무 깊이… 그니까 거기 쪽을 좀 세게 맞았거든. 그때 생리하는 중이었는데 아무 이상 없을까? 처녀막이 터졌다든지…. 우앙… 걱정돼. ㅠㅠ

**A** 장난이라도 다시는 그런 행동은 안 했으면 좋겠네요. 얼마든지 다칠 수 있거든요. 혹시 통증이 심하기라도 했다면 산부인과 진찰을 받아 정상임을 확인하세요.

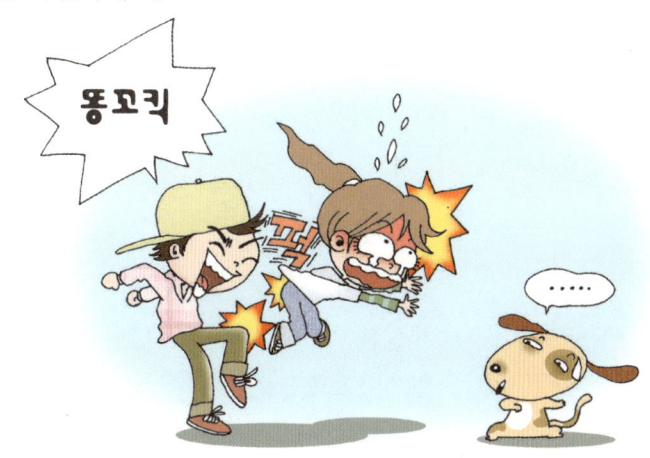

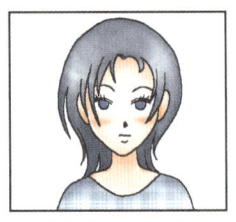

아이디 : 라디오헤드

**Q** 루나야. 조금 창피하지만 질문이 있어. 질 안이 아니라 그 겉 부분 있잖아. 거기가 무지 가려워. 너무 많이 긁어서 소변 볼 때 조금 쓰라리거든. 혹시나 걱정되는 마음에 쑥스럽지만 거울로 보았더니 하얀 게 오톨도톨 돋아 있더라. 너무 많이 긁어서 그런 것 같은데…. 목욕탕을 다녀오기 전에는 그런 가려움증이 없었는데 목욕탕에서 세균이 옮은 건 아닌지 너무 걱정이 돼. 냉은 그렇게 많이 나오진 않아. 어떤 상황인지 닥터 아모께 좀 여쭤봐 줘. ㅠㅠ

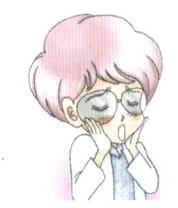

**A** 우선 거기에 무엇이 나고 가려우면 진찰을 받아야 합니다. 어떤 상황인지 알아야 하니까요. 의료보험증을 가지고 산부인과에 가서 진찰을 받으세요. 목욕탕에서도 얼마든지 균에 감염될 수 있고, 다른 원인일 수도 있습니다. 원인을 알아야 해결할 수 있으니까 절대로 긁지 말고 산부인과로 가세요. 병원에 갈 때엔 거기를 씻지 말고 그 상태 그대로 가세요. 그런 경우엔 완전 소독된 면봉으로 거기에 있는 분비물을 살짝 묻혀서 병균 검사와 병균을 자라게 해서 보는 균배양 검사를 해야 하기 때문이에요.

---

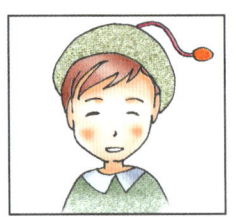

아이디 : doemfdmsrk

**Q** 루나야. 나는 생리를 너무 오랫동안 해서 미치겠어. 벌써 2주 이상을 하고 있거든. 예전에도 이런 일이 있어서 엄마랑 산부인과에 갔었는데, 그땐 무슨 이상이 있는 게 아니라 아직 어려서 불규칙한 거라고 해서 주사 맞고 멈췄거든. 그런데 이번에 또 생리를 오랫동안 하네…. 또 이러니깐 좀 걱정돼. 그러니까 네가 좀 알아봐줘. 응?

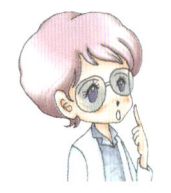

**A** 나이가 몇 살인지와 초경한지 얼마나 되었는지에 따라 상황이 다릅니다. 초음파 검사 등에서 이상이 없었다면 그리 염려를 할 필요는 없습니다만, 생리피가 아주 많이 나오는 경우에는 바로 산부인과에 가서 적절한 치료를 그때그때 받아야 합니다. 빈혈이 아주 심해지는 경우도 있으니까요.

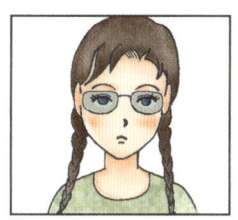

아이디 : 무나도

**Q** 루나야 요즘 내 생리 기간이 장난이 아니야. 재작년에 초경을 했는데 그 후 거의 27일, 28일 후면 어김없이 생리를 했어. 그런데, 이번 달은 거의 한 달 동안 생리를 계속하고 있어. 엄마한테도 말 못 하겠어. ㅠㅠ 그리고 평소 쭈구려 앉아 있다가 일어나면 어지러워서 뭘 잡고 있어야 했는데 너무 오랫동안 생리를 해서인지 몰라도 이제는 그냥 의자에 앉아 있다가 일어나도 서 있질 못하겠어. 케켁 ;; 살려줘… ㅠㅠ

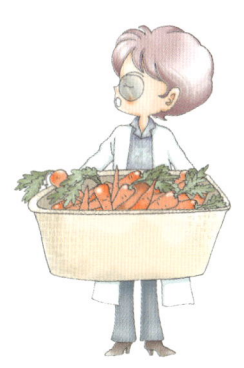

**A** 그렇게 오랫동안 생리를 계속하면 당연히 빈혈도 생기게 되죠. 우선 생리 시작한 지 2년 반이 지났는데 아직 생리가 안정적이지 않은 걸 보면 자궁이나 난소에 조금 문제가 있을 수도 있습니다. 그리고 오랜 기간 생리를 하는 것도 그렇죠. 그러므로 꼭 산부인과에 가서 초음파 검사와 빈혈 검사를 하고 그 외에도 선생님께서 진찰해보시고 필요하다고 말씀하시는 검사를 받고 적절한 조치를 받아야 합니다. 엄마께도 알려야 문제를 해결할 수 있으니까 꼭 말씀 드리고 상의하세요.

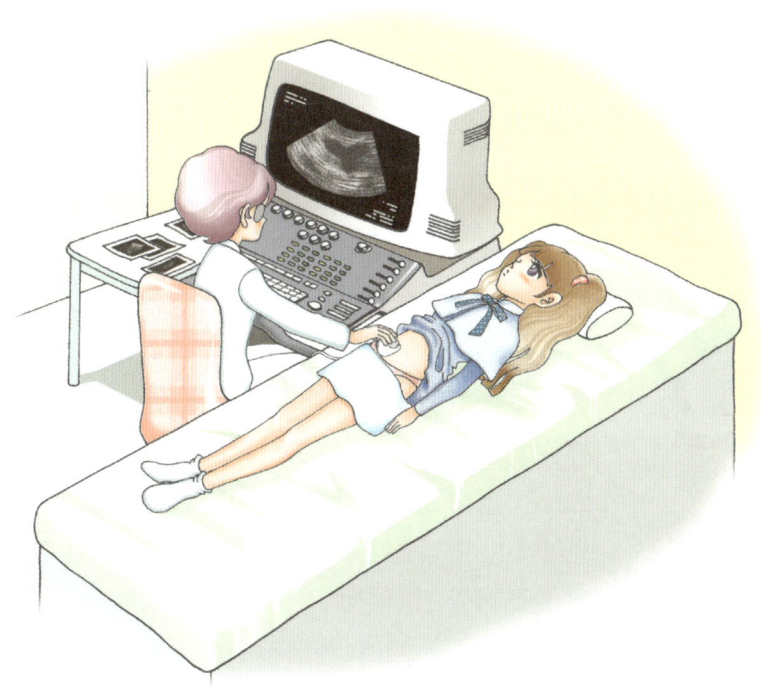

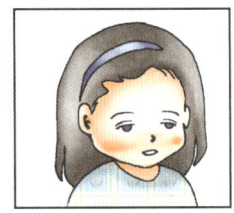

아이디 : 이브5

**Q** 안녕? 나는 지금 중 1이야. 근데 내가 초딩 5학년 때부터 자위를 시작해서… 지금까지 하고 있어. 가끔가다 거기를 보면 심하게 헐어 있다고 하나? 아무튼 많이 쭈글쭈글(?)해져 있거든. 자위를 쉽게 끊는 방법은 없을까? 다른 생각도 많이 해보고 열심히 노력해보긴 했는데도 이틀 정도 견디다가 계속하게 되고…. 정말 미치겠어. ㅠㅠ 게다가 내가 아직 생리를 안 하거든. 그래서 엄마랑 산부인과에 가야 할지도 모르는데 어떡해…. 엄마 앞에서 의사 선생님께 자위한다고 말하기도 그렇구…. 좋은 방법이 없을까? 그리고 자위랑 생리가 무슨 관련이 있니? 자위를 하면 생리가 늦춰진다든지…. 내가 생리를 아직 시작하지 않은 게 자위 때문인가 해서 그래. 대체 어떻게 해야 할지 닥터 아모께 여쭤봐서 알려줘. 응? 가능하면 빨리 답멜을 주면 좋겠어. ^^;;

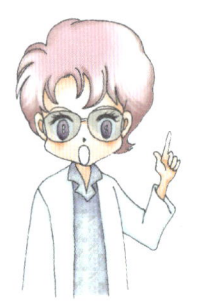

**A** 진찰을 하지 않고는 어떤 상태인지 알 수 없으므로 꼭 진료를 받아 보아야 합니다. 지금 상황이 어떤지, 자위에 의하여 생식기가 어떻게 변화되었는지, 앞으로 어떻게 자위를 끊을지 등을 산부인과 선생님과 상의해보아야 합니다. 그리고 산부인과 상담과 검진은 아주 개인적인 것이므로 선생님과 단둘이서만 하는 것이니까 엄마께 생리 문제라 말하고 함께 와도 괜찮습니다. 걱정 말고 병원으로 가세요. 또한 자위와 생리는 직접적인 연관은 없습니다. 만 16세까지의 초경은 정상이니까요.

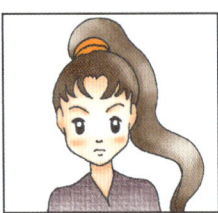

아이디 : dkfrpanjdi

**Q** 생리통이 심해 생리 때마다 진통제를 먹고 있는데 이러다가 아기를 못 낳게 되는 건 아닌지… 걱정돼서 메일 보냈어. 대답 좀….

**A** 진통제를 많이 먹는다고 불임이 되지는 않습니다. 하지만 자궁내막증 등의 문제가 있는데 진통제만 먹고 그냥 두면 그렇게 될 수도 있습니다. 또 적절한 진통제도 많이 나와 있으므로 너무 걱정하지는 마세요. 생리통이 있으면 우선 원인이 무엇인지 알아내려는 노력을 해서 그 원인에 따라 적절한 치료를 해야 합니다. 조금 더 자세한 진찰을 받으면 좋긴 하겠는데요….

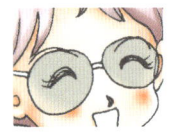

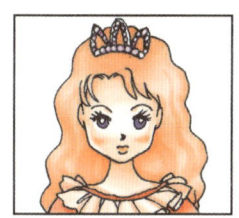
아이디 : 공주

**Q** 나는 무용을 하는데 이번 주 일요일에 중요한 테스트가 있어서 생리를 미루려고 경구피임약을 3일 전부터 먹었어. 예정일은 다음주 월요일이구. 매일 낮 12시에 먹었거든? 그런데 오늘 깜박 잊어버리고 약을 못 먹었는데, 어떻게 되는 거지? 지금도 배가 좀 아픈데…. 혹시 오늘 안 먹어서 바로 생리를 시작하게 되는 걸까?

**A** 보통 생리를 미루려면 생리 예정일에서 일주일 전부터 약을 먹기 시작해야 생리가 미뤄집니다. 질문하신 분의 경우, 오늘 약을 복용하지 않은 것 때문에 생리를 하게 될 가능성이 높습니다.

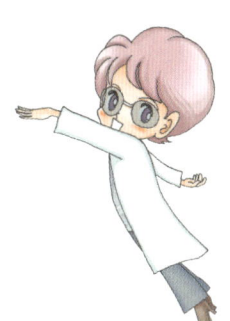

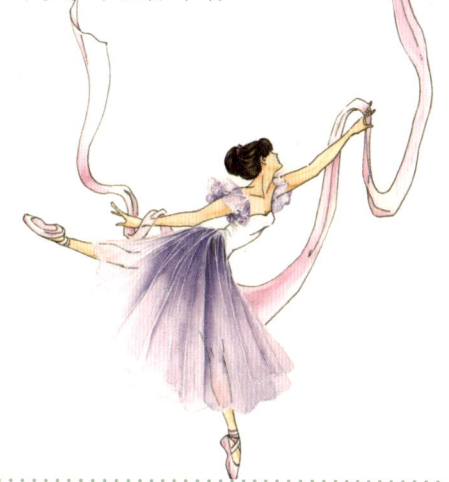

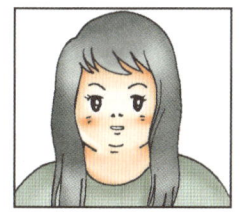
아이디 : 가브리엘

**Q** 루나야, 나는 초등학교 6학년이야. 근데 오늘 아침에 팬티를 갈아입고 등교를 했는데, 오후 3시쯤 화장실에 가보니 팬티에 초콜릿색 같은 게 아주 심하게 묻어 있었어. 이런 색은 처음이라 집에 와서 엄마께 보여드렸더니 곧 생리를 하려고 하는 거니까 생리대를 갖고 다니라고 하시던데, 엄마 말씀이 맞는 건지….

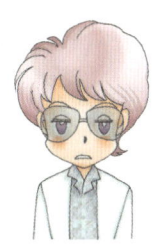

**A** 그것은 생리가 시작되었다는 신호일 수도 있고 다른 염증이 있다는 신호일 수도 있습니다. 아직 초경을 하지 않은 상황이면 엄마 말씀이 맞을 수도 있습니다. 그러나 초경 이후의 상황이라면 하루라도 빨리 검사를 받아보시기 바랍니다.

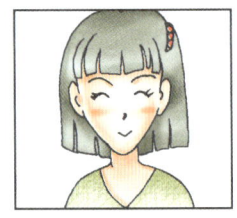

아이디 : 문지마러버

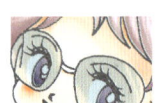

**Q** 우앙~ 생리가 끝났는데 붉은색 피 같은 것이 냉과 함께 섞여서 나와. ㅠ..ㅠ 항상 그런 건 아니지만 가끔씩 하루 정도는 그런 거 같은데 무슨 문제가 있는 건 아닐까?

**A** 질염일 수도 있고 다른 이상이 있을 수도 있습니다. 혹은 스트레스 때문일 수도 있구요. 그러나 출혈이 있다는 것은 어떠한 경우에도 관심을 가져야 하는 중요한 문제입니다. 산부인과에 가서 자세한 상담과 진료를 받으세요.

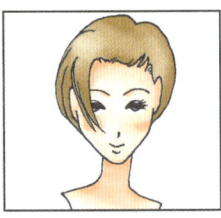

아이디 : 강마루

**Q** 저기… 있잖아. 산부인과에 갈 때 부모님과 함께 가지 않아도 될까? 그리고 질염 치료 비용은 얼마나 드는지…. 선생님께 좀 여쭤봐줘. 응?

**A** 미국 등의 선진국에서는 외부생식기의 이상이 있는지 없는지, 혹은 여성으로서의 성장발달에 이상이 없는지 등을 알기 위해 어린 소녀도 1년에 한 번씩의 진찰을 권유합니다. 내 몸에 이상이 있는지를 알아보는 가장 좋은 방법이 진찰입니다. 무섭다고 생각하지 말고 아주 자연스러운 것이라고 생각하기 바랍니다. 혼자 가도 물론 됩니다. 진료비 혜택을 받기 위하여 의료보험증을 가지고 가세요. 진료비는 상황에 따라 다르기 때문에 정확히 얼마라고 말씀 드릴 순 없네요.

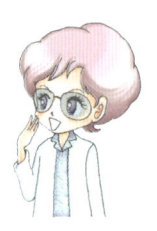

아이디 : 빅마마짱

**Q** 나는 생리 첫째 날보다 둘째 날이 양이 많은데, 친구는 첫째 날이 더 많대. 어느 게 정상이니?

**A** 두 경우 모두 정상일 수 있습니다. 우리 얼굴이 다르듯이 세수하는 방법도, 밥 먹는 방식도 다 조금씩 다르잖아요. 걱정하지 말고 푸욱 안심하세요.

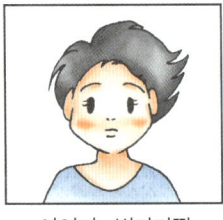

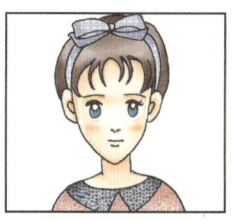
아이디 : 에반젤리스타

**Q** 불임은 생리를 안 하는 거니?

**A** 불임은 아기를 가질 수 없는 것을 말합니다. 불임에는 아주 많은 이유와 상황이 있기 때문에 한마디로 설명할 수는 없습니다. 예를 잠깐 들자면 생리를 원래 하지 않는 선천성 기형의 경우, 혹은 염색체에 남성 염색체인 Y 염색체가 있는 경우에는 생리를 안 하게 되고 동시에 불임이지요.

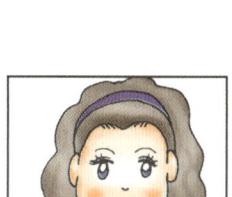
아이디 : longtime

**Q** 자위를 하면, 질염에 걸릴 수 있을까? 자위를 오랫동안 했더니 거기 모양도 변한 거 같고 냉도 많이 나와. 어떤 때는 냄새도 나구. 엄마가 냉을 보시더니 한 번쯤 산부인과에 가봐야겠다고 하셔서 이번 방학 때 엄마랑 산부인과에 가보기로 했거든. 그런데, 내가 자위해서 질 안에 병균이 들어가 있으면 어떡하지? 엄마한테 뭐라고 해야 될까? 그리고 의사 선생님이 왜 자위를 했냐고 그러면 어떡해… 했다고 해야 하나? 그럼 엄마가 실망하실 텐데…. 나 어떡해. ㅠㅠ 안 했다고 거짓말하면 안 될까?

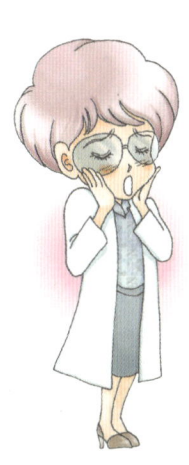

**A** 자위를 하면 질염에 걸릴 수도 있습니다. 냉의 양도 많고 냄새도 난다고 하니 산부인과에서 어떤 균에 의한 것인지 균 검사와 균배양 검사 등을 받아 알아보고 치료를 받도록 하세요. 산부인과는 여성 누구라도 자신의 몸을 돌보기 위하여 가는 곳이니까 자위에 관한 것도 산부인과에 가서 상담할 수 있습니다. 자위가 꼭 나쁘다고 할 수만은 없으니 선생님께 모두 털어놓으세요. 언제나 솔직한 것이 최고의 삶의 방식입니다. 또한 나쁜 습관의 자위면 그것을 고쳐야 병균도 안 들어가고 건강을 유지할 수 있습니다.

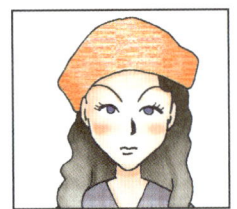

아이디:구름과비

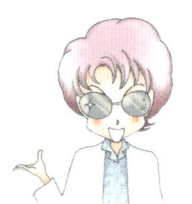

**Q** 친구들과 오래 생활하다 보면 생리 주기가 비슷해지는 것 같던데, 왜 그러는 건지 좀 알려줘~ 디따 궁금해. ^^;;

**A** 그러한 결과는 많이 연구되어 있습니다. 집안의 모든 여자들, 즉 엄마, 언니 등이 처음엔 날짜가 다르다가도 거의 비슷하게 생리를 하게 되는 경우도 있고, 같은 직장에서도 함께 일하는 여성들의 주기가 거의 비슷해지는 현상들이 있습니다. 이것은 매우 신기한 일로, 그 이유가 과학적으로 완전히 규명되어 있지는 않습니다만 생활패턴이 비슷하고 조광 등이 비슷하기 때문일 거라는 설명과 가정들이 있습니다.

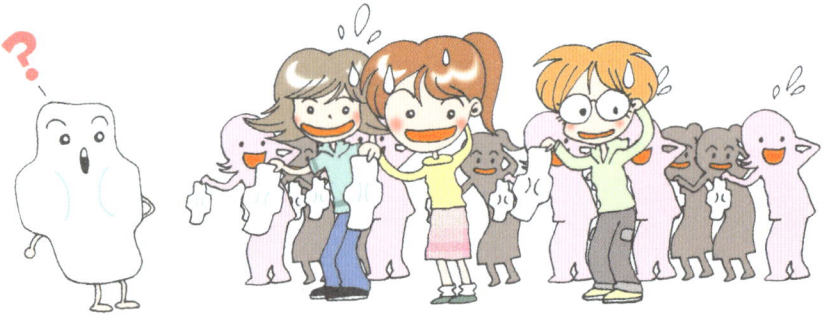

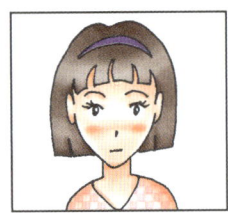

아이디: 세븐러브

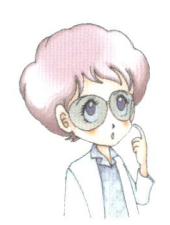

**Q** 움… 있잖니… 평소에 내 질 안을 살펴보지 않았는데, 오늘 자세히 보니 질 안이 열린 것 같아. 자세히 설명하기는 어려운데… 양쪽 부드러운 살덩이 사이에 빨간 피부가 보였거든. 생각보다 좀 많이 보였어. 그리고 다리를 벌리면 더 열려지는 것 같아. 질의 모양은 사람마다 모두 같은가? 아님 다른가?

**A** 지금 나이가 어떻게 되는가요? 물론 얼굴이 다르듯이 사람의 기관은 조금씩 모두 차이가 있습니다. 질도 마찬가지입니다. 지금 질이라고 생각하는 부분이 질이 아닐 수도 있습니다. 보이는 것도 자세에 따라 모두 다를 수 있습니다. 학교에서 배운 것과 다르다고 생각되면 의사 선생님께 진찰을 받고 확인하는 것도 좋을 것입니다. 괜한 걱정을 할 필요는 없습니다.

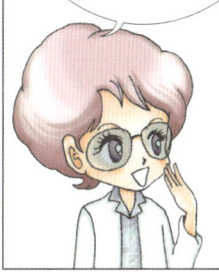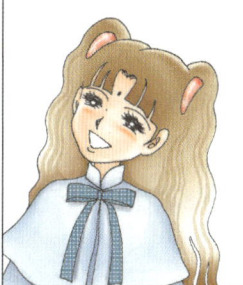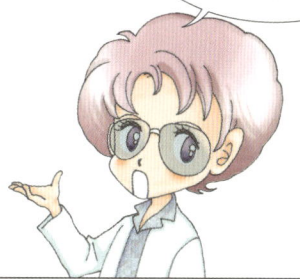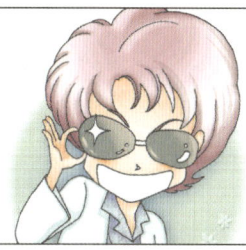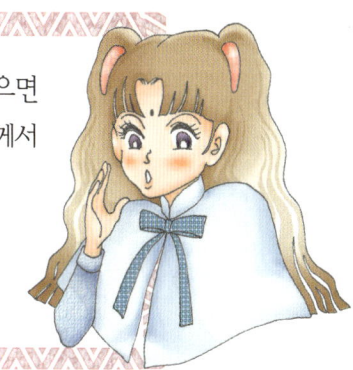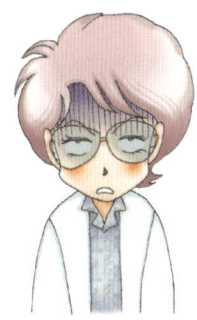

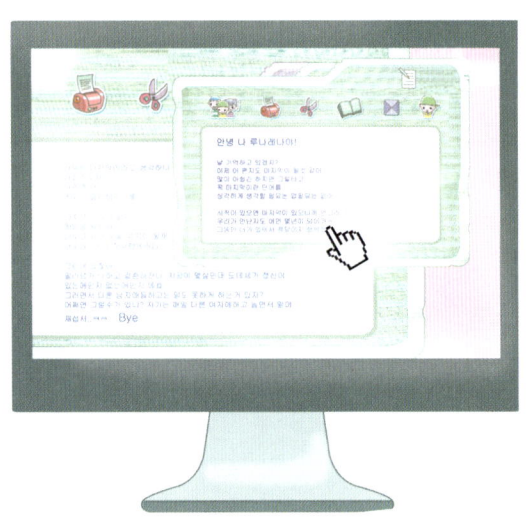

자, 그럼 이제부터 잠깐 쉬어볼까?

## 안명옥

의학박사, 보건학박사, MD, PhD, DrPH, MPH
연세대학교 의과대학교 학사, 석사, 박사. 산부인과 전문의
미국 UCLA 보건대학원에서 '인구 및 가족보건'으로 보건학 석사, 박사
미국 USC 대학 산부인과 전공의 및 연구교수 역임
차의과학대학교 의과대학 산부인과, 예방의학교실, 대체의학대학원,
보건복지대학원 교수 역임
강남차병원 소녀들의 산부인과 소장 역임
한국걸스카우트연맹 부총재 역임
세계걸스카우트연맹 아태지역위원 역임
17대 국회의원
국회의장 여성아동미래비전위원회 위원장
한국여성인권진흥원 초대-2대 이사장
국립중앙의료원 3대 원장
대한민국 저출산대책의료포럼 공동대표

## 황미나

한국 순정 만화계의 개척자이자 선두주자이며 정통 순정물은 물론
코미디, 성인물, SF, 역사물에 이르기까지 다양한 장르를 넘나들며
폭넓은 지지와 사랑을 받고 있는 작가입니다.
〈윤희〉를 비롯해 전통적인 우리나라의 대가족을 소재로 한 작품
〈이씨네 집 이야기〉를 일본의 성인 주간지 〈모닝〉에 연재하는 등
한국 만화의 우수성을 일본에 널리 알리는 데 선구적인 역할을 해왔습니다.

**대표작**
이오니아의 푸른별, 아뉴스데이, 안녕 Mr.블랙, 불새의 늪,
우리는 길 잃은 작은 새를 보았다, 녹색의 기사, 태백권법, 수퍼트리오,
파라다이스, 웍더글 덕더글, 레드문, 웹툰 보톡스

## 미나레나의 한마디

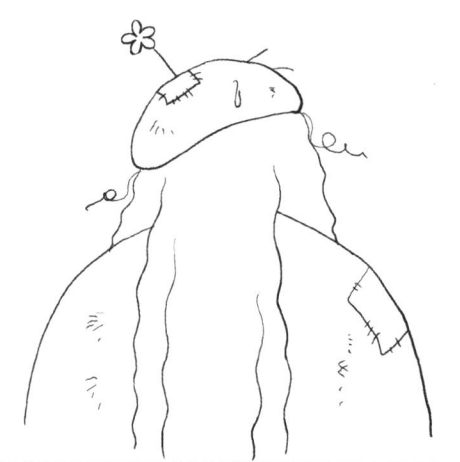

# 처음 엔 하지 않으려고 했습니다.

그저 내가 늘 그려오던 꿈의 세계에서 살고 싶었습니다.

하지만 안명옥 선생님의 설득에 현실을 보게 되었습니다.

그리고 이 책을 만들게 되었습니다.

물론 제가 먼저 선생님께 교육을 받고 난 후에야 글을 쓸 수 있었지만 말이죠.

책의 내용을 쓰면서 정말 많은 공부를 했습니다.

나이가 든 저도 모르는 것과 잘못 알고 있는 것이 이렇게나 많은데

어린 소녀들은 대체 어디에서 궁금증을 해소하고 자신의 소중함을 배울 수 있을까

하는 생각이 들었습니다.

그래서 루나가 닥터 아모로부터 배운 것들을 제가 똑같이 배웠듯이

많은 소녀들이 이 책을 통해 자신들의 소중함을 알았으면 좋겠다고 생각했습니다.

그리고 앞으로 보다 더 성장한 루나가 더 깊은 이야기를 전해줄 수 있기를 바랍니다.

그러려면 우선 제가 더 많은 공부를 해야겠지만 말이죠.

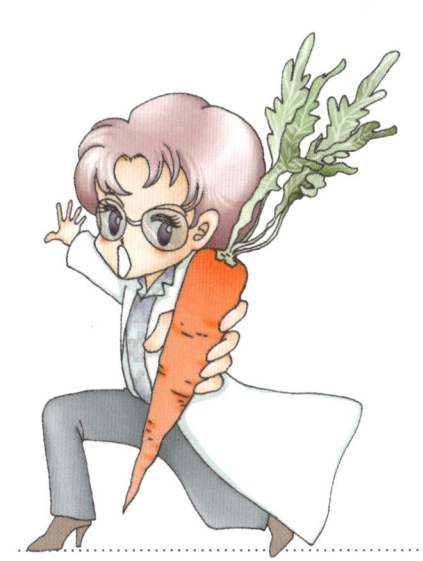

### 닥터 아모의 한마디
나의 루나레나

**루나레나**는 내게 아주 특별한 소녀입니다. 오래전, 미국에서 황미나 선생의 SF 장편 만화 〈레드문〉을 통해 주인공 루나레나를 만났을 때, '달(루나)'이라는 뜻의 이름을 가진 '루나레나'는 어여쁜 이 땅의 딸로 이 세상 모든 여자를 대표한다고 생각했습니다.

워낙 황미나 선생님의 열렬한 만화팬이었던 저는 오랜 열망 끝에 드디어 인연이 되어 황미나 선생님과 만났습니다. 소녀만을 위한 몸과 성에 관한 이야기를 담은 책을 만들자는 데 의견을 모은 우리는 바로 '성(性)스러운' 작업에 착수했고, 그 결실로 이 책이 탄생했습니다.

소녀 때 시작한 생리는 40~50대의 완경(월경의 완성, 폐경의 다른 말)에 이를 때까지 40여 년 동안 우리와 늘 함께하는 친구입니다. 이 책을 통해 그리고 루나를 통해 여러분에게 초경에 대해 이야기하고, 여자의 몸과 마음과 영혼의 소중함을 말하게 되어 얼마나 기쁜지 모릅니다.

여성의 몸은 일생 동안 많은 변화를 거칩니다. 특히 소녀기에는 사춘기와 더불어 나타나는 2차 성징을 포함한 여러 가지 건강 문제를 고려해야 합니다. 월경을 시작하고, 성에 대해 관심이 깊어지고 이와 관련된 많은 문제들이 한꺼번에 나타나는 시기이기 때문이죠. 그럼에도 불구하고, 우리 학생들은 과중한 학업 부담으로 가장 소중히 다뤄야 할 본인의 몸에 대해선 무지한 게 현실입니다. 그래서 확인이 필요한 이상 증상을 대수롭지 않게 넘겨버리거나 별것 아닌데도 크게 생각하여 고민하는 경우가 많지요. 따라서 초경 이후, 아니 그 이전부터 자신의 몸을 적극적으로 돌보는 방법을 구체적으로 아는 것은 너무나 중요합니다. 이때 엄마나 아빠, 선생님, 전문가의 도움을 받는 것도 좋은 생각이지요.

이 책이 초경을 맞이하는 우리 예쁜 딸들에게 소중한 몸과 마음, 영혼의 신비를 알아가는 좋은 친구 같은 책이 되기를 희망합니다. 그래서 자신의 몸을 적극적으로 사랑하고 돌보는 현명한 여성들로 자라나기를 꿈꿔봅니다.

# 사춘기 소녀에서 당당하고 건강한 여성으로!

## 산부인과 전문의 닥터 아모가 콕콕 짚어주는
## 사춘기 소녀를 위한 최고의 성교육

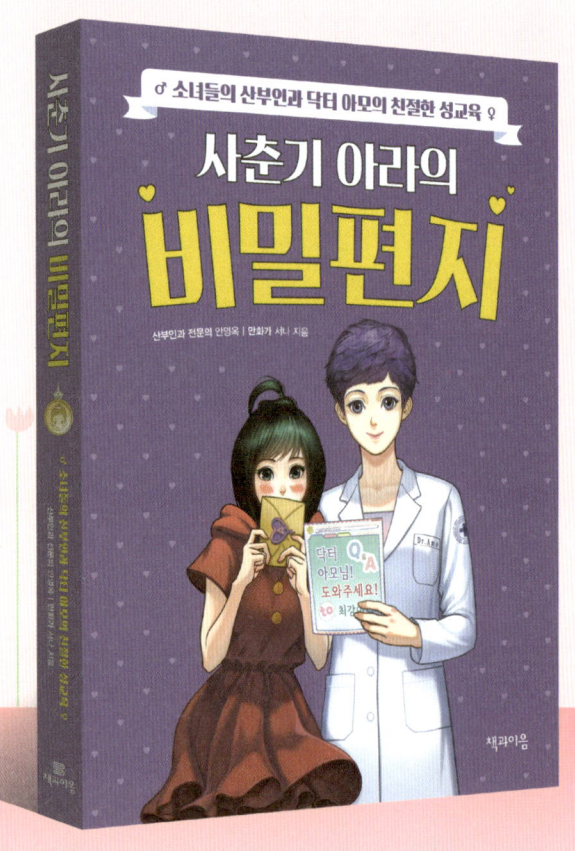

산부의과 전문의 안명옥 · 만화가 서나 지음 | 책과이음 | 222쪽

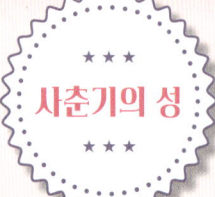
사춘기의 성

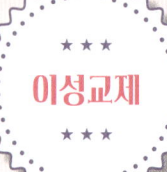
이성교제

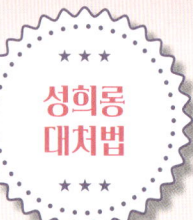
성희롱 대처법

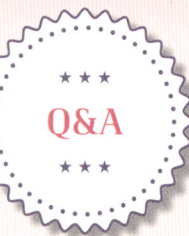
Q&A

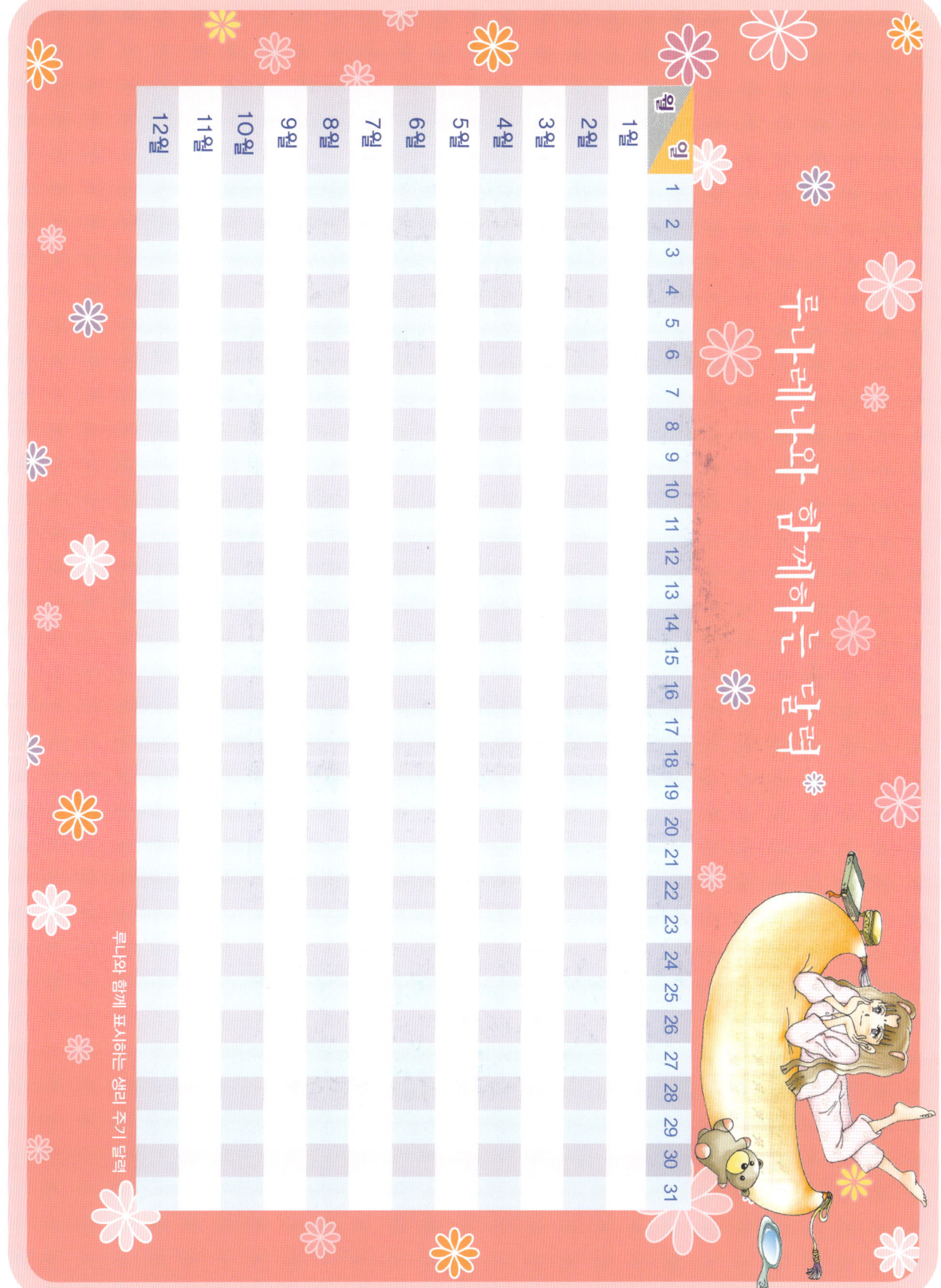

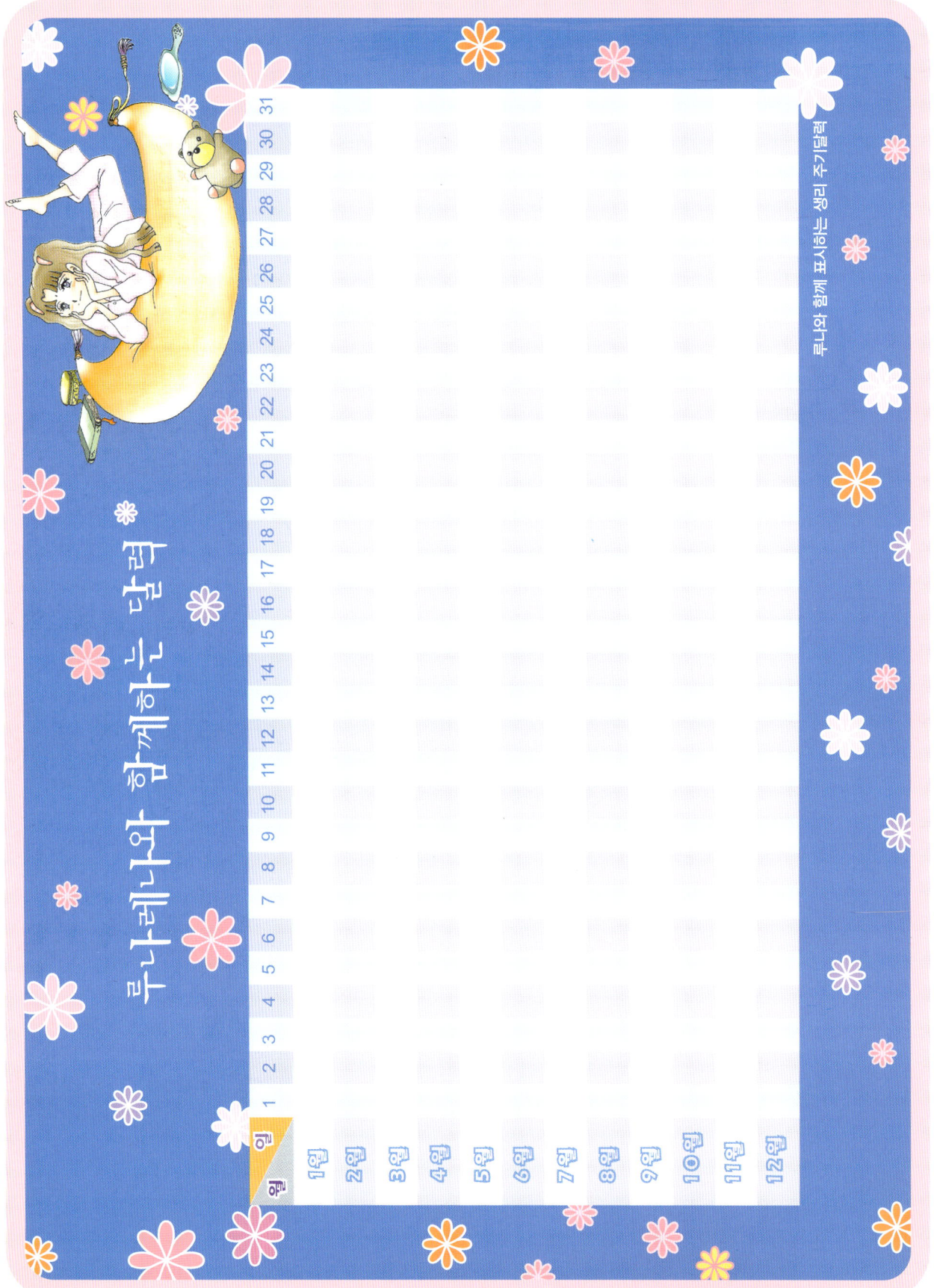